Fit für den HV

Steffen J. Schmidt

Fit für den HV

Arzneimittelkunde in der Praxis

Steffen J. Schmidt

Hrsg. Hannes Müller

Govi

ISBN 978-3-7741-1812-6 (E-Book: ISBN 978-3-7741-1813-3)

avoxa.de, govi.de, service@avoxa.de

Titelbild: © Reese/peopleimages.com - stock.adobe.com
Satz: Fotosatz Buck, Kumhausen/Hachelstuhl
Druck und Verarbeitung: Druckerei Plump, Rheinbreitbach
Printed in Germany

Bibliografische Information der Deutschen Nationalbibliothek:
Die Deutsche Nationalbibliothek verzeichnet diese Publikation in der Deutschen Nationalbibliografie; detaillierte bibliografische Daten sind im Internet über http://dnb.d-nb.de abrufbar.

Wichtiger Hinweis:
Medizin und Pharmazie als Wissenschaft sind ständig im Fluss. Forschung und klinische Erfahrungen erweitern unsere Kenntnisse, insbesondere was Behandlung und medikamentöse Therapie anbelangt. Soweit in diesem Werk eine Dosierung oder eine Applikation erwähnt wird, darf der Leser zwar darauf vertrauen, dass Autor und Verlag größte Mühe darauf verwandt haben, dass diese Angabe genau dem Wissensstand bei Fertigstellung des Werkes entspricht. Dennoch ist jeder Leser aufgefordert, die Packungsbeilage oder die Fachinformation der verwendeten Präparate zu prüfen, um in eigener Verantwortung festzustellen, ob die dort gegebene Empfehlung für Dosierungen oder Beachtung von Kontraindikationen gegenüber der Angabe in diesem Buch abweicht. Das gilt besonders bei selten verwendeten oder neu auf den Markt gebrachten Präparaten und bei denjenigen, die von zuständigen Behörden in ihrer Anwendbarkeit eingeschränkt worden sind. Alle Angaben ohne Gewähr. Geschützte Handelsnamen (Warenzeichen) wurden nicht immer besonders kenntlich gemacht. Aus dem Fehlen eines solchen Hinweises kann also nicht geschlossen werden, dass es sich um einen freien Warennamen handelt. Die erwähnten Handelspräparate wurden lediglich beispielhaft gewählt.

Aus Gründen der besseren Lesbarkeit wird auf die gleichzeitige Verwendung der Sprachformen männlich, weiblich und divers (m/w/d) verzichtet. Sämtliche Personenbezeichnungen gelten gleichermaßen für alle Geschlechter.

Inhalt

Vorwort

Pharmazeutisches Personal in öffentlichen Apotheken ist sehr oft der erste Ansprechpartner zu Fragen rund um die Gesundheit. Ob es um Vorbeugung oder Therapie geht – der Bedarf an qualifizierter Beratung ist enorm. Die Beratungsgespräche in der Apotheke sind aus diesem Grund nicht nur vielfältig, sondern auch herausfordernd. Sie erfordern Wissen und Erfahrung – und können so viel Spaß machen!

In unserer Ausbildung lernen wir viel über Arzneimittel: ihre erwünschten und unerwünschten Wirkungen, die Wechselwirkungen und die richtige Anwendung. Dieses theoretische Wissen ist von unschätzbarem Wert und macht uns zu Expertinnen und Experten für Arzneimittel. Es wird aber erst durch Erfahrungen aus der Praxis vervollständigt. Was braucht die Patientin vor mir wirklich? Wie erkläre ich meinem Patienten sein Arzneimittel so, dass er es auch wirklich versteht? Was sind häufige Fehler, die bei der Anwendung gemacht werden? Letztlich stellen wir bei der Abgabe des Arzneimittels durch eine gute Beratung sicher, dass unsere Patientinnen und Patienten mit minimalem Risiko den größtmöglichen Nutzen aus ihrem Arzneimittel ziehen.

Doch unser Wissen und unsere Erfahrung befähigen uns nicht nur zu einer fundierten Beratung. Sie sind auch entscheidend, um therapeutische Entscheidungen nachvollziehen und ärztliche Verschreibungen auf Plausibilität prüfen zu können. Nur mit aktuellem Wissen können wir potenzielle Fehler erkennen und vermeiden. Die Arzneimittelabgabe stellt schließlich die letzte Sicherheitsbarriere vor der Anwendung eines Arzneimittels dar.

Zu diesem Zweck wurde dieses Buch geschrieben: Es soll Wissen für gute Beratungsgespräche vermitteln und schnelle Möglichkeiten zum Nachschlagen im Alltag bieten. Um das Hintergrundwissen abzudecken, umfasst es kurze Zusammenfassungen zu relevanten Krankheiten und ihren Therapien auf Basis der aktuellen Leitlinien. Ergänzt werden diese Zusammenfassungen durch wichtige Hinweise aus der Praxis. Abgerundet wird das Werk durch hilfreiche Übersichten wie beispielsweise zu Wechselwirkungen mit mehrwertigen Kationen sowie wichtige Beratungshinweise zu den gängigen Arzneistoffklassen (Kapitel 4). Auf diese wird im Buch mit einem Pfeil (→) verwiesen. Zudem enthält das Buch verschiedene Übungen, die auf realen Erlebnissen basieren und die dabei helfen, Beratungsgespräche zu trainieren. Musterlösungen für diese Übungen sind online verfügbar.

Homöopathische und anthroposophische Arzneimittel sowie andere alternative Verfahrensweisen werden in diesem Buch nicht behandelt. Ihr Nutzen ist durch Studien nicht ausreichend belegt und sie werden in medizinischen Leitlinien überwiegend nicht empfohlen.

Dieses Buch richtet sich an alle Kolleginnen und Kollegen des pharmazeutischen Personals, die eine gute Beratung anbieten wollen. Es bietet insbesondere Unterstützung während und nach der Schule oder Universität, also beim Start oder Wiedereinstieg in den Beruf. Es soll Sicherheit im Gespräch mit Patientinnen und Patienten geben und letztlich zu Spaß und Freude bei der Beratung in der Apotheke führen.

Im Februar 2025 — Dr. Steffen J. Schmidt, Haltern am See

1 Allgemeine Pharmakologie und Krankheitslehre

1.1 Einleitung

1.1.1 Wichtige Begriffe rund um das Arzneimittel

In Deutschland können formal zwei Arten von Arzneimitteln unterschieden werden: Funktionsarzneimittel und Präsentationsarzneimittel. Funktionsarzneimittel können über eine nachweisbare pharmakologische oder immunologische Wirkung oder eine Wirkung auf den Stoffwechsel die Körperfunktionen wiederherstellen, korrigieren oder beeinflussen. Ebenso fallen Stoffe, die zum Stellen einer Diagnose genutzt werden, unter die Definition eines Funktionsarzneimittels. Produkte, die (nur) dazu bestimmt sind, Krankheiten oder krankhafte Beschwerden zu heilen, zu lindern oder zu verhüten, gelten als Präsentationsarzneimittel. Diese Zweckbestimmung ist unabhängig von einer nachweisbaren Wirkung der Produkte. Auch Produkte ohne nachgewiesene Wirkung, die nur von sich „behaupten", eine therapeutische Wirkung zu haben, fallen unter die Definition eines Präsentationsarzneimittels und damit die strengen Anforderungen an Arzneimittel. Diese Definitionen sind etwas sperrig, aber notwendig, um das ganze Spektrum möglicher Arzneimittel zu beschreiben. Ein Arzneimittel gegen Bluthochdruck ist genauso erfasst, wie ein Impfstoff gegen eine Infektionskrankheit, die Pille zur Schwangerschaftsverhütung oder ein homöopathisches Arzneimittel. Mit wenigen Ausnahmen gelten für alle Arzneimittel die Anforderungen an Wirksamkeit, Unbedenklichkeit und Qualität.

Neben Arzneimitteln gibt es noch weitere besondere Produktgruppen, deren Unterschiede zu Arzneimitteln nicht immer auf den ersten Blick erkennbar sind. Dazu gehören Lebensmittel für besondere medizinische Zwecke (Diätetika), Nahrungsergänzungsmittel und Medizinprodukte sowie Kosmetika und Biozide wie Desinfektionsmittel. Sie alle haben ihren Stellenwert in der Gesundheitsversorgung und gehören zum Alltag einer Apotheke. Dieses Buch legt seinen Fokus jedoch auf die Beratung zu Arzneimitteln.

Weitere wichtige Begriffe sind in Tabelle 1.1-1 aufgeführt.

Tabelle 1.1-1: Wichtige Begriffe

Begriff	Erläuterung
Adhärenz	Als „Adhärenz" wird das Ausmaß verstanden, inwieweit Betroffene therapeutische Maßnahmen, zum Beispiel die Anwendung eines Arzneimittels, in ihrem Alltag umsetzen. Werden Arzneimittel nicht oder nicht ausreichend regelmäßig angewendet, sind die Betroffenen „nicht adhärent" oder „nonadhärent". Dabei sollen die Betroffenen im besten Fall die Notwendigkeit der therapeutischen Maßnahmen nachvollziehen können und eine eigene Motivation entwickeln, diese auch umzusetzen. Damit unterscheidet sich der Begriff vom älteren Begriff der „Compliance", der das bloße Befolgen von therapeutischen Anweisungen meint.

Begriff	Erläuterung
Bedenklichkeit	Bedenkliche Arzneimittel sind Arzneimittel, bei denen nach aktuellem Stand der Wissenschaft der Verdacht besteht, dass sie bei Anwendung eine unverhältnismäßig starke Schadwirkung haben. Es ist daher verboten, bedenkliche Arzneimittel in den Verkehr zu bringen oder anzuwenden. Die schädliche Wirkung muss dabei bereits bei einer normalen Nutzung eintreten und nicht beispielsweise erst bei Missbrauch oder Überdosierung. Die Beurteilung der Unbedenklichkeit eines Arzneimittels im Rahmen einer Nutzen-Risiko-Bewertung ist Teil der Zulassung oder Registrierung.
Fälschung und Irreführung	Arzneimittelfälschungen sind Arzneimittel mit falschen Angaben, etwa zur pharmazeutischen Qualität oder zur Herkunft der Arzneimittel. Irreführende Angaben sind Angaben, zum Beispiel zu Wirkungen, die das Arzneimittel nicht hat, oder zu fehlenden Nebenwirkungen. Es ist verboten, gefälschte Arzneimittel oder Arzneimittel mit irreführenden Angaben in den Verkehr zu bringen.
Fertigarzneimittel	Fertigarzneimittel sind Arzneimittel, die im Voraus hergestellt werden und so verpackt sind, dass sie direkt abgegeben werden können. Auch Defekturarzneimittel gelten als Fertigarzneimittel. Rezepturarzneimittel, die nur aufgrund einzelner ärztlicher Verordnungen hergestellt werden, sind keine Fertigarzneimittel.
Indikation	Die Indikation ist die medizinische Situation, in der ein Arzneimittel therapeutisch angewendet werden soll. Kann ein Arzneimittel in mehreren Situationen, zum Beispiel bei verschiedenen Erkrankungen, eingesetzt werden, muss für jede Indikation eine Zulassung beantragt und erteilt werden. In der Zulassung kann die Indikation teilweise sehr stark eingeschränkt werden. Sie kann zum Beispiel auf bestimmte Altersgruppen beschränkt sein oder die Anwendung darf erst nach Versagen anderer therapeutischer Alternativen erfolgen.
Inverkehrbringen	Das Inverkehrbringen eines Arzneimittels umfasst verschiedene Tätigkeiten: die Abgabe an andere Personen, das Lagern mit der Absicht, die betroffenen Arzneimittel abzugeben und jede Form des Anbietens zur Abgabe. Letzteres ist zum Beispiel die Präsentation in der Sichtwahl. Dürfen Arzneimittel, zum Beispiel wegen Sicherheitsbedenken, nicht mehr in den Verkehr gebracht werden, bedeutet dies in der Praxis, dass ab sofort keine Abgabe an andere Personen mehr erfolgen darf. Damit dies nicht versehentlich passiert, müssen alle betroffenen Arzneimittel in der Apotheke von allen Lagerorten entfernt und getrennt gelagert werden.
Klinische Studien	Klinische Studien werden durchgeführt, um Wirkungen oder Nebenwirkungen beim Menschen oder die Wege des Arzneimittels in, durch und aus dem menschlichen Körper festzustellen. Klinische Studien werden durchgeführt, um die Wirksamkeit und die Unbedenklichkeit eines Arzneimittels zu erforschen und für die Zulassung nachweisen zu können.
Kontraindikation	Eine Kontraindikation ist eine Situation, in der ein Arzneimittel nicht eingesetzt werden soll. Kontraindikationen können zum Beispiel auf bestimmte Personengruppen zutreffen, etwa aufgrund ihres Alters, ihrer Vorerkrankungen oder der gleichzeitigen Anwendung bestimmter anderer Arzneimittel. Würde das Arzneimittel trotz Kontraindikation angewendet, besteht für die Personen ein hohes Risiko für Neben- oder Wechselwirkungen.

Begriff	Erläuterung
off label use	Ein „off label use" (englisch, übersetzt etwa „Nutzung außerhalb der Zulassung") ist die Verwendung eines Arzneimittels, ohne dass dieses für die Erkrankung oder für die Person zugelassen ist. Dies kann zum Beispiel die Anwendung eines Arzneimittels bei einem Kind sein, das nur für Erwachsene zugelassen ist. Ein „off label use" steht Ärztinnen und Ärzten grundsätzlich offen, allerdings muss vorab besonders über Therapiekosten und Haftungsfragen bei Nebenwirkungen aufgeklärt werden. Das Gegenteil eines „off label use", also die Anwendung entsprechend der Zulassung, wird als „in label use" bezeichnet.
Qualität	Die Qualität eines Arzneimittels wird durch seine Herstellung bestimmt. Sie umfasst alle chemischen, physikalischen oder biologischen Eigenschaften, insbesondere Identität, Reinheit und Gehalt. Ob ein Herstellungsverfahren zu einer ausreichend hohen Qualität führt, wird im Rahmen der Zulassung oder Registrierung bewertet. Entspricht die Qualität eines Arzneimittels nicht den Anforderungen oder ist sein Verfalldatum abgelaufen, darf es nicht in den Verkehr gebracht werden.
Red Flags	Warnzeichen, die auf schwerwiegende Erkrankungen hinweisen können und umgehend ärztlich abgeklärt werden sollten. Im Buch sind entsprechende Textstellen mit einer kleinen roten Fahne markiert.
Zulassung und Registrierung	Grundsätzlich alle Fertigarzneimittel müssen zugelassen werden, um in Deutschland in den Verkehr gebracht oder angewendet werden zu dürfen. Diese Vorgabe macht das Arzneimittelgesetz und dient der Sicherheit der Bevölkerung bei der Versorgung mit Arzneimitteln. Die Zulassung ist der Nachweis, dass die Anforderungen an Qualität, Wirksamkeit und Unbedenklichkeit erfüllt sind. Sie erfolgt auf Grundlage der eingereichten Unterlagen zum Herstellungsprozess und den klinischen Studien, die den Erfahrungsumfang mit dem Arzneimittel bei der beantragten Indikation beschreiben. Zugelassene Arzneimittel tragen eine Zulassungsnummer hinter der Abkürzung „Zul.-Nr." auf der Verpackung. Wenn sich Sicherheitsbedenken ergeben, kann eine Zulassung auch ruhen oder widerrufen werden. Für viele homöopathische und traditionell angewendete pflanzliche Fertigarzneimittel besteht eine Ausnahme von der Zulassungspflicht. Die notwendigen Nachweise umfassen vor allem die Qualität und Unbedenklichkeit des Arzneimittels. Die Indikationen ergeben sich aus langjährigem Anwendungswissen oder homöopathischen beziehungsweise anthroposophischen Grundsätzen und regelhaft nicht aus klinischen Studien. Diese Arzneimittel müssen in ein Register eingetragen werden und tragen auf der Verpackung eine Registrierungsnummer hinter der Abkürzung „Reg.-Nr.". Wenn sich Sicherheitsbedenken ergeben, kann eine Registrierung auch ruhen oder widerrufen werden. Wichtige Ausnahmen sind auch die Anfertigung von Rezeptur- und Defekturarzneimitteln im Rahmen des üblichen Apothekenbetriebs. Für diese Arzneimittel gilt keine Zulassungs- oder Registrierungspflicht.

1.1.2 Entwicklung von Arzneimitteln

Die Entwicklung von Arzneimitteln ist ein komplexer Prozess, der viele Jahre in Anspruch nehmen und auch hohe Kosten verursachen kann. Eine sorgfältige Planung und Durchführung sind daher entscheidend, um die Wirksamkeit und Unbedenklichkeit eines neuen Arzneimittels zu gewährleisten.

Zunächst müssen potenzielle Arzneistoffe gefunden und auf ihre grundsätzliche Eignung und Sicherheit getestet werden. Dies erfolgt durch theoretische Modellierungen am Computer (lateinisch „*in silico*"), Analysen in Zellkulturen (lateinisch „*in vitro*") oder Untersuchungen an Lebewesen (lateinisch „*in vivo*").

Wurde ein erfolgversprechender Arzneistoff-Kandidat gefunden und sein Einsatz bereits ausreichend durch Untersuchungen an Tieren abgesichert, schließen sich klinische Studien in drei Phasen an. Die erste Phase konzentriert sich auf die Untersuchung der Sicherheit des potenziellen Arzneimittels. In dieser Phase werden in der Regel kleine Gruppen von gesunden Freiwilligen angeworben, um die Verträglichkeit des Arzneimittels zu testen. Der Arzneistoff wird in dieser Phase das erste Mal am Menschen angewendet. Die Freiwilligen werden sorgfältig überwacht, um mögliche Risiken zu identifizieren. In der zweiten Phase werden das erste Mal Erkrankte in die Studie aufgenommen, um die Wirksamkeit des Arzneimittels bei der zu behandelnden Erkrankung weiter zu untersuchen. Das Hauptziel dieser Phase besteht darin, die optimale Dosierung des Arzneimittels zu ermitteln und zusätzliche Daten zur Sicherheit und Wirksamkeit zu sammeln. In der dritten Phase werden große Gruppen von Erkrankten in Studien eingeschlossen, um die Wirksamkeit, Sicherheit und Verträglichkeit des Arzneimittels bei einer breiten Anwendung zu bestätigen. Diese Studien sind entscheidend, um die Zulassung des Arzneimittels bei den Behörden beantragen zu können. Die Daten dieser Phase ermöglichen eine fundierte Nutzen-Risiko-Bewertung.

Nach der Zulassung und Markteinführung des Arzneimittels erfolgt die vierte Phase, in der die Sicherheit und Wirksamkeit des Arzneimittels unter realen Bedingungen weiter überwacht wird. Diese Phase umfasst weitere Studien, Meldesysteme für Nebenwirkungen und die kontinuierliche Bewertung von Sicherheitsdaten, um seltene Nebenwirkungen oder langfristige Effekte zu identifizieren.

1.2 Pharmakokinetik

Die Pharmakokinetik (griechisch, übersetzt etwa „Bewegung des Heilmittels") spielt eine zentrale Rolle bei der Arzneimitteltherapie und liefert die Antwort auf die Frage „Was macht der Körper mit dem Arzneistoff?". Als Modell der Pharmakokinetik dienen fünf aufeinanderfolgende Schritte, die ein Arzneistoff im Körper durchläuft (Abbildung 1.2-1):

1) Freisetzung
2) Aufnahme (Resorption)
3) Verteilung
4) Stoffwechsel
5) Ausscheidung

Diese pharmakokinetischen Abläufe werden oft mit der Abkürzung „LADME" umschrieben. Der Begriff setzt sich aus den englischen Bezeichnungen der Schritte zusammen, die ein Arzneistoff im Körper durchläuft: liberation (Freisetzung), absorption (Aufnahme), distribution (Verteilung), metabolism (Stoffwechsel) und excretion (Ausscheidung).

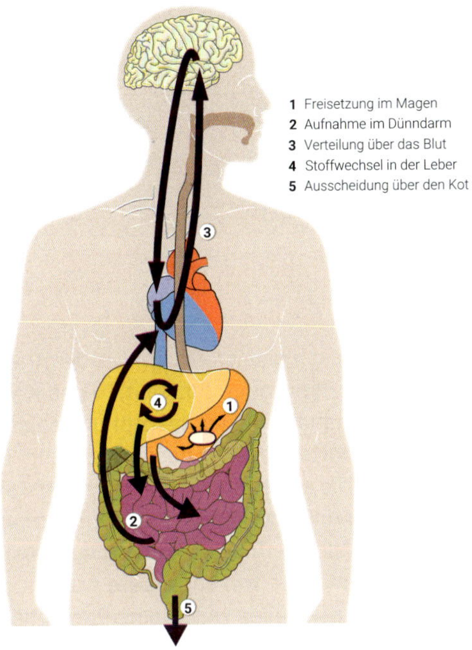

Abbildung 1.2-1: Pharmakokinetik eines Arzneistoffs aus einer Kapsel mit Wirkung im Gehirn[1]

1.2.1 Freisetzung

Die Freisetzung beschreibt das Herauslösen des Arzneistoffs aus seiner Darreichungsform, beispielsweise das Auflösen einer Tablette oder Kapsel. Geschwindigkeit und Vollständigkeit der Freisetzung haben einen entscheidenden Einfluss darauf, wie schnell und stark eine Wirkung eintritt. Dies nutzt die pharmazeutische Technologie etwa bei Retard-Formulierungen aus, die zu einer verlangsamten Freisetzung und damit längerer Wirkung der Präparate führen.

Wichtige Einflüsse auf die Arzneistofffreisetzung aus peroralen Darreichungsformen sind etwa die Flüssigkeitsmenge und der pH-Wert im Magen, der normalerweise im stark sauren Bereich liegt. Säureempfindliche Arzneistoffe würden daher schon im Magen inaktiviert, weshalb sie in magensaftresistente Darreichungsformen eingearbeitet werden. Ihre Überzüge lösen sich nicht im sauren Milieu auf und schützen so säureempfindliche Arzneistoffe. Die Freisetzung erfolgt dann erst im neutralen Milieu des Dünndarms. Doch auch aus ande-

[1] Vereinfachte Darstellung des Herz-Kreislauf-Systems. Vollständige Funktionsweise siehe Kapitel 2.5.

ren Darreichungsformen wie arzneistoffhaltigen Pflastern oder Zäpfchen muss der Arzneistoff freigesetzt werden. Zäpfchen aus Hartfett brauchen zum Beispiel die Temperatur des Körpers, um zu schmelzen. Nur aus Lösungen muss ein Arzneistoff nicht mehr freigesetzt werden, sondern steht direkt für die Aufnahme in den Körper zur Verfügung.

Erklärungsbedürftig!

Für feste Darreichungsformen, die geschluckt werden, wird grundsätzlich empfohlen, diese mit einem ganzen Glas Leitungswasser einzunehmen. Nur so bleibt die Tablette oder Kapsel nicht in der Speiseröhre hängen, erreicht den Magen und findet dort ausreichend Flüssigkeit zum Auflösen.

1.2.2 Aufnahme (Resorption)

Als Resorption bezeichnet man den Prozess, bei dem ein Arzneistoff vom Ort der Anwendung (zum Beispiel der Mundhöhle, dem Magen-Darm-Trakt oder der Haut) in den Körper aufgenommen wird. Die Geschwindigkeit und die Vollständigkeit der Resorption beeinflussen die Konzentration des Arzneistoffs an seinem Zielort und somit dessen Wirkung. Beispielsweise die chemische Struktur des Arzneistoffs, die angewendete Darreichungsform, der pH-Wert, die Durchblutung und die Oberfläche am Anwendungsort sind Einflussfaktoren auf die Resorption. Nicht für alle Arzneimittel ist eine Aufnahme in den Blutkreislauf gewünscht. Beispielsweise sollen Augentropfen nur am Auge wirken, andere Arzneistoffe sollen nur im Darm oder nur in der Lunge wirken. In diesen Fällen würde eine Resorption in den Blutkreislauf, nur zu unerwünschten Wirkungen führen.

1.2.3 Verteilung (Distribution)

Nach der Aufnahme eines Arzneistoffs in den Blutkreislauf wird der Arzneistoff im Körper verteilt. Die Verteilung hängt von verschiedenen Faktoren ab, unter anderem von der Bindung an Transportproteine im Blutplasma, vom Blutfluss in den verschiedenen Organen und von den chemischen Eigenschaften des Arzneistoffs. Lipophile (griechisch, übersetzt etwa „fettliebend") Stoffe können sich ins Fettgewebe einlagern, während sich hydrophile (griechisch, übersetzt etwa „wasserliebend") Substanzen eher im Körperwasser verteilen. Die Verteilung im Körper bestimmt auch darüber, ob ein Arzneistoff seinen Wirkort überhaupt erreicht und wie lange dort wirksame Konzentrationen vorliegen. Einige besonders lipophile Stoffe oder Stoffe, die an Zähne oder Knochen binden, können sehr lange – teilweise auch für immer – im Körper verbleiben.

1.2.4 Stoffwechsel (Metabolismus)

Die Verstoffwechselung, auch Biotransformation oder Metabolismus genannt, ist der Prozess, bei dem der Körper die Arzneistoffe so umwandelt, dass sie leichter ausgeschieden werden können. Häufig, aber nicht immer, verlieren sie dabei ihre Wirkung. Das wichtigste Organ des Stoffwechsels ist die Leber. Dort werden Arzneistoffe vor allem durch Cytochrom P450-Enzyme (CYP-Enzyme) chemisch verändert. Das Ziel ist es, wasserlösliche Produkte zu erhalten, die über die Nieren, also im Urin, ausgeschieden werden können. Die Aktivität der Stoffwechsel-Enzyme kann zwischen Personen variieren und somit individuell die Konzentration der Arzneistoffe im Körper und ihre Wirkdauer beeinflussen.

Arzneistoffe, die aus dem Dünndarm aufgenommen werden, durchlaufen zuerst die Leber, bevor sie im Körper verteilt werden. Ein Teil des Arzneistoffs wird dabei bereits verstoffwechselt (First-Pass-Effekt). Arzneistoffe, die an anderen Körperstellen ins Blut aufgenommen werden, umgehen zumindest teilweise diese erste Leberpassage. So sind geringere Arzneistoffmengen für Wirkungen im Körper notwendig. Einige Arzneistoffe, sogenannte „Prodrugs", werden dem Körper in einer inaktiven Form zugeführt, zum Beispiel um eine bessere Aufnahme zu gewährleisten. Erst im Körper werden sie in ihre aktive Form umgewandelt.

1.2.5 Ausscheidung (Elimination)

Der Körper scheidet Arzneistoffe und ihre Stoffwechselprodukte hauptsächlich über die Nieren (mit dem Urin) und die Leber (mit der Gallenflüssigkeit) aus. Die Nieren spielen eine entscheidende Rolle bei der Ausscheidung wasserlöslicher Stoffe, während lipophile Stoffe häufig über die Leber in den Darm abgegeben werden und über den Kot den Körper verlassen. Einige Stoffe können auch über die Lunge abgeatmet oder über die Haut, den Schweiß oder die Tränen ausgeschieden werden. Die Geschwindigkeit der Ausscheidung und die Ausscheidungswege entscheiden darüber, wie lange Arzneistoffe und ihre Stoffwechselprodukte im Körper verbleiben. Ist die Leistungsfähigkeit von Leber und Nieren eingeschränkt, was im Alter und bei einigen Erkrankungen der Fall sein kann, muss die Dosierung vieler Arzneistoffe angepasst werden.

1.3 Pharmakodynamik

Die Pharmakodynamik (griechisch, übersetzt etwa „Kraft des Heilmittels") beschäftigt sich mit den Effekten von Arzneistoffen auf den Körper und den zugrunde liegenden Wirkmechanismen. Sie untersucht, wie Arzneistoffe mit spezifischen Zielstrukturen im Körper interagieren und biologische Antworten auslösen. So wird die Frage „Was macht der Arzneistoff mit dem Körper?" beantwortet.

1.3.1 Rezeptor-Theorie

Die Rezeptor-Theorie ist ein wichtiges Konzept, das erklärt, wie Arzneistoffe ihre Wirkung auf Zellen und Gewebe ausüben. Rezeptoren sind Proteine, die auf der Oberfläche von Zellen oder im Inneren von Zellen vorkommen. Sie sind in der Lage, spezifische Moleküle, sogenannte Liganden, zu binden und dadurch physiologische Abläufe zu steuern. Liganden unterteilt man nach ihrem Effekt am Rezeptor in Agonisten und Antagonisten.

Agonisten binden an ihren Rezeptor und lösen eine Wirkung aus. Ein Beispiel für einen Agonisten ist der Arzneistoff Morphin (📖 **2.12.4**), der an Opioid-Rezeptoren im Körper bindet und so schmerzlindernde Wirkungen auslöst. Antagonisten binden auch an Rezeptoren, lösen aber keine Reaktion aus. Ein Beispiel für einen Antagonisten ist der Arzneistoff Naloxon, der an die gleichen Opioid-Rezeptoren wie Morphin bindet, jedoch keine schmerzlindernde Wirkung hat und stattdessen die Wirkung von Morphin aufhebt.

Die Liganden können vom Körper selbst produziert werden (endogene Liganden) oder von außen zugeführt werden (exogene Liganden). Neurotransmitter (**2.2.1**) wie Dopamin oder Hormone (**2.6.1**) wie Testosteron sind endogene Liganden, Arznei- und Giftstoffe sind exogene Liganden. Darüber hinaus lassen sich Liganden noch nach der Verweildauer am Rezeptor einteilen. Reversible Liganden lösen sich wieder von ihrem Rezeptor ab. Irreversible Liganden verbinden sich dauerhaft mit dem Rezeptor und müssen mit diesem gemeinsam abgebaut werden, um den Effekt zu beenden.

Erklärungsbedürftig!

Zur Veranschaulichung der Rezeptor-Theorie eignet sich das Schlüssel-Schloss-Modell. Ein **Agonist** bindet spezifisch an seinen Rezeptor, wie ein Schlüssel in sein Schloss passt. Dort kann er einen Effekt im Körper auslösen, genauso wie beispielsweise das Drehen eines Schlüssels das Schloss einer Tür öffnen kann. Ein **reversibler Antagonist** ist in diesem Beispiel ein anderer Schlüssel, der zwar ins Schloss geschoben werden kann, sich jedoch nicht drehen lässt. Auch wenn man nun einen passenden Schlüssel besitzt, kann dieser die Tür nicht öffnen, bevor der andere Schlüssel nicht abgezogen wurde. Ein **irreversibler Antagonist** ist wie ein Kaugummi, der ins Schloss gedrückt wurde. Die Tür kann erst wieder geöffnet werden, wenn das Schloss ausgetauscht wurde.

1.3.2 Weitere Zielstrukturen

Arzneistoffe können auch an Proteine binden, die keine Rezeptoren sind. Hierzu gehören Ionenkanäle, die den Ein- und Ausstrom von Ionen in bzw. aus Zellen regulieren. An Ionenkanäle gebundene Arzneistoffe können bewirken, dass Ionen entweder länger oder kürzer durch den Ionenkanal fließen. So kann beispielsweise die Reizweiterleitung in Nerven beeinflusst werden.

Auch Enzyme können Zielstrukturen sein. Durch Bindung an die Enzyme können die Arzneistoffe die Umwandlung von Stoffen im Körper beeinflussen. Dadurch wird zum Beispiel der Abbau von körpereigenen Stoffen verlangsamt und so ihre Wirkung verlängert. Seltener gibt es Zielstrukturen, die keine Proteine sind. Einige Arzneimittel gegen Krebs zerstören das Erbgut in den Krebszellen und verhindern so das unerwünschte Wachstum dieser Zellen. Im Fall von Antibiotika, Anthelminthika und Virustatika befinden sich die Zielstrukturen gar nicht in menschlichen Zellen, sondern in Bakterien, Würmern und Viren.

Egal, ob im menschlichen oder einem fremden Organismus, auch Ionenkanäle und Enzyme können genau wie Rezeptoren reversibel oder irreversibel beeinflusst werden.

1.4 Chronopharmakologie

Im menschlichen Körper gibt es verschiedene, sogenannte zirkadiane (lateinisch, übersetzt etwa „um den Tag herum") Rhythmen, also Prozesse, die sich ungefähr alle 24 Stunden wiederholen. Sie regulieren den Schlaf-Wach-Zyklus, die Hormonproduktion und andere physiologische Funktionen. Als wichtigster Taktgeber dieser „inneren Uhr" gilt die Wahrnehmung von Sonnenlicht mit unseren Augen. Veränderungen des gewohnten Rhythmus durch Fernreisen oder Schichtarbeit führen deshalb zu Störungen wie Jetlag.

Die Chronopharmakologie befasst sich mit dem Einfluss biologischer Rhythmen auf Pharmakokinetik und Pharmakodynamik. Die Erkenntnisse werden genutzt, um die Wirksamkeit von Arzneimitteln zu erhöhen oder unerwünschte Wirkungen zu reduzieren.

1.4.1 Beispiel: Cortisol

Die Ausschüttung von Cortisol aus der Nebennierenrinde (**2.6.3**) folgt einem solchen zirkadianen Rhythmus. Die Konzentration im Blut ist um circa drei Uhr nachts am niedrigsten, steigt dann an und erreicht ihr Maximum etwa um acht Uhr morgens. Über den Rest des Tages fällt die Konzentration dann wieder ab. Die Effekte dieses Rhythmus werden bei entzündlichen Erkrankungen deutlich. Atemnot bei Asthma bronchiale (**2.15.2**) und Gelenksteifigkeit bei rheumatoider Arthritis (**2.12.7**) sind nachts am stärksten ausgeprägt, weil die entzündungshemmende Wirkung des körpereigenen Cortisols am schwächsten ist.

Erklärungsbedürftig!

Um den körpereigenen Rhythmus nicht zu stören, sollten Glucocorticoide bevorzugt morgens eingenommen werden – spätestens zum Frühstück.

1.4.2 Beispiel: Blutdruck

Der Blutdruck (**2.5.3**) unterliegt ebenfalls einem 24-Stunden-Rhythmus: Er sinkt regelhaft nachts um 10 bis 20 Prozent ab. Ist dieses Absinken des Blutdrucks zu beobachten, werden die Personen als „Dipper" bezeichnet (englisch, „to dip" für „(sich) senken"). Fehlt es, werden die Betroffenen „Non-Dipper" genannt. Das nächtliche Absinken ist wichtig und kann als Erholungsphase für die Organe gedeutet werden. Ist diese Phase nicht vorhanden, steigt das Risiko etwa für Herz-Kreislauf-Erkrankungen.

Anders als bei Glucocorticoiden gibt es keine allgemeine Empfehlung, wann blutdrucksenkende Arzneimittel eingenommen werden sollen. Der optimale Zeitpunkt der Einnahme lässt sich aber individuell mit einer 24 Stunden-Messung bestimmen. Während bei einigen Personen tagsüber zu hohe Blutdruckwerte gesenkt werden müssen, soll bei anderen nachts das physiologische Absinken verstärkt werden.

1.5 Nebenwirkungen und Missbrauch

Nebenwirkungen, auch „unerwünschte Arzneimittelwirkungen“ oder „UAW“ genannt, sind die Schattenseite einer wirksamen Arzneimitteltherapie. Da Arzneimittel in Prozesse des Körpers eingreifen, können auch grundsätzlich bei jeder Arzneimittelanwendung Nebenwirkungen auftreten (Tabelle 1.5-1). Häufigkeit und die Schwere der Nebenwirkungen müssen dabei gegen den Nutzen des Arzneimittels abgewogen werden. Für lebensrettende Arzneimittel gegen Krebs werden beispielsweise starke Nebenwirkungen wie ausgeprägte Übelkeit und Haarausfall häufig in Kauf genommen. Bei Impfungen, die regelhaft bei Gesunden angewendet werden, wären diese Nebenwirkungen wohl nicht akzeptabel. Doch auch bei lebensrettenden Therapien kommt es vor, dass sie wegen belastender Nebenwirkungen angepasst, pausiert oder sogar abgebrochen werden.

Tabelle 1.5-1: Einheitliche Häufigkeitsangabe von Nebenwirkungen in Packungsbeilagen

Angabe	Anzahl der Betroffenen
„Sehr häufig“	*mehr als 1 von 10 Behandelten*
„Häufig“	*bis 1 von 10 Behandelten*
„Gelegentlich“	*bis 1 von 100 Behandelten*
„Selten“	*bis 1 von 1.000 Behandelten*
„Sehr selten“	*bis 1 von 10.000 Behandelten*
„Nicht bekannt“	*Häufigkeit nicht abschätzbar*

Erklärungsbedürftig!

Im Beratungsgespräch kann die Häufigkeit von Nebenwirkungen „positiv“ ausgedrückt werden, zum Beispiel für eine gelegentliche Nebenwirkung: „99 von 100 Personen verspüren die Nebenwirkung nicht, wenn sie dieses Arzneimittel einnehmen.“ Wird hingegen „nur 1 von 100 Personen“ betont, wird schnell gedacht: „Das bin eh immer ich!“ Die Häufigkeitsangaben von Nebenwirkungen in Packungsbeilagen und Fachinformationen sind zudem kaum dazu geeignet, das Risiko abzuschätzen, wie oft ein Arzneimittel die aufgeführte Nebenwirkung wirklich auslöst. Sie geben nur an, wie oft die Nebenwirkung im beobachteten Zeitraum aufgetreten ist, aber nicht im Vergleich zur Placebo-Gabe. Ein Beispiel: Muskelprobleme werden bei Statin-Therapie als häufige Nebenwirkung angeben. In Studien findet sich teilweise sogar ein noch größerer Anteil von 27,1 Prozent aller behandelten Personen, die während der Statin-Therapie Symptome berichten. Allerdings berichten auch 26,6 Prozent von Muskelproblemen, obwohl nur ein arzneistofffreies Placebo-Arzneimittel eingenommen wurde (Lancet 2022; 400:832-845). Die bekannten Nebenwirkungen treten also oft während einer Statin-Therapie auf, haben in vielen Fällen aber eine andere Ursache.

Häufig sind Nebenwirkungen spezifisch für Arzneistoffe oder Arzneistoffgruppen. Die unerwünschten Wirkungen lassen sich dann aus den pharmakokinetischen und pharmakodynamischen Eigenschaften der Arzneistoffe ableiten. Ein Beispiel aus der Therapie des Bluthochdrucks für die Calciumkanal-Blocker Nifedipin und Amlodipin (**2.5.4**): Beide Substanzen entspannen die Gefäßmuskulatur und erweitern so die Gefäße, der Blutdruck sinkt. Als häufige Nebenwirkung tritt jedoch für beide Substanzen ein „Flush" auf. Das ist ein Erröten und Erwärmen der Haut, ausgelöst durch die eigentlich gewünschte Gefäßerweiterung. Schnellfreisetzende Nifedipin-Präparate senken zudem bei einigen Personen den Blutdruck so schnell, dass das Herz den Puls erhöhen muss, um die Blutzirkulation stabil zu halten. Man spricht dann von einer „Reflextachykardie", also einer Beschleunigung des Herzschlags als Reaktion auf den gesunkenen Blutdruck. Die Wirkung von Amlodipin setzt hingegen langsamer ein, eine Reflextachykardie tritt seltener auf.

Ein wichtiger Hinweis für das Beratungsgespräch ist die Dauer der Nebenwirkungen. Während einige Nebenwirkungen vorübergehend sind, können andere die ganze Therapie lang anhalten. Bevor sich der Körper beispielsweise an einen normalisierten Blutdruck gewöhnt, verspüren einige Personen mit neuer blutdrucksenkender Therapie etwa Schwäche, Schwindel oder Müdigkeit (**2.5.4**). Darauf sollte im Beratungsgespräch hingewiesen werden, anderenfalls könnte eine Unverträglichkeit der Therapie vermutet werden. Anders ist es mit der Darmträgheit, einer typischen Nebenwirkung der Opioid-Therapie. Da diese keinen Gewöhnungseffekten unterliegt, sollten therapiebegleitend Abführmittel eingenommen werden (**2.1.11**). Auch hierauf sollten die Betroffenen hingewiesen werden. Dabei gilt es immer, individuell das richtige Maß zu finden. Zum einen muss über die Risiken der Arzneimittelanwendung aufgeklärt werden, zum anderen soll niemand durch eine Vielzahl möglicher Nebenwirkungen verängstigt werden.

Alle Patientinnen und Patienten, die eine neue Therapie begonnen haben oder deren Dosierungen angepasst wurden, sollten sich daraufhin beobachten, ob ihre Reaktionen und Reflexe eingeschränkt sind oder sie etwa Schwindel oder Müdigkeit verspüren. Falls ja, sollten sie keine Maschinen bedienen und nicht am Straßenverkehr teilnehmen. Im Abschnitt 4.7 in jeder Fachinformation sowie im zweiten Abschnitt der Gebrauchsinformation („Packungsbeilage", „Beipackzettel") finden sich daher Informationen zur Verkehrstüchtigkeit und zur Fähigkeit zum Bedienen von Maschinen unter der Therapie mit dem jeweiligen Arzneimittel.

Eine besondere Nebenwirkung ist die Entwicklung einer körperlichen oder psychischen Abhängigkeit. Bei einer körperlichen Abhängigkeit gewöhnt sich der Körper an die Wirkung (Toleranzentwicklung). Wird das Arzneimittel abgesetzt, treten Entzugssymptome auf. Wird jedoch ein Zwang verspürt, das Arzneimittel anzuwenden, etwa um gute Gefühle herbeizuführen oder schlechte Gefühle zu vermeiden, dann wird von einer psychischen Abhängigkeit gesprochen. Beide Formen der Abhängigkeit können getrennt voneinander oder zusammen auftreten. Substanzen mit einem besonderen Risiko für eine Abhängigkeit sind zum Beispiel Betäubungsmittel. Allerdings können auch weitere Arzneimittel abhängig machen, etwa Schlafmittel (**2.2.12**), abschwellende Nasensprays (**2.9.1**) oder Abführmittel (**2.1.11**). Die Gefahr einer Abhängigkeit kann etwa dadurch minimiert werden, dass die Arzneimittel wie vorgesehen nur zeitlich begrenzt oder zumindest in einer ärztlichen kontrollierten Dosierung eingesetzt werden. Da einige dieser Arzneimittel ohne ärztliche Verschreibung in der Apotheke gekauft werden können, ist eine Beratung zum Abhängigkeitspotenzial dieser Arzneistoffe besonders wichtig.

Leider werden Arzneimittel nicht nur zur Verhütung, Linderung oder Heilung von Krankheiten und Symptomen angewendet. In einigen Fällen werden die gewünschten oder unerwünschten Wirkungen zu anderen Zwecken herbeigeführt. Beispiele für diesen Missbrauch sind das Überdosieren von Schilddrüsenhormonen oder die Einnahme von Abführmitteln zur Gewichtsabnahme sowie das Doping im Sport. Auch das Herbeiführen eines „Kicks" mit Betäubungsmitteln oder anderen Arzneimitteln stellt einen Missbrauch dar. Werden Arzneimittel ohne passende Diagnose oder ungewöhnliche Mengen von Arzneimitteln mit Missbrauchspotenzial verlangt, ist Wachsamkeit gefragt. Auf einen Missbrauchsverdacht muss angemessen reagiert werden, auch wenn eine ärztliche Verschreibung vorliegt. Dies kann die Aufklärung der Betroffenen, eine Rücksprache mit den Verschreibenden oder in letzter Konsequenz die Verweigerung der Arzneimittelabgabe sein.

1.6 Wechselwirkungen und Polypharmazie

Wechselwirkungen oder „Interaktionen" bezeichnen die Effekte von Arzneimitteln, die in Kombination mit der Anwendung anderer Arzneimittel entstehen. Durch sie kann etwa das Risiko für Nebenwirkungen erhöht oder die Wirksamkeit einer Therapie verändert werden. Es gibt pharmakokinetische und pharmakodynamische Wechselwirkungen (Tabelle 1.6-1).

Tabelle 1.6-1: Beispiele von Wechselwirkungen

Bereich	Wirkung von ...	Wirkung auf ...	Effekt
Pharmakokinetische Wechselwirkungen			
Freisetzung	Antacida	Magensaftresistente Überzüge	Vorzeitige Auflösung im Magen durch einen erhöhten pH-Wert
Aufnahme	Calcium-Ionen	Levothyroxin	Verminderte Aufnahme durch Komplexbildung
Verteilung	Verapamil	Loperamid	Überwindung der Blut-Hirn-Schranke
Stoffwechsel	Amlodipin	Simvastatin	Hemmung des Abbaus
Ausscheidung	Johanniskraut	Ciclosporin A	Beschleunigte Ausscheidung
Pharmakodynamische Wechselwirkungen			
Am Organsystem	Ramipril	Hydrochlorothiazid	Wirkverstärkung durch Kombination verschiedener Blutdrucksenker
Am Rezeptor	Propranolol	Salbutamol	Wirkabschwächung durch Kombination eines Agonisten und Antagonisten

Die Beratung zu Wechselwirkungen ist ein elementarer Bestandteil des Apothekenalltags. Wie bei der Aufklärung zu Nebenwirkungen gilt es, individuell das richtige Maß zu finden. Falls Risiken bestehen, muss darüber aufgeklärt werden, wie sich diese konkret äußern können. Patientinnen und Patienten sollen wissen, worauf sie konkret achten sollen. Zusätzlich sollen Maßnahmen besprochen werden, die wichtig sind, um die Wechselwirkung zu minimieren. In vielen Fällen reicht beispielsweise bereits das Einhalten zeitlicher Abstände zwischen den Arzneimittelanwendungen aus. Pharmakologisch komplexe Wechselwirkungen oder notwendige therapiebegleitende Untersuchungen sollten genau wie vorliegende Kontraindikationen direkt mit den Verschreibenden besprochen werden. Anderenfalls könnten die Betroffenen schnell überfordert sein.

Das Risiko für Wechselwirkungen steigt mit der Anzahl der angewendeten Arzneimittel. Werden fünf oder mehr Arzneimittel gleichzeitig angewendet, spricht man häufig von „Polypharmazie“ oder „Multimedikation“ (griechisch und lateinisch für „viele Arzneimittel“). Insbesondere ältere Menschen sind hiervon betroffen, weil häufig mehrere Krankheiten gleichzeitig behandelt werden. Mit steigender Anzahl der Arzneimittel wird es auch schwieriger, den Überblick zu behalten und die Arzneimittel richtig anzuwenden. Für Ältere kommen mögliche Probleme mit der Sehkraft, mit der Geschicklichkeit oder mit dem Gedächtnis hinzu. Es ist daher wenig überraschend, dass Polypharmazie ein Risiko für Nebenwirkungen wie Stürze oder Krankenhauseinweisungen ist. Ein erster wichtiger Schritt für die Organisation der Arzneimitteltherapie ist daher das Vorliegen eines aktuellen Medikationsplans. Alle Personen mit mindestens drei Arzneimitteln haben Anspruch auf einen solchen bundeseinheitlichen Plan.

Erklärungsbedürftig!

Nicht immer ist es möglich, alle Wechselwirkungen oder Fragen zur Arzneimitteltherapie im Beratungsgespräch spontan zu klären. Deshalb haben alle Personen mit mindestens fünf systemisch wirkenden Arzneimitteln oder Inhalativa alle zwölf Monate Anspruch auf die pharmazeutische Dienstleistung „Erweiterte Medikationsberatung bei Polymedikation“. Wird diese Dienstleistung in der Apotheke angeboten, sollten Betroffene auf diesen Anspruch hingewiesen werden.

1.7 Schwangerschaft und Stillzeit

Schwangerschaft und Stillzeit stellen besondere Lebensphasen dar, die auch für die Arzneimitteltherapie gesondert betrachtet werden müssen. Zum einen muss bei der Bewertung von Nutzen und Risiken einer Therapie nicht nur die Mutter berücksichtigt werden, sondern auch das ungeborene oder gestillte Kind. Zum anderen verändern sich in dieser Zeit auch viele pharmakologisch wichtige Parameter, wie beispielsweise das Körperwasser und damit das Volumen, in dem sich Arzneistoffe verteilen.

Wird eine Schwangere mit einem Arzneimittel therapiert, so wird in der Regel auch das ungeborene Kind dem Arzneistoff ausgesetzt. Die Plazenta bildet nur für wenige Arzneistoffe eine relevante Barriere. Daher sollen in der Schwangerschaft bevorzugt Arzneistoffe eingesetzt werden, von denen bekannt ist, dass ihr Einsatz sicher ist. Da aus ethischen und rechtlichen Gründen häufig keine Studien mit Schwangeren durchgeführt werden, ist die Datenlage hierzu leider begrenzt. Des Weiteren müssen Arzneistoffe, von denen eine bekannte Gefahr für Fehlbildungen ausgeht, unbedingt vermieden werden. Insbesondere im ersten Schwangerschaftsdrittel können sich diese „teratogenen" (griechisch, übersetzt etwa „Missbildungen fördernd") Effekte stark auswirken, da in dieser Zeit die Organe angelegt werden. Häufig ist es daher ratsam, bereits bei der Planung einer Schwangerschaft über den weiteren Einsatz der Arzneimittel zu sprechen, die regelmäßig angewendet werden müssen.

Beispiele für teratogene Arzneistoffe

- Androgene
- Carbamazepin
- Cotrimoxazol
- Glucocorticoide
- Methotrexat
- Phenprocoumon
- Retinoide
- Thalidomid
- Valproinsäure
- Vitamin A
- Warfarin
- Zytostatika

Auch in der Stillzeit muss auf die Anwendung von Arzneimitteln bei der Mutter geachtet werden. Arzneistoffe können entweder die Milchproduktion einschränken oder durch die Muttermilch selbst auf den Säugling übergehen. Aufgrund der fehlenden Studien wird von vielen Herstellern aus Haftungsgründen angegeben, dass ihr Arzneimittel nicht in der Schwangerschaft oder Stillzeit angewendet werden soll. Das heißt nicht zwingend, dass die Arzneimittel tatsächlich problematisch sind. Um die Auswahl sicherer Arzneimittel zu ermöglichen, stellt das Pharmakovigilanz- und Beratungszentrum für Embryonaltoxikologie der Charité-Universitätsmedizin Berlin Zusammenfassungen für Arzneistoffe und Erkrankungen online (embryotox.de) zur Verfügung.

Wegen der Besonderheiten in Schwangerschaft und Stillzeit sollten viele Beschwerden, die das erste Mal auftreten, ärztlich abgeklärt werden. Das gilt auch für Symptome, die anderenfalls gut in der Selbstmedikation behandelt werden können.

embryotox.de

1.8 Kinder

Bei der Arzneimitteltherapie von Kindern muss zu jedem Zeitpunkt die Entwicklung des Kindes berücksichtigt werden.

Aufgepasst!

Es gilt der Satz: Kinder sind **keine** kleinen Erwachsenen.

Das bedeutet, dass Dosierungen nicht etwa anhand des Körpergewichtes einfach umgerechnet werden können. Kinder durchlaufen verschiedene Entwicklungsstadien, pharmakokinetische und pharmakodynamische Parameter unterscheiden sich von Erwachsenen. Beispielsweise haben Kinder einen höheren Körperfettanteil als Erwachsene, zudem werden Arzneistoffe anders verstoffwechselt und ausgeschieden. Darüber hinaus nimmt das Verhältnis von Körperoberfläche (Haut) zu Körpergewicht genauso wie die Durchblutung der Haut mit dem Alter ab. Arzneistoffe, die auf die Haut aufgetragen werden, gelangen also in höheren Dosen ins Blut der Kinder als bei Erwachsenen. Nicht nur Arzneistoffe, auch Hilfsstoffe können für Kinder ungeeignet sein. Dazu zählen altersabhängig beispielsweise Benzylalkohol, Ethylenglycol oder Propylenglycol sowie relevante Mengen Ethanol.

Die Dosierung von Arzneimitteln bei Kindern basiert oft auf dem Körpergewicht oder der Körperoberfläche. Diese Parameter passen meist besser zur Entwicklung des Kindes als das Lebensalter. Zudem sind kindgerechte Darreichungsformen wichtig, da viele Kinder Schwierigkeiten haben, Tabletten oder Kapseln zu schlucken. Säfte und Tropfen, Schmelztabletten oder Zäpfchen werden daher häufig eingesetzt. Falls keine Fertigarzneimittel im Handel sind, wird die passende Dosierung häufig als Rezepturarzneimittel hergestellt.

Um die richtige Dosis zu finden, gehören Nachschlagewerke wie „Pädiatrische Dosistabellen" zur Standard-Ausstattung einer Apotheke. Auch das Universitätsklinikum Erlangen bietet unter (kinderformularium.de) Informationen zur Dosierung von Arzneimitteln bei Kindern an. Über (zak-kinderarzneimittel.de) der „Initiative Arzneimittel für Kinder e. V." vom Bundesverband der Arzneimittel-Hersteller (BAH) können Arzneimittel mit einer Zulassung im Kindesalter gesucht werden. Jedoch ist auch eine Anwendung von Arzneimitteln außerhalb der Zulassung (off label use) möglich.

kinderformularium.de

zak-kinderarzneimittel.de

2 Spezielle Pharmakologie und Krankheitslehre

2.1 Verdauungstrakt

2.1.1 Aufbau und Funktion

Der Verdauungstrakt ist in mehrere Abschnitte unterteilt, beginnend mit dem oberen Verdauungstrakt, zu dem Mundhöhle, Rachen, Speiseröhre und Magen gehören. Hier wird die Nahrung für die Verdauung zerkleinert (Abbildung 2.1-1). Der untere Verdauungstrakt umfasst Dünn- und Dickdarm. Im Dünndarm werden Nährstoffe und auch Arzneistoffe aufgenommen. Anschließend werden dem Nahrungsbrei im Dickdarm Wasser und Salze entzogen und dieser somit für die Ausscheidung eingedickt. Sind nur die Bereiche des Magens und des Darms gemeint, wird auch vom Magen-Darm-Trakt oder dem „Gastrointestinaltrakt" (von griechisch „gaster" für „Magen" und lateinisch „intestinum" für Darm) gesprochen. Die Bauchspeicheldrüse (Pankreas), die Leber und die Gallenblase sind wichtige Verdauungsdrüsen, die Enzyme und Sekrete produzieren oder speichern, um den Verdauungsprozess zu unterstützen.

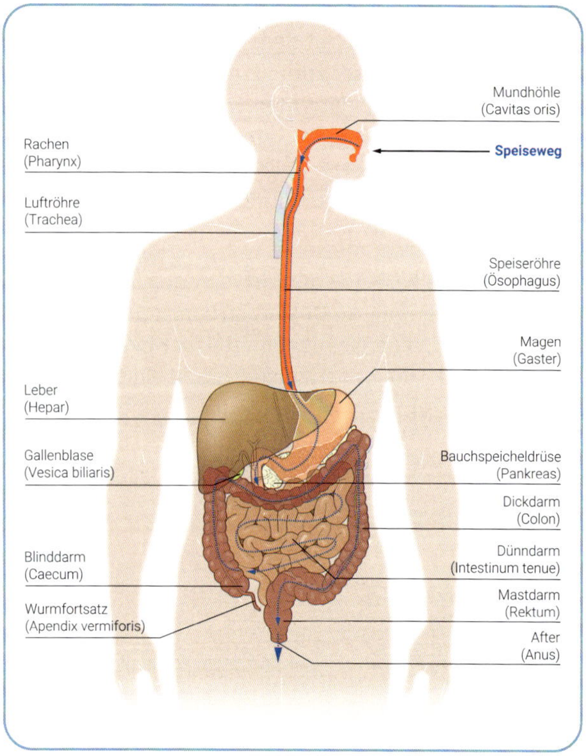

Abbildung 2.1-1: Aufbau des Verdauungstrakts

2.1.2 Aphthen

Aphthen sind schmerzhafte Schäden an der Schleimhaut in Mund- und Rachenbereich, die durch Entzündungen, Nährstoffmangel, chemische sowie physikalische Reize oder als Nebenwirkungen von Arzneimitteln ausgelöst werden können. Sie sind eine der häufigsten Erkrankungen der Mundschleimhaut, die häufig nach einiger Zeit wiederkehren (rezidivieren). Aphthen kündigen sich meist durch ein Kribbeln, Spannungsgefühl oder Brennen an, später kommt eine entzündliche Rötung und Bläschenbildung dazu, die in ein Geschwür mit weißlichem Fibrin-Belag übergeht. In der Mehrzahl der Fälle heilen sie nach sieben bis zehn Tagen narbenfrei ab.

Führt die Schädigung zu einer Aushöhlung der Schleimhaut, treten Blutungen, Mundgeruch oder Fieber auf oder sind die Lymphknoten verdickt, sollte eine (zahn-)ärztliche Diagnose gestellt werden, um etwa Krebs-Vorstufen, andere Geschwüre oder Infektionen auszuschließen.

Für die Therapie unkomplizierter Aphthen stehen Salben, Gele und Tinkturen zur Verfügung, die mehrmals täglich aufgetragen werden. Sie enthalten etwa antiseptische Arzneistoffe wie Chlorhexidin, adstringierende Gerbstoffe aus Rhabarberwurzel und Myrrhe, Lokalanästhetika wie Lidocain (**2.12.5**) oder entzündungshemmende Arzneistoffe wie Kamillenblütenextrakt oder Salicylsäure. Rein physikalisch wirkende Lacke und Gele mit Cellulose-Derivaten oder Hyaluronsäure können die Aphthe schützen. Darüber hinaus können auch Glucocorticoide (**2.6.3**) oder Antibiotika (**2.8.7**) verschrieben werden.

2.1.3 Refluxerkrankung

Die Refluxerkrankung wird auch „Gastroösophagealer Reflux“ (griechisch für „Rückfluss aus dem Magen in die Speiseröhre“) oder englisch „gastroesophageal reflux disease“ (GERD) genannt. Sie tritt auf, wenn Mageninhalt in die Speiseröhre zurückfließt und dort Symptome oder Schäden hervorruft. Der Reflux kann sich etwa als Sodbrennen, Aufstoßen, Brustschmerzen, Husten oder Kehlkopfentzündung zeigen. Als Risikofaktoren für einen Reflux gelten ein erhöhter Body Mass Index (BMI), Rauchen, ein Zwerchfellbruch und genetische Einflüsse.

Treten zusätzlich Schluckbeschwerden, Hinweise auf eine Magen-Darm-Blutung (wie eine Schwarzfärbung des Kots oder Blut im Kot), ein ungewollter Gewichtsverlust oder wiederholtes Erbrechen auf oder gab es in der Familie Fälle von Speiseröhrenkrebs, soll eine ärztliche Abklärung erfolgen. Mittels einer Magenspiegelung können bei schwereren Formen auch Entzündungen der Speiseröhre, Krebs-Vorstufen (Barrett-Ösophagus) oder Speiseröhrenkrebs festgestellt werden.

Die Arzneimitteltherapie umfasst → **Protonenpumpeninhibitoren**, kurz PPI, und → **H_2-Blocker**, um die Magensäureproduktion zu reduzieren, sowie → **Antacida** zur Neutralisation der vorhandenen Magensäure. Alginate können den Rückfluss des Mageninhalts in die Speiseröhre physikalisch vermindern. PPI hemmen irreversibel das Enzym in der Magenschleimhaut (die „Protonenpumpe“), das mittels Salzsäureproduktion den Mageninhalt ansäuert, und wirken damit bis zu drei Tage. H_2-Blocker hemmen hingegen die Stimulation der Magensäure-Produktion reversibel und kürzer als PPI. Beide Arzneistoffgruppen haben keinen Einfluss auf die schon vorhandene Säuremenge im Magen.

Erklärungsbedürftig!

Als allgemeine Maßnahmen können eine Gewichtsabnahme, die Erhöhung des Kopfendes im Bett, die Bauchatmung, ein Rauchstopp sowie eine Schlafposition auf der linken Seite – der Magen öffnet sich nämlich nach rechts zur Speiseröhre – Symptome lindern. Auch das Vermeiden von Mahlzeiten kurz vor dem Schlafen, das Einschränken des Kaffee- und Tee-Konsums oder das Vermeiden kohlensäurehaltiger Getränke kann die Symptome eines Refluxes bessern.

Insbesondere unter einer Langzeit-Therapie mit PPI können Nebenwirkungen auftreten, die im Wesentlichen auf den verringerten Säuregehalt im Magen zurückzuführen sind. Mineralstoffe wie Magnesium und Calcium oder Vitamin B_{12} werden bei der Verdauung wegen der fehlenden Säure schlechter aufgenommen. Mangelerscheinungen wie Krämpfe (**2.2.10**), eine verringerte Knochendichte, Osteoporose (**2.4.5**) oder Anämien (**2.3.7**) können auftreten. Des Weiteren ist der Schutz vor Darminfektionen durch Bakterien wie *Campylobacter*, *Salmonella* und *Clostridioides difficile* vermindert.

Antacida sind für die Anwendung bei akuten Symptomen bestimmt. Sie neutralisieren die vorhandene Magensäure und lindern so schnell die Symptome. Auf Carbonaten basierende Antacida bilden bei der Neutralisation der Magensäure Kohlenstoffdioxid, das zu unerwünschtem Völlegefühl und Aufstoßen führen kann. Antacida mit Hydrotalcit, Magaldrat, Hydroxiden oder Algeldrat (Aluminiumoxid) haben diese Nebenwirkung nicht. Einige Arzneistoffe wie Azol-Antimykotika (**2.10.5**) oder Proteinkinase-Inhibitoren (**2.17.1**) brauchen die Magensäure, um sich zu lösen. Fehlt diese, kann die Wirkung beeinträchtigt sein. Auch Darreichungsformen wie magensaftresistent überzogene Tabletten und Kapseln brauchen die Magensäure, um eine Freisetzung erst im Darm zu erreichen. Abhängig von den Interaktionspartnern müssen zum Beispiel Abstände zwischen den Einnahmen eingehalten oder andere Maßnahmen ergriffen werden.

Akute Symptomphasen bei einem Reflux können mit einem PPI in Standarddosierung für üblicherweise vier bis maximal acht Wochen therapiert werden (Tabelle 2.1-1). Bei nicht ausreichender Wirksamkeit kann die PPI-Dosierung auf eine zweimal tägliche Einnahme verdoppelt werden oder eine Kombinationstherapie erfolgen. Sofern die Wirkung für die Betroffenen ausreichend ist, können statt PPI auch H_2-Blocker, Alginate oder Antacida verwendet werden. Die Wirksamkeit der Arzneistoffe lässt sich gemäß bisherigen Studien wie folgt beschreiben: PPI > Alginate > H_2-Blocker > Antacida. Bei Kombinationen ergänzen sich insbesondere die Wirkungen von PPI und Alginaten gut. Alginate können sich auf die Säurereste legen, die sich nach einer Mahlzeit auf dem Speisebrei bilden, und so verhindern, dass diese in die Speiseröhre fließen.

Tabelle 2.1-1: Standarddosis der Protonenpumpeninhibitoren

PPI	Standarddosis
Rabeprazol	1x täglich 10 mg
(Es-)Omeprazol	1x täglich 20 mg
Lansoprazol	1x täglich 30 mg
Pantoprazol	1x täglich 40 mg

2.1.4 Gastritis und gastroduodenale Ulkuskrankheit

Die Gastritis ist eine Entzündung der Magenschleimhaut, während ein gastroduodenales Ulkus eine Geschwürbildung (lateinisch „ulcus") in der Schleimhaut des Magens (griechisch „gaster") oder des Dünndarms (lateinisch „duodenum" für Zwölffingerdarm, der erste Teil des Dünndarms) beschreibt. Die Therapie zielt darauf ab, die Magensäureproduktion zu reduzieren. Während üblicherweise der pH-Wert des Magensaftes für Bakterien unverträglich ist, lebt der Keim *Helicobacter pylori* in der Magenschleimhaut und erzeugt dort eine chronisch aktive Gastritis, die in der Folge zu Geschwüren, Blutungen bis hin zu Magenkrebs führen kann. Andere Ursachen für Gastritiden oder Ulzera können beispielsweise Stress, Koffein- oder Alkoholkonsum oder Arzneimittel wie nichtsteroidale Antirheumatika (**2.12.3.1**) sein (Abbildung 2.1-2, b).

Häufig werden Protonenpumpenhemmer (**2.1.3**) prophylaktisch eingenommen. Dann sollen sie Schleimhautreizungen, Geschwüre und Blutungen vermeiden, die durch andere Arzneimittel, vor allem nichtsteroidale Antirheumatika (**2.12.3.1**) inklusive Acetylsalicylsäure zur Thrombozytenaggregationshemmung (**2.3.4**) ausgelöst werden können. Insbesondere bei Personen ab 60 Jahren und bei einer Dauertherapie ist die Ulkus-Prophylaxe mit PPI sinnvoll. Das Risiko für Blutungen im Verdauungstrakt wird noch gesteigert durch die gleichzeitige Einnahme von direkten oralen Antikoagulanzien oder Vitamin K-Antagonisten (**2.3.6**) sowie selektiven Serotonin-Rückaufnahmehemmern (**2.2.6**), Thrombozytenaggregationshemmern (**2.3.4**) oder systemisch wirkenden Glucocorticoiden (**2.6.3**). Auch in diesen Fällen sollte eine Ulkus-Prophylaxe mit PPI erfolgen.

Erklärungsbedürftig!

PPI verringern die Säureproduktion und schaffen so eine weniger aggressive Umgebung im Magen. Arzneistoffe, die grundsätzlich die Magenschleimhaut reizen können, wirken so weniger reizend (Abbildung 2.1-2, c). Die verbreitete, aber falsche Vorstellung des „Magenschutzes", dass dieser wie eine Schutzschicht den Magen auskleidet, sollte richtiggestellt werden. „Ich muss so viele Arzneimittel einnehmen.", ist in der Regel kein angemessener Grund für eine PPI-Einnahme (Abbildung 2.1-2, d).

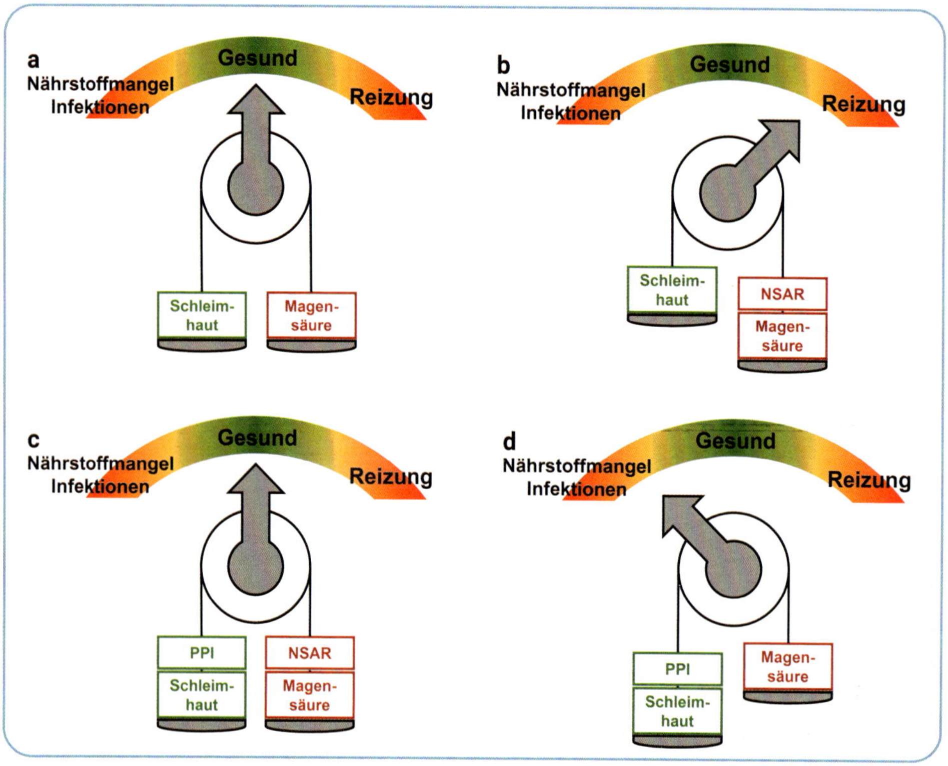

Abbildung 2.1-2, a-d: Gleichgewicht von schützender Schleimhaut und reizender Magensäure (NSAR: nichtsteroidale Antirheumatika; PPI: Protonenpumpenhemmer)

Falls eine Infektion mit *Helicobacter pylori* die Ursache der Beschwerden ist, müssen diese Bakterien therapeutisch beseitigt werden (Eradikationstherapie), denn eine Infektion heilt selten ohne Therapie ab (Tabelle 2.1-2). Die Infektion kann mit oder ohne Symptome wie Magenschmerzen, Völlegefühl, Übelkeit oder Sodbrennen verlaufen. Die Eradikation von *H. pylori* erfolgt mit einer Kombination aus Antibiotika (📖 **2.8.7**) und PPI, für die auch Kombinationspräparate zur Verfügung stehen. Erste Wahl in der Therapie ist die sogenannte „Quadrupel-Therapie". Andere Therapien sollten erst nach Testung von *H. pylori* auf Resistenzen begonnen werden. Der Therapieerfolg wird frühestens vier Wochen nach Ende der antibiotischen Therapie und frühestens zwei Wochen nach Ende der PPI-Therapie beurteilt.

Tabelle 2.1-2: Arzneistoffe der *H. pylori*-Eradikationstherapien

Erste Wahl	Zweite Wahl	
Quadrupel-Therapie	„Französische" Tripel-Therapie	„Italienische" Tripel-Therapie
Bismut **Tetracyclin** **Metronidazol**	Clarithromycin Amoxicillin	Clarithromycin Metronidazol
plus Omeprazol	plus PPI	plus PPI

2.1.5 Übelkeit und Erbrechen

Übelkeit (lateinisch „Nausea") und Erbrechen (griechisch „Emesis") sollen den Körper vor schädlichen Einflüssen wie Giften oder Infektionen schützen.

Übelkeit und Erbrechen sind unter anderem Symptome von

- Magenschleimhaut-Entzündungen
- Infektionen des Verdauungstrakts
- Störungen des Gleichgewichtssinns (Schwindel, Reisekrankheit)
- Zellschädigungen, zum Beispiel bei Zytostatika-Therapie oder nach Operationen
- Nebenwirkungen bestimmter Arzneistoffe
- Schwangerschaft

In der Regel wird eine Behandlung der Grunderkrankung angestrebt, sofern diese nicht wie einfache Magen-Darm-Infektionen selbstlimitierend ist. Übelkeit und Erbrechen werden ansonsten symptomatisch mit Antiemetika therapiert, meist durch Blockade der Rezeptoren für die übelkeitsvermittelnden Botenstoffe Histamin, Dopamin und Serotonin. Pflanzliche Arzneimittel beispielsweise aus der Bitteren Schleifenblume, Engelwurz, Gänsefingerkraut, Wermut, Kamille, Süßholz oder Ingwer sollen hingegen die Bildung von Verdauungssäften anregen und so die Magen-Darm-Funktion normalisieren. Tabelle 2.1-3 listet Botenstoffe auf, die Übelkeit vermitteln und ihre Antagonisten, die folglich antiemetisch wirken. Einige Arzneistoffe verstärken die Wirkung des übelkeitsvermittelnden Botenstoffs, sie sind in der rechten Spalte aufgeführt.

Viele Antiemetika finden ihren Einsatz im Rahmen einer Krebstherapie. Die antiemetische Therapie wird an der Wahrscheinlichkeit für das Auftreten von Übelkeit ausgerichtet und teilweise prophylaktisch begonnen. Neben Prokinetika, Setronen, Aprepitant und Netupitant wird hierfür auch das Glucocorticoid Dexamethason (📖 **2.6.3**) angewendet.

Meist zu Beginn einer Schwangerschaft können durch die Hormon-Umstellungen und andere Veränderungen des Körpers Übelkeit und Erbrechen ausgelöst werden. Als erste Maßnahme sollten diätetische Maßnahmen beachtet werden: das Essen kleiner Mahlzeiten, eine ausreichende Trinkmenge und das Vermeiden von Übelkeit erregenden Gerüchen oder fettreichen Mahlzeiten. Für die Therapie stehen H_1-Antihistaminika, das B_6-Vitamin Pyridoxin (teilweise auch in Kombinationen), Ingwer und in schweren Fällen Metoclopramid und Ondansetron zur Verfügung.

Tabelle 2.1-3: Übersicht über Arzneistoffe mit Übelkeit als Nebenwirkung und Antiemetika

Übelkeit vermittelnder Botenstoff	Arzneistoffe mit Übelkeit als Nebenwirkung	Antiemetika (als Antagonisten)
Acetylcholin	– Acetylcholinesterase-Hemmer Donepezil, Galantamin und Rivastigmin bei Demenz (📖 2.2.5) – Nicotin (📖 2.15.4)	Scopolamin
Dopamin	– Levodopa und Dopaminagonisten Pramipexol, Ropinirol und Rotigotin bei Morbus Parkinson (📖 2.2.8) – Opioide bei Schmerzen (📖 2.12.4) – Methylphenidat bei ADHS (📖 2.2.4)	→ Prokinetika wie Alizaprid, Domperidon und Metoclopramid Haloperidol
Histamin		→ H_1-Antihistaminika (1. Generation) wie Dimenhydrinat und Doxylamin
Serotonin	– Selektive Serotonin-Rückaufnahmehemmer wie Citalopram, Fluoxetin oder Sertralin bei Depression (📖 2.2.6) – Selektive Serotonin-Noradrenalin-Rückaufnahmehemmer wie Duloxetin und Venlafaxin bei Depression (📖 2.2.6)	Setrone wie Granisetron, Ondansetron und Palonosetron
Substanz P		Aprepitant Netupitant

2.1.6 Leberinsuffizienz

Die Leber (griechisch „hepar") ist das wichtigste Stoffwechselorgan des Körpers. In den Zellen der Leber (Hepatozyten) werden zahlreiche Proteine, Fettsäuren, Vitamine, Cholesterol und Galle gebildet sowie körpereigene und körperfremde Substanzen abgebaut. Werden die Hepatozyten geschädigt, kann es zu einer irreversiblen Vernarbung der Leber (Zirrhose) kommen. Ursachen für Leberschäden sind beispielsweise ein Alkohol-Missbrauch, eine chronische Virus-Hepatitis oder Vergiftungen, zum Beispiel durch Paracetamol-Überdosierungen oder den Verzehr von Knollenblätterpilzen. Das geschädigte Gewebe der Leber kann den vielfältigen Aufgaben dann nicht mehr nachkommen. Da die Entgiftungsleistung der Leber fehlt, lagern sich Stoffwechselprodukte im Körper ab. Ein typisches Kennzeichen ist die Gelbfärbung der Haut und der Augen (Ikterus) durch Ablagerung von Bilirubin, einem Stoffwechselprodukt des roten Blutfarbstoffs Hämoglobin. Auch Ammoniak und Schwefelverbindungen können nicht mehr entgiftet werden und führen zu Bewusstseinsstörungen und einem charakteristischen Mundgeruch. Da die Leber weniger Proteine bildet, sind die Blutgerinnung und der Stoff-Transport im Körper eingeschränkt. Das Fehlen des häufigsten Proteins im Blut, dem Transport-Protein Albumin, führt zu Wassereinlagerungen im Bauchraum (Aszites).

Spezielle Arzneimittel für die Therapie der Leberinsuffizienz gibt es nicht. Einige Arzneistoffe wie der Zucker Lactulose oder Antibiotika können bei Bewusstseinseinschränkungen eingesetzt werden, um Milchsäure-bildende Bakterien im Darm zu vermehren beziehungsweise Ammoniak-bildende Bakterien abzutöten. Da die Verstoffwechselung von Arzneimittel beeinflusst sein kann, werden bei Leberinsuffizienz häufig die Dosierungen angepasst. Ersatzverfahren wie eine Dialyse bei Niereninsuffizienz sind weniger effektiv und können nur überbrückend eingesetzt werden. Die Lebertransplantation stellt die einzige Heilungsmöglichkeit dar. Da die Leber hervorragende Regenerationsfähigkeiten besitzt und zu ihrer ursprünglichen Größe nachwächst, kann eine Spenderleber in zwei Teilstücken für zwei Leber-Erkrankte transplantiert werden. Aus dem gleichen Grund ist auch eine Lebendspende möglich.

2.1.7 Gallensteine

Die Gallenblase ist das Speicherorgan, das die in der Leber gebildete Gallenflüssigkeit aufnimmt, speichert und bei Bedarf zum Speisebrei im Dünndarm hinzugibt. Die Gallenflüssigkeit besteht im Besonderen aus Bilirubin, dem Abbauprodukt des Blutfarbstoffs Hämoglobin, auch Cholesterol und aus Gallensäuren, die aus Cholesterol gebildet werden. Die Gallensäuren können als Emulgatoren die Fette aus der Nahrung für die weitere Verdauung fein verteilen. Darüber hinaus enthält die Gallenflüssigkeit auch wasserunlösliche Stoffwechselprodukte, die der Körper mit dem Kot ausscheiden möchte.

Bei Steinen in der Gallenblase („Cholezystolithiasis", griechisch „chole" für „Galle", „cystis" für „Blase" und „lithos" für „Stein") sind die normalerweise gelösten Bestandteile der Gallenflüssigkeit auskristallisiert. Die Steinbildung wird durch Gewichtsabnahme oder Hormontherapie mit Estrogenen begünstigt. Körperliche Aktivität und eine angepasste Ernährung für ein stabiles Körpergewicht können einer Steinbildung vorbeugen. In vielen Fällen existieren Gallenblasensteine, ohne dass diese bemerkt werden. Stören die Steine jedoch beim Zusammenziehen der Gallenblase, wenn diese die gespeicherte Flüssigkeit abgeben soll, oder blockieren die Steine den Abfluss in den Darm, kommt es zu kolikartigen Schmerzen. Auch Übelkeit und Erbrechen sind möglich. Kommt es zur Stauung der Gallenflüssigkeit, ist die Verdauung eingeschränkt und die betroffenen Organe können sich entzünden. Diese Gefahr besteht neben Leber und Gallenblase auch für die Bauchspeicheldrüse, da der Drüsengang der Bauchspeicheldrüse eine gemeinsame Mündung mit dem Gallengang im Dünndarm besitzt, der durch Gallensteine verstopft werden kann. Gegen die Schmerzen und Koliken werden beispielsweise nichtsteroidale Analgetika (📖 **2.12.3.2**) und Butylscopolamin (📖 **2.1.9**) eingesetzt. Kleine Gallensteine, die vermutlich aus Cholesterol bestehen, können mit Ursodesoxycholsäure, einer hydrophilen Gallensäure, aufgelöst werden. Alternativ wird die Gallenblase entfernt, insbesondere auch in den Fällen, in denen wiederholte Beschwerden auftreten oder Risiken für Entzündungen oder Karzinome angenommen werden.

2.1.8 Pankreasinsuffizienz

Die Bauchspeicheldrüse (das Pankreas) ist eine Drüse, die wichtige Enzyme für die Nahrungsverwertung produziert und in den Dünndarm abgibt. Diese spalten dort Kohlenhydrate (durch Amylasen), Proteine (durch Proteasen) und Fette (durch Lipasen). Durch angeborene Erkrankungen wie Mukoviszidose, Entzündungen oder Erkrankungen, die eine Entfernung des Pankreas notwendig machen, fehlen diese Enzyme (Pankreasinsuffizienz) und die Verdauung ist gestört. Wichtige Inhaltstoffe der Nahrung können nicht mehr aufgenommen werden, fettlösliche Vitamine gehen gelöst in den unverdauten Fetten über den Kot verloren. Die Betroffenen verlieren ungewollt an Gewicht, zeigen trotz ausreichender Nahrungsaufnahme Anzeichen einer Unterernährung und leiden unter Durchfall und „Fettstühlen“ durch die unverdauten Speisefette. Die Therapie besteht im Ersatz der fehlenden Enzyme durch Gabe von Pankreatin, gepulvertem Pankreas-Gewebe vom Schwein, beziehungsweise Alternativen aus Pflanzen zu den Mahlzeiten und durch Ergänzung der Nahrung, zum Beispiel um fettlösliche Vitamine.

Erklärungsbedürftig!

Einige Religionen und Ernährungsweisen lehnen den Verzehr von Schweinefleisch beziehungsweise tierischer Produkte ab. Auch wenn üblicherweise aus gesundheitlichen Gründen Ausnahmen möglich sind, kann die Suche nach pflanzlichen Alternativen die Adhärenz fördern.

2.1.9 Blähungen

Als Blähungen (griechisch „Meteorismus“) werden störende Ansammlungen von Gasen im Verdauungstrakt, vor allem im Dickdarm, bezeichnet. Verlassen diese Gase vermehrt den Körper durch den Anus, wird dies als „Flatulenz“ bezeichnet. Die Muskulatur des Darms kann sich bei Gas-Ansammlungen schmerzhaft verkrampfen (Spasmen). Treten die Schmerzen wellenförmig auf, spricht man von „Koliken“. Die Ursachen sind meist das Schlucken von Luft, die Ernährungsweise oder Erkrankungen des Darms. Nahrungsmittel mit hohem Ballaststoffanteil, Hülsenfrüchte oder Zuckeraustauschstoffe wie Sorbit oder Xylit können in größeren Mengen blähend wirken. Werden die Nahrungsbestandteile nicht im Dünndarm aufgenommen, verdauen Bakterien die Nahrungsbestandteile unter Bildung von Gasen im Dickdarm. Der Grund für die Intoleranz gegenüber Lactose ist eine nicht ausreichende Bildung des Enzym Lactase. Bei Fructose und Zuckeraustauschstoffen liegt der Intoleranz eine gestörte Aufnahme im Dünndarm zugrunde. Erkrankungen wie Zöliakie (eine Autoimmunerkrankung mit Glutenunverträglichkeit) oder Reizdarm-Syndrome können ebenfalls mit Blähungen einhergehen. Einige Arzneistoffe wie etwa Metformin (**2.4.2.2**) können Blähungen als Nebenwirkungen hervorrufen.

Neben einer Umstellung der Ernährung stehen in der Therapie blähungstreibende Arzneimittel (lateinisch „Karminativa“) mit ätherischen Ölen aus beispielsweise Anis, Fenchel oder

Kümmel zur Verfügung sowie der „Entschäumer" Simeticon. Letzteres bewirkt rein physikalisch eine bessere Verteilung und Aufnahme der Gase im Darm. Gegen die Verkrampfungen kann Butylscopolamin eingesetzt werden. Es wirkt als Antagonist am Rezeptor für Acetylcholin an den Muskelzellen im Darm. Die Darmmuskulatur erhält so keine aktivierenden Signale mehr aus dem Nervensystem und entspannt sich (spasmolytische Wirkung). Nach peroraler und rektaler Anwendung wird Butylscopolamin kaum aus dem Darm aufgenommen. Trotzdem sind anticholinerge Nebenwirkungen (**3.4.1**) beschrieben. Die zur Verfügung stehenden Arzneimittel wirken nur symptomatisch bei Krämpfen und haben keinen Einfluss auf die Ursache der Gasbildung im Darm.

Erklärungsbedürftig!

In Tabletten und Kapseln kann Lactose als Füllstoff enthalten sein. Bei starker Intoleranz können bereits wenige Gramm Lactose zu Beschwerden führen, meist lösen jedoch erst größere Mengen Symptome aus. Die Lactose-Menge in Arzneimitteln liegt meist deutlich darunter. Daher ist es unwahrscheinlich, dass Arzneimittel Lactose-bedingte Beschwerden verursachen. Um individuell die Adhärenz zu stärken, kann es trotzdem sinnvoll sein, auf lactosefreie Produkte umzusteigen, sofern diese zur Verfügung stehen.

2.1.10 Diarrhö

Durchfall (griechisch „Diarrhoe") kann verschiedene Ursachen haben, einschließlich Ernährungsproblemen und Magen-Darm-Infektionen. Durch eine verstärkte Darmtätigkeit (Motilität) sowie den Einstrom von Wasser in den Darm sollen Krankheitserreger wie Noro-Viren oder Giftstoffe den Körper schnellstmöglich verlassen. Das Ergebnis ist ein häufiger Stuhlgang mit ungeformtem, weichem bis wässrigem Kot.

Bei anhaltenden Symptomen insbesondere im Wechsel mit Verstopfung, bei Fieber sowie bei blutigen oder schleimigen Stühlen oder bei begleitenden Kolik-ähnlichen Schmerzen sollte eine ärztliche Abklärung erfolgen. Gleiches gilt für Durchfälle nach einem Auslandsaufenthalt sowie bei einer aktuellen oder nach einer kürzlich zurückliegenden Therapie mit Antibiotika (**2.8.7**). Eine Therapie mit Antibiotika begünstigt eine bakterielle Fehlbesiedlung des Darms und erlaubt Erregern wie *Clostridioides difficile* eine Vermehrung im Darm. Diese bakteriellen Infektionen müssen ihrerseits mit Antibiotika behandelt werden. Als Nebenwirkung von Arzneimitteln können Durchfälle etwa unter Therapie mit Antibiotika (**2.8.7**), Acetylcholinesterase-Hemmern (**2.2.5**), Magnesium (**2.2.10**), Metformin (**2.4.2.2**) oder Zytostatika (**2.17.1**) auftreten.

Bei Durchfällen kann der Körper viel Flüssigkeit und zugleich Elektrolyte verlieren. Um Mangelzuständen vorzubeugen, ist der Ersatz des Elektrolyt- und Flüssigkeitsverlusts die wichtigste Maßnahme. Dieser soll mit der Rehydratationslösung der Weltgesundheitsorganisation (WHO) oder ähnlich zusammengesetzten Handelspräparaten erfolgen. Besonders Säuglinge und ältere Personen sind bei einer Dehydratation gefährdet.

Aufgepasst!

Die WHO-Rehydratationslösung enthält Glucose sowie Salze als wässrige Lösung in einer leicht für den Körper aufzunehmenden Konzentration. Für die Zubereitung werden vorportionierte Pulver in einer definierten Menge Wasser gelöst. **Limonade und Salzstangen sind für diesen Zweck nicht geeignet.**

Für die Behandlung unkomplizierter Durchfälle stehen die → **Antidiarrhoika** Loperamid und Racecadotril zur Verfügung. Während Loperamid als ausschließlich im Darm wirksames Opioid (**2.12.4**) die krankhaft gesteigerte Darmtätigkeit verlangsamt, vermindert Racecadotril den gesteigerten Einstrom von Wasser in den Darm. Weiterhin werden Kohle, Gerbstoffe oder gerbstoffhaltige Arzneidrogen sowie Ballaststoffe traditionell gegen Durchfälle eingesetzt, aber nicht von der Leitlinie empfohlen. Der Einsatz von Probiotika wie Lactobazillen oder *Saccharomyces boulardii* wird zur Therapie in Leitlinien nicht grundsätzlich empfohlen, kann aber zur Prophylaxe einer Antibiotika-assoziierten Diarrhö (AAD) erwogen werden.

2.1.11 Obstipation

Als Verstopfung (lateinisch „Obstipation“) werden ausbleibende, erschwerte oder unvollständige Stuhlgänge mit klumpigem oder hartem Stuhl bezeichnet.

Als Ursachen kommen in Betracht:

- eine veränderte Ernährung (bei Diäten, auf Reisen)
- ein akuter Darmverschluss (griechisch „Ileus“)
- Nebenwirkung von Arzneimitteln, zum Beispiel
  - Opioide (**2.12.4**)
  - anticholinerg wirksamen Arzneistoffe
  - aluminium- oder calciumhaltige Antacida
  - Diuretika
- Grunderkrankungen, zum Beispiel
  - Schilddrüsenunterfunktion
  - Nervenfunktionsstörungen bei Demenz, Morbus Parkinson, Multipler Sklerose oder nach Schlaganfall
  - Mukoviszidose
  - Tumoren
  - Verletzungen im Bereich des Rückenmarks

Erklärungsbedürftig!

Als Faustregel gilt: Drei Stuhlgänge pro Woche bis drei Stuhlgänge pro Tag mit geformten Stühlen gelten als normal. Oft wird in der Apotheke aber bereits nach Laxantien verlangt, wenn kein täglicher Stuhlgang einsetzt. Fehlen belastende Symptome, kann der Einsatz von Laxantien erst einmal unterbleiben.

Werden diese Ursachen für eine Verstopfung angenommen oder liegen zusätzlich noch weitere starke oder anhaltende Symptome vor, sollte ärztlicher Rat gesucht werden. Zu diesen Symptomen zählen Schmerzen, Krämpfe, Übelkeit und Erbrechen sowie Blut oder Schleim im Stuhl oder dessen Schwarzfärbung („Teerstuhl"). Eine Schwarzfärbung des Stuhls tritt auf, wenn Blut in oberen Abschnitten des Verdauungstrakts in den Darm austritt und verdaut wird. Helle Blutspuren deuten hingegen auf Blutungen in den unteren Abschnitten hin, zum Beispiel bedingt durch blutende Hämorrhoiden. Insbesondere bei Kindern führen Schmerzen beim Stuhlgang zum Einhalten des Kots und damit zu einer sich selbst verstärkenden Obstipation. Darüber hinaus sind ältere und bettlägerige Personen vermehrt von Verstopfung betroffen.

Aufgepasst!

Eine über das normale Maß gesteigerte Trinkmenge oder vermehrte körperliche Aktivität führt nicht zu einer Besserung der akuten Verstopfung. Der Rat „Viel zu trinken und sich mehr zu bewegen!" ist daher nicht zielführend. Zur Vorbeugung einer Verstopfung sollte jedoch auf eine ausreichende Versorgung mit Ballaststoffen (mindestens 30 g pro Tag, am besten über Gemüse) und Flüssigkeit (in der Regel 1,5 bis 2 Liter) sowie eine ausreichende körperliche Aktivität geachtet werden. Der Stuhldrang sollte auch nicht unterdrückt werden.

Für die Therapie der Verstopfung stehen → **Laxantien** mit unterschiedlichen Wirkmechanismen zur Verfügung. Als Mittel der ersten Wahl gelten Macrogole, Bisacodyl und Natriumpicosulfat. Macrogole halten als osmotisch wirksame Substanzen Wasser im Nahrungsbrei zurück und regulieren so Stuhlfrequenz und -konsistenz. Dabei sind sie wirksamer und verträglicher als Zucker wie Lactulose, die als Sirup ebenfalls zur Obstipationstherapie eingesetzt werden. Bisacodyl und Natriumpicosulfat stimulieren die Darmtätigkeit und erhöhen ebenfalls die Wassermenge im Darm. Pflanzliche Anthrachinone, zum Beispiel aus Sennes, haben ähnliche Wirkungen und können als zweite Wahl erwogen werden. Salze wie Natriumsulfat („Glaubersalz") und Magnesiumsulfat („Bittersalz") sind zwar wirksam, aber schmecken schlecht und können bei langfristiger Einnahme Elektrolytstörungen verursachen. Sie sollten ebenso wie Paraffinöl nicht eingesetzt werden. Falls eine Therapie nicht ausreichend wirkt, sollte die Arzneistoffklasse gewechselt werden oder eine Kombination mehrerer Ansätze versucht werden. Für die rektale Anwendung (lateinisch „rectum" für Mastdarm, einen Teil des Enddarms) bei Entleerungsstörungen stehen Zäpfchen mit Bisacodyl oder Glycerol und Kohlenstoffdioxid-freisetzende Zäpfchen sowie Klistiere zur Verfügung. Ihre Wirkung tritt abhängig vom Arzneistoff bereits nach 5 bis 90 Minuten ein. Nach peroraler Einnahme von Laxantien dauert es meist 6 bis 12 Stunden bis zum Wirkeintritt, weshalb sich eine abendliche Einnahme mit Wirkung am nächsten Morgen empfiehlt. Nach einem Laxans-Gebrauch kann der Stuhlgang wegen der vollständigen Entleerung für kurze Zeit ausbleiben. Pro- und Präbiotika können in der Therapie versucht werden. Bei Verstopfung in der Schwangerschaft stehen grundsätzlich die gleichen Therapieoptionen zur Verfügung.

Aufgepasst!

Die Anwendung von Laxantien muss bei anhaltender Symptomatik nicht begrenzt, aber ärztlich begleitet werden. Der bestimmungsgemäße Einsatz zum Beispiel während einer Opioidtherapie oder Nervenerkrankung führt zu keiner Abhängigkeit. Ein unbegründeter Hinweis auf Gewöhnung oder Abhängigkeiten verunsichert dann die Betroffenen und schadet der Adhärenz. Nur bei Überdosierung bis hin zu Durchfällen und Missbrauch besteht die Gefahr von Elektrolytstörungen und einer sich verstärkende Darmträgheit.

Opioide können zu einer Verstopfung führen, da die Stimulation der Opioid-Rezeptoren im Darm die Darmtätigkeit und den Wassereinstrom hemmt. Daher sollten alle Personen unter Opioid-Therapie nach Symptomen einer Verstopfung befragt werden. Bereits zu Beginn einer Opioid-Therapie sollten Laxantien empfohlen werden. Einige Opioide stehen auch in Kombination mit dem peripher wirksamen Opioidrezeptor-Antagonisten Naloxon zur Verfügung. Dieser hemmt die Opioid-Wirkung nur im Darm, ohne die schmerzhemmende Wirkung zu vermindern.

2.1.12 Chronisch entzündliche Darmerkrankungen

Unter dem Begriff der chronisch entzündlichen Darmerkrankungen (CED) werden die Erkrankungen Morbus Crohn und Colitis ulcerosa zusammengefasst, die sich beide durch Entzündungen der Schleimhaut im Verdauungstrakt äußern. Die typischen Symptome sind Bauchschmerzen, Krämpfe und schleimige, teilweise blutige Durchfälle. Während sich die Colitis ulcerosa kontinuierlich vom Rektum aus im Dickdarm ausbreitet, zeigen sich beim Morbus Crohn sehr individuell Entzündungen verteilt in allen Abschnitten des Verdauungstrakts (von Mund bis zum Enddarm). Neben den Symptomen im Darm können sich auch Entzündungen an Haut, Augen und Gelenken sowie Abszesse, Fisteln und Fissuren im Bereich des Anus zeigen. Die Unterscheidung der beiden Erkrankungen kann schwierig bis unmöglich sein. Das Ziel der Therapie ist weitgehende Beschwerdefreiheit (Remission) und das Herauszögern von Schüben. Beim Versagen der Arzneimitteltherapie können betroffene Teile des Darms operativ entfernt werden.

Aufgepasst!

Das Auftreten von Durchfällen sowie anderen Anzeichen von Krankheitsschüben bei bekannter CED-Diagnose sollte immer ärztlich abgeklärt werden und stellt eine Grenze der Selbstmedikation dar. Zum einen muss an eine gehäuft auftretende Infektion mit *Clostridioides difficile* gedacht werden, zum anderen führt der Einsatz von Motilitätshemmern wie Loperamid unter Umständen zu einem „toxischen Megakolon", einer seltenen, aber lebensbedrohlichen Komplikation durch eine schnell voranschreitende Erweiterung des Dickdarms mit dem Risiko des Darmwanddurchbruchs.

Die Arzneimitteltherapie umfasst die Anwendung von Mesalazin (📖 2.12.3.1) sowie lokal und systemisch wirkenden Glucocorticoiden (📖 2.6.3). Treten die Entzündungen im letzten Abschnitt des Dickdarms auf, können die Arzneistoffe auch als Zäpfchen, Schäume oder Klistiere eingesetzt werden. Bei schweren Formen kommt eine immunsuppressive Therapie (📖 2.7.5) mit Azathioprin, Methotrexat, Calcineurin-Inhibitoren, JAK-Inhibitoren oder Antikörpern (📖 2.7.6) zum Einsatz. Bei Colitis ulcerosa ist zum Erhalt der Beschwerdefreiheit auch das probiotische Bakterium „*Escherichia coli* Stamm Nissle 1917" wirksam. Wegen der verschlechterten Darmfunktion und gegebenenfalls aufgetretenen Blutungen sollte an einen Mangel an Eisen, Vitamin B_{12} oder Folsäure oder eine Blutarmut (lateinisch „Anämie") gedacht werden. Abhängig von der Dauer der Therapie mit Glucocorticoiden kann auch eine Knochendichte-Messung und Kontrolle der Vitamin D-Spiegel notwendig sein. Aufgrund eines höheren Krebs-Risikos durch die Dickdarmentzündungen sind regelmäßige Vorsorgeuntersuchungen anzuraten.

2.1.13 Reizmagen und Reizdarm

Ein Reizmagen oder „funktionelle Dyspepsie" (griechisch, übersetzt etwa „schlechte Verdauung") liegt vor, wenn charakteristische Verdauungsstörungen ohne organische Ursache über einen Zeitraum von mehr als drei Monaten anhaltend oder wiederkehrend bestehen. Die Verdauungsstörungen werden unterschieden in Schmerzen oder Brennen im Oberbauch ohne Bezug zu Mahlzeiten oder in Völlegefühl, Übelkeit und vorzeitiges Sättigungsgefühl nach den Mahlzeiten. Nach Ausschluss einer *Helicobacter pylori*-Infektion werden im ersten Fall Säureblocker wie Protonenpumpenhemmer (📖 2.1.3) und im zweiten Fall die Magen-Darm-Passage beschleunigende Prokinetika (📖 2.1.5) eingesetzt. Da Mischformen möglich sind, können auch beide Substanzklassen kombiniert werden. Pflanzliche Arzneimittel gegen Übelkeit und Erbrechen sowie Pfefferminz- und Kümmelöl besitzen ebenfalls einen wichtigen Stellenwert in der Therapie, da sie wenig Nebenwirkungen haben.

Ein Reizdarm-Syndrom (englisch „Irritable Bowel Syndrome") liegt vor, wenn Symptome wie Bauchschmerzen, Blähungen oder Stuhlgang-Veränderungen anhaltend oder wiederkehrend länger als drei Monate bestehen, die Lebensqualität relevant beeinträchtigen und keine anderen Krankheiten für die Symptome verantwortlich gemacht werden können. Insofern stellt die Reizdarm-Diagnose eine Ausschluss-Diagnose dar. Das Reizdarm-Syndrom tritt gehäuft mit psychischen Störungen und körperlichen Symptomen ohne feststellbare körperliche Ursache auf, jedoch nicht gehäuft mit anderen schweren Erkrankungen des Verdauungstrakts.

Die Arzneimitteltherapie des Reizdarm-Syndroms erfolgt symptomorientiert, zum Beispiel mit Antidiarrhoika oder Laxantien. Dabei wird nach Typen mit überwiegend Verstopfungs-, Durchfall- oder gemischter Symptomatik unterschieden. Bei Durchfällen kommen lösliche Ballaststoffe, Loperamid (**2.1.10**) und Colestyramin (**2.4.4**) zum Einsatz, bei Verstopfung lösliche Ballaststoffe sowie Laxantien wie Macrogol (**2.1.11**). Bei Schmerzen und Krämpfen können Spasmolytika wie Butylscopolamin (**2.1.9**) oder Pfefferminzöl eingesetzt werden. Als Probiotika kommen ausgewählte Arten von *Bifidobacterium* und *Lactobacillus* sowie *Escherichia coli* und *Saccharomyces cerevisiae* infrage. Allgemeine Empfehlungen zur Ernährung können nicht gegeben werden, allerdings werden Sport und körperliche Aktivität empfohlen. Darüber hinaus sollten individuell bekannte Auslöser wie Stress, Schlafmangel oder bestimmte Nahrungsmittel vermieden und gleichzeitig vorliegende Erkrankungen wie Depressionen bestmöglich therapiert werden. Antidepressiva wie Amitriptylin (**2.2.6**) kommen als „Schmerzmodulatoren“ in Betracht, auch ohne das Vorliegen einer Depression. Begleitende Maßnahmen zur Vermeidung von Stress, Krankheitsbewältigung oder Selbsthilfe-Gruppen können die Symptome positiv beeinflussen.

2.1.14 Hämorrhoidalleiden

Hämorrhoiden sind mit Blut gefüllte Gefäß-Polster, die jeder Mensch besitzt und die den Enddarm (Rektum) abdichten. Bei Vergrößerungen können jedoch Beschwerden auftreten, die im alltäglichen Sprachgebrauch als „Hämorrhoiden“ bezeichnet werden. Die Ursachen dafür sind unklar, es werden Veränderungen am Schließmuskel oder ein erhöhter Druck im Anus diskutiert. Die häufigsten Symptome vergrößerter Hämorrhoiden sind Blutungen, Nässen, Brennen und Juckreiz. Bei fortschreitender Vergrößerung können die Hämorrhoiden auch als Schwellungen bemerkt werden oder beim Stuhlgang aus dem Darm hervorfallen (Prolaps). Hämorrhoiden selbst können anatomisch bedingt keine Schmerzen verursachen, weshalb Schmerzen auf Thrombosen oder Risse in der Schleimhaut (Fissuren) im Bereich des Anus hindeuten können.

Beim ersten Auftreten von Symptomen, die auf Hämorrhoiden hindeuten, sollten diese ärztlich abgeklärt werden.

Allgemeine Maßnahmen gegen die Symptome eines Hämorrhoidalleidens umfassen die ballaststoffreiche Ernährung, gegebenenfalls ergänzt um zusätzliche Ballaststoffe wie Flohsamen(schalen). Des Weiteren sollen ein Pressen beim Stuhlgang sowie ein langes Sitzen auf der Toilette vermieden werden. Gegen Juckreiz und Brennen sowie Blutungen und Nässen werden bei leichten Formen Cremes und Zäpfchen eingesetzt, die Lokalanästhetika (**2.12.5**) wie Lidocain, Glucocorticoide (**2.6.3**) oder Gerbstoffe aus Virginischer Zaubernuss (*Hamamelis virginiana*) enthalten und die teilweise auch für die Selbstmedikation zur Verfügung stehen. In der Schwangerschaft ist der Einsatz von Lidocain lokal möglich. Neben der Basistherapie können Hämorrhoiden auch verödet oder mittels Gummibändern abgeschnürt werden, in schwereren Fällen werden sie operativ entfernt.

Zur Schmerzbehandlung nach der Operation werden Glyceroltrinitrat (📖 **2.5.8**) oder Diltiazem (📖 **2.5.4**) lokal angewendet.

2.2 Nervensystem

2.2.1 Aufbau und Funktion des Nervensystems

Das Nervensystem verarbeitet Informationen aus der Umwelt und dem eigenen Körper und leitet diese Informationen weiter. Die Nervenzellen können nach Anatomie und Funktion eingeteilt werden (Tabelle 2.2-1).

Tabelle 2.2-1: Einteilung des Nervensystems

Nach Anatomie	**Zentrales Nervensystem**	**Peripheres Nervensystem**
	Das zentrale Nervensystem (ZNS) besteht aus dem Gehirn und dem Rückenmark. Diese Organe befinden sich geschützt im Schädel und in der Wirbelsäule. Einen zusätzlichen Schutz bieten besonders dichte Blutgefäße, die einen ungewollten Übertritt von Krankheitserregern und Giftstoffen aus dem Blut ins zentrale Nervensystem verhindern. Diese „Blut-Hirn-Schranke" ist eine wichtige Barriere, die auch Arzneistoffe überwinden müssen, wenn sie zentralnervös wirken sollen.	Das periphere Nervensystem besteht aus den Nerven, die als Hirnnerven und Spinalnerven aus dem Gehirn und dem Rückenmark austreten, sowie den Nerven des Magen-Darm-Trakts. Es wird nicht durch Knochen und eine Blut-Hirn-Schranke geschützt und ist daher leichter zugänglich für Einflüsse von außen. Das periphere Nervensystem wird nur durch seine Lage im Körper abgegrenzt, arbeitet aber eng mit dem zentralen Nervensystem zusammen.
Nach Funktion	**Somatisches Nervensystem**	**Vegetatives Nervensystem**
	Das somatische Nervensystem nimmt Sinneseindrücke auf und steuert die willentlichen Bewegungen unseres Körpers. Dabei kann es in Nervenzellen, die Informationen von den Sinnesorganen zum Gehirn leiten, und Nervenzellen, die Befehle aus dem ZNS an die Muskeln leiten, eingeteilt werden.	Das vegetative Nervensystem steuert die unbewussten, aber lebenswichtigen Prozesse unseres Körpers wie die Atmung, den Blutdruck oder die Verdauung. Es umfasst die Gegenspieler Sympathikus und Parasympathikus sowie das Nervensystem des Magen-Darm-Trakts.

Eine Nervenzelle (griechisch „Neuron") besteht aus einem Körper (griechisch „Soma") und einem Fortsatz (griechisch „Axon"). Das Soma nimmt die Signale anderer Nervenzellen an kleinen Fortsätzen (griechisch „Dendriten") auf und leitet sie – sofern das Signal ausreichend stark ist – über das Axon an andere Nervenzellen weiter. Einige Nervenzellen besitzen Axone von über einem Meter Länge. Die Kommunikation zwischen Nervenzellen wird chemisch über Botenstoffe (Neurotransmitter) an den Kontaktstellen der Nervenzellen (griechisch „Synapsen") sichergestellt. Die Signalweiterleitung innerhalb einer Nervenzelle er-

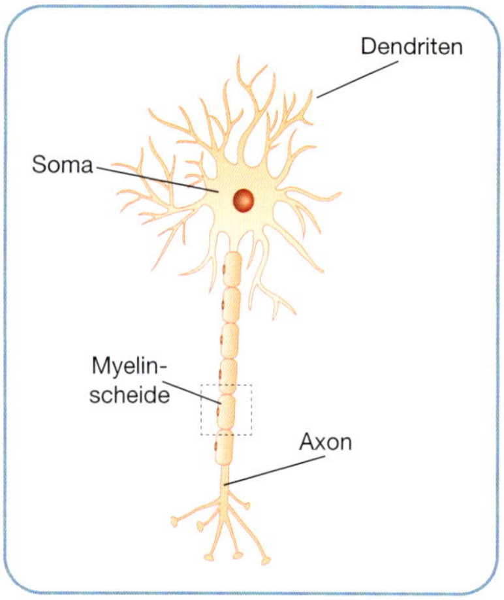

Abbildung 2.2-1: Aufbau einer Nervenzelle

folgt elektrisch. Um eine schnelle Signalweiterleitung entlang des Axons zu ermöglichen, sind viele Axone durch eine Myelinscheide elektrisch isoliert (Abbildung 2.2-1).

Eine Synapse ist die Kontaktstelle zwischen zwei Nervenzellen. Die elektrische Signalweiterleitung innerhalb der ersten Nervenzelle bewirkt am Ende ihres Axons die Ausschüttung von Botenstoffen, sogenannter Neurotransmitter. Diese kleinen Moleküle überwinden die Lücke zwischen beiden Zellen (den synaptischen Spalt) und binden an Rezeptoren an den Dendriten der zweiten Nervenzelle. Dort können sie entweder einen verstärkenden oder hemmenden Einfluss auf die Bildung eines neuen Signals ausüben. Ist das Signal ausreichend stark, wird es von der zweiten Nervenzelle ihrerseits an nächste Zellen weitergeleitet. Damit die Synapse nicht dauerhaft aktiv und für eine erneute Signalübertragung bereit ist, werden die Neurotransmitter entweder schnell im synaptischen Spalt durch Enzyme abgebaut oder über Transportproteine wieder in das Axon der ersten Nervenzelle aufgenommen (Rückaufnahme oder englisch „Reuptake“) (Abbildung 2.2-2).

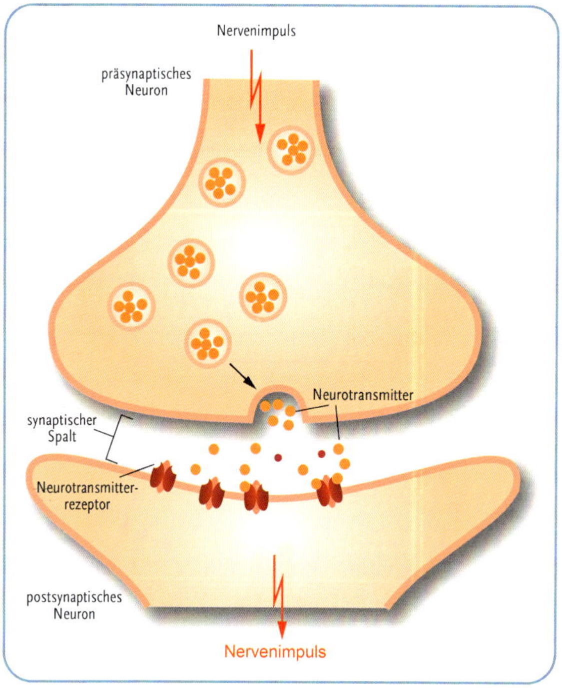

Abbildung 2.2-2: Signalübertragung zwischen zwei Nervenzellen (Synapse)

2.2.2 Sympathikus und Parasympathikus

Der Sympathikus und der Parasympathikus sind Teile des vegetativen Nervensystems. Sie steuern viele unbewusste Prozesse im Körper und verhalten sich dabei wie Gegenspieler (Tabelle 2.2-2). Die Einflüsse des Sympathikus führen zu einer Leistungssteigerung, die den Körper für „fight and flight" (englisch für „Kampf und Flucht") bereit machen soll. Prozesse, wie die Verdauung oder der Harndrang werden durch die Aktivierung des Sympathikus hingegen zurückgefahren, für Kampf und Flucht wären sie sicherlich hinderlich. Im Gegensatz dazu fördern die Einflüsse des Parasympathikus „rest and digest", also die Erholung und Verdauung. Bei Aktivierung des Parasympathikus werden unter anderem der Herzschlag verlangsamt und die Atemwege verengt. Sowohl Sympathikus als auch Parasympathikus nutzen spezifische Neurotransmitter als Botenstoffe zwischen den Nervenzellen. Während der Parasympathikus seine Einflüsse ausschließlich über Acetylcholin vermittelt, nutzt der Sympathikus überwiegend Noradrenalin. Eine Ausnahme bilden die Schweißdrüsen. Hier nutzt der Sympathikus ebenfalls Acetylcholin. Die Rezeptoren des Parasympathikus für Acetylcholin werden „Muscarin-Rezeptoren" genannt, die Rezeptoren des Sympathikus für Noradrenalin werden als α- und β-Rezeptoren bezeichnet.

Tabelle 2.2-2: Beispiele für Einflüsse von Sympathikus und Parasympathikus

Organ	Sympathikus (fight and flight)	Parasympathikus (rest and digest)
Pupille	Erweiterung (Mydriasis)	Verengung (Miosis)
Speicheldrüsen	Verminderte Bildung	Vermehrte Bildung
Bronchien	Erweiterung	Verengung
Herzschlag	Beschleunigung	Verlangsamung
Magen	Verminderte Sekretion	Vermehrte Sekretion
Darm	Verminderte Motilität	Vermehrte Motilität
Pankreas	Weniger Insulinausschüttung	Mehr Insulinausschüttung
Harnblase	Stärkere Schließmuskelaktivität	Verminderte Schließmuskelaktivität

Arzneistoffe, die im vegetativen Nervensystem die Wirkung der Neurotransmitter Noradrenalin oder Acetylcholin nachahmen, werden „Sympathomimetika" beziehungsweise „Parasympathomimetika" (griechisch „mimesis" für „Nachahmung") genannt. Heben Arzneistoffe die Wirkungen von Sympathikus und Parasympathikus auf, so werden diese als „Sympatholytika" beziehungsweise „Parasympatholytika" (griechisch „lysis" für „Auflösung") bezeichnet.

2.2.3 Angststörungen

Die wesentlichen Symptome der Angststörungen sind plötzlich auftretendes Herzklopfen, Schmerzen in der Brust und das Gefühl zu ersticken, Schwindel, Zittern und Entfremdungsgefühle. Die Angststörungen werden jedoch danach unterschieden, in welchen Situationen sie auftreten. Während Phobien (griechisch „Furcht") eine unangemessen starke Angstreaktion auf eine Situation ohne wirkliche Bedrohung darstellen, können bei anderen Angststörungen oft keine Auslöser festgemacht werden. Ein gleichzeitiges Vorliegen einer Phobie und einer Depression ist häufig.

Eine der häufigsten Phobien ist die Agoraphobie („Platzangst"). Betroffene vermeiden öffentliche Plätze oder Geschäfte, größere Menschenmengen und öffentliche Verkehrsmittel. Die Angst wird durch das Gefühl verstärkt, bei einer Angstattacke nicht aus diesen Situationen fliehen zu können oder dabei Aufsehen zu erregen. Bei starken Ausprägungen kann das Haus nicht mehr verlassen werden.

Aufgepasst!

Umgangssprachlich wird die Angst vor engen Räumen als „Platzangst" bezeichnet. Fachlich korrekt ist das Gegenteil. Die Klaustrophobie, auch „Raumangst" genannt, tritt etwa in Aufzügen, Tunneln oder Menschenansammlungen auf und zählt zu den spezifischen Phobien.

Bei sozialen Phobien werden Situationen vermieden, in denen man von anderen prüfend betrachtet werden kann oder im Mittelpunkt steht. Meist spielen geringes Selbstwertgefühl und Angst vor Kritik oder vor ungeschicktem Verhalten eine Rolle. Die Phobie zeigt sich in Symptomen wie Erröten, Übelkeit, Zittern oder Harndrang und ist bis zu einer Panikattacke steigerbar. Spezifische Phobien beziehen sich auf gut definierbare Situationen und Objekte. Dazu zählen etwa die Angst vor Tieren, Höhen, dem Fliegen, Blut oder Verletzungen. Auch durch sie sind Panikattacken möglich.

Eine Panikstörung, die zu anderen Angststörungen zählt, ist durch anfallsartige Panikattacken gekennzeichnet. Im Gegensatz zu den Phobien zeigen sich die Attacken jedoch nicht in spezifischen Situationen oder durch bekannte Auslöser. Sie treten plötzlich auf und steigern sich in ihrer Intensität über einige Minuten. Bei einer generalisierten Angststörung treten alle Angstsymptome auf, allerdings nicht gleichzeitig, sondern in wechselnden Kombinationen. Die Betroffenen befinden sich in einem Dauerzustand der Angst und können meist nicht mehr angeben, wovor Angst besteht.

Als Ursache der Erkrankung wird ein Ungleichgewicht von Neurotransmittern im Gehirn angenommen, das in ähnlicher Weise auch als Ursache von Depressionen vermutet wird. Daher werden in der Therapie der Angststörungen vor allem Arzneistoffe aus der Gruppe der Antidepressiva (**2.2.6**) angewendet – allen voran die selektiven Serotonin-Rückaufnahme-Inhibitoren (SSRI). Eine weitere Gruppe der angstlösenden Arzneimittel (Anxiolytika) sind die → **Benzodiazepine**, die jedoch aufgrund ihrer Sucht-erzeugenden Wirkung seltener eingesetzt werden. Sie verstärken die Wirkung des Neurotransmitters γ-Aminobuttersäure (GABA). Im Gegensatz zu den Antidepressiva, deren Wirkung erst zwei bis vier Wochen nach Therapiebeginn eintritt, wirken Benzodiazepine sofort. Sie kommen zum Einsatz, wenn andere Arzneistoffe nicht eingesetzt werden können. Neben der anxiolytischen Wirkung besitzen sie beruhigende (sedierende), muskelentspannende (relaxierende), schlaffördernde (hypnotische) und krampflösende (antikonvulsive) Eigenschaften. Daher werden sie auch als Schlaf- und Beruhigungsmittel, zum Beispiel vor Operationen, oder bei epileptischen Anfällen eingesetzt.

2.2.4 Aufmerksamkeitsdefizit-/Hyperaktivitätsstörung

Die Aufmerksamkeitsdefizitstörung mit und ohne Hyperaktivität (ADHS oder ADS) ist eine der häufigsten psychischen Erkrankungen in der Jugend. Die wichtigsten Symptome sind verminderte Aufmerksamkeit, Impulsivität und Hyperaktivität. Vorschulkinder fallen etwa durch eine ausgeprägte Bewegungsunruhe auf, in der Schule durch fehlende Konzentration und die Unfähigkeit, ruhig zu sitzen. Mit zunehmendem Alter zeigen sich eher innere Unruhe und Unkonzentriertheit, die bis ins Erwachsenenalter anhalten kann.

Die Therapie der ADHS orientiert sich am Schweregrad der sozialen, schulischen oder beruflichen Einschränkung im Alltag. Sie kann dabei mehrere Maßnahmen umfassen. Dazu gehören die Aufklärung der Betroffenen beziehungsweise ihrer Eltern, die Psychotherapie und die Therapie mit Arzneimitteln. Diese erfolgt mit den Stimulanzien Methylphenidat, (Dex-) Amfetamin und Lisdexamfetamin oder alternativ den Nicht-Stimulanzien Atomoxetin und Guanfacin. Es wird angenommen, dass durch die Stimulanzien ein Dopamin-Mangel in bestimmten Hirnregionen der Betroffenen ausgeglichen wird. Die Dosisfindung erfolgt unter langsamer Steigerung der Dosis und engmaschiger Prüfung auf Nebenwirkungen. Zu den häufigsten Nebenwirkungen der Stimulanzien und von Atomoxetin gehören ein beschleunigter Puls und ein erhöhter Blutdruck, ein verminderter Appetit und ein verzögertes Wachstum. Unter Guanfacin muss hingegen auf einen verlangsamten Puls und einen niedrigen Blutdruck, Ohnmachtsanfällen und Gewichtszunahme geachtet werden, zu Beginn auch auf Schläfrigkeit und Sedierung. Die Notwendigkeit einer medikamentösen Therapie sollte einmal jährlich durch ein ärztlich abgesprochenes Pausieren der Arzneimitteltherapie („drug holidays") überprüft werden.

Erklärungsbedürftig!

Wie der Name „Stimulans" bereits andeutet, werden Kinder mit ADHS durch die Arzneimittel nicht ruhiggestellt. Tatsächlich wird die Hirnaktivität angeregt, was auf den ersten Blick kontraproduktiv erscheint. Allerdings können sich die Betroffenen nach Einnahme besser konzentrieren und sind weniger auffällig. Die anregende Wirkung ist auch der Grund, warum die Arzneimittel normalerweise nicht vor dem Schlafengehen gegeben werden. So sollen Einschlafstörungen verhindert werden.

2.2.5 Demenz

Dementielle Erkrankungen sind durch den meist fortschreitenden Abbau und Verlust von kognitiven Funktionen, des Gedächtnisses und von Alltagsfähigkeiten gekennzeichnet. Im Verlauf kommt es vor allem zu Beeinträchtigungen der zeitlichen und örtlichen Orientierung, der Kommunikationsfähigkeit und Veränderungen der Persönlichkeit. Das Bewusstsein und die Sinneswahrnehmung sind im Allgemeinen nicht betroffen. Der ursächliche Verlust von Nervenzellen kann entweder bekannte Ursachen haben, etwa Durchblutungsstörungen bei einem Schlaganfall (vaskuläre Demenz), oder wie im Falle der Alzheimer-Krankheit (benannt nach Alois Alzheimer) ohne bekannte Auslöser auftreten.

Für die Therapie der Alzheimer-Demenz stehen bei leichten bis moderaten Formen → **Acetylcholin-Esterase-Inhibitoren** sowie Extrakte aus *Ginkgo biloba* und bei moderaten bis schweren Formen der NMDA-Rezeptorantagonist Memantin zur Verfügung. Die Arzneistoffe verbessern die kognitive Leistungsfähigkeit und die Alltagsfähigkeiten, haben jedoch keinen Einfluss auf das Fortschreiten der Erkrankung. Acetylcholin-Esterase-Inhibitoren hemmen das Acetylcholin-abbauende Enzym im synaptischen Spalt und verstärken so die benötigte Acetylcholin-Wirkung an dessen Rezeptor. Für Ginkgo-Extrakte ist der genaue Wirkmechanismus nichts bekannt. Allerdings könnten sie die Wirkung von Antikoagulanzien (2.3.6) verstärken und das Blutungsrisiko erhöhen. Memantin hemmt die schädlichen Einflüsse von Glutamat über dessen Rezeptor, den sogenannten NMDA-Rezeptor.

Aufgepasst!

Memantin muss anfangs aufdosiert werden. Zu diesem Zweck sind Startpackungen mit steigenden Dosierungen im Handel. Bei einer wiederholten Verordnung sollte deshalb darauf geachtet werden, dass nun ausschließlich die Zieldosis verordnet wurde und nicht erneut eine Startpackung.

2.2.6 Depression

Die Depression ist eine psychische Erkrankung, die mit den charakteristischen Symptomen einer deutlich gedrückten Stimmung, Interesselosigkeit und Antriebsminderung über einen längeren Zeitraum einhergeht (Tabelle 2.2-3). In der Folge können teilweise selbst normale Aufgaben des Alltags nicht mehr bewältigt werden. Auch körperliche Symptome wie diffuse Kopfschmerzen, Rückenschmerzen oder Muskelverspannungen können Ausdruck einer Depression sein. Abhängig von Anzahl und Dauer der Haupt- und Zusatzsymptome werden Depressionen in leicht, mittelgradig und schwer eingeteilt.

Die Auslöser einer Depression sind unbekannt. Risikofaktoren reichen von genetischen Einflüssen über das Alter, Geschlecht und die finanzielle Situation bis hin zu Suchterkrankungen und Verletzungen (Traumata). Depressionen treten meist episodisch auf, das heißt, sie klingen in der Regel auch ohne Therapie nach sechs bis acht Monaten wieder ab. Eine

Therapie kann die Episode allerdings auf circa vier Monate verkürzen. Schätzungen gehen davon aus, dass bis zu 20 Prozent der Bevölkerung mindestens einmal im Leben eine depressive Episode erleiden.

Tabelle 2.2-3: Symptome einer Depression

Hauptsymptome	Zusatzsymptome
• Gedrückte, depressive Stimmung • Interessenverlust, Freudlosigkeit • Antriebsmangel	• Verminderte Konzentration und Aufmerksamkeit • Erhöhte Ermüdbarkeit • Vermindertes Selbstwertgefühl und Selbstvertrauen • Schuldgefühle • Innere Unruhe oder Hemmungen • Hoffnungslosigkeit • Schlafstörungen • Appetitstörungen • Selbstmordgedanken- oder Handlungen

Die Arzneimitteltherapie der Depression beruht auf der Theorie, dass die Erkrankung vor allem durch einen Mangel der Neurotransmitter Serotonin und Noradrenalin ausgelöst wird. Die Arzneistoffe aus den folgenden Gruppen blockieren die Transportproteine, die Serotonin beziehungsweise Noradrenalin aus dem synaptischen Spalt wiederaufnehmen sollen:

- → **Selektive Serotonin-Rückaufnahme-Inhibitoren (SSRI),**
- → **Selektive Serotonin-/Noradrenalin-Rückaufnahme-Inhibitoren (SSNRI)**
- → **trizyklische Antidepressiva (TZA)**

Moclobemid, ein sogenannter MAO-A-Hemmer, verhindert den Abbau der Neurotransmitter durch das Enzym Monoaminooxidase A. Durch alle genannten Arzneistoffklassen wird die Konzentration der genannten Neurotransmitter im synaptischen Spalt erhöht und ihre Wirkung verstärkt. Weitere Substanzen wie die tetrazyklischen Antidepressiva Mirtazapin und Mianserin sowie Bupropion und Agomelatin finden ebenfalls Anwendung bei Depressionen. Sie erhöhen die Konzentration der Neurotransmitter indirekt beziehungsweise wirken auch auf Dopamin und Melatonin. Für andere Arzneistoffe wie Ketamin und Extrakte aus Johanniskraut sind die genauen Wirkmechanismen nicht bekannt. Antidepressiva werden nicht nur zur Behandlung von Depressionen eingesetzt. Einige finden beispielsweise auch Anwendung bei Angststörungen (📖 2.2.3), als Migräneprophylaxe (📖 2.12.6), bei neuropathischen, also die Nerven betreffenden Schmerzen (📖 2.12.2), als Schlafmittel (📖 2.2.12) oder bei Inkontinenz.

Aufgepasst!

Johanniskraut-Präparate sind teilweise ohne ärztliche Verschreibung in Apotheken erhältlich und werden als pflanzliche Arzneimittel oft als vermeintlich „harmlos“ angenommen. Trotzdem sollte der Verdacht einer Depression immer ärztlich abgeklärt werden. Sollen Arzneimittel mit Johanniskraut eingenommen werden, muss immer das hohe Wechselwirkungspotenzial berücksichtigt werden. Johanniskraut induziert die Cytochrom P450-Enzyme (📖 1.2), das heißt, der Körper bildet mehr von diesen Enzymen, über die Arzneistoffe abgebaut werden. Dadurch können deutliche Über- und Unterdosierungen entstehen, obwohl die angewendete Dosis der anderen Arzneimittel gar nicht verändert wurde. Das Besondere an der Wechselwirkung: Der Effekt auf die Enzyme beginnt Stunden bis Tage nach der Einnahme und dauert auch nach Absetzen des Johanniskrauts noch Tage bis Wochen an. Anwenderinnen und Anwendern von Johanniskraut-Präparaten sollte daher geraten werden, in der Arztpraxis und der Apotheke immer anzugeben, dass sie Johanniskraut einnehmen. Betroffen von dieser Wechselwirkung sind perorale Verhütungsmittel, Antikoagulanzien und viele weitere Arzneimittel. Bei Einnahme von Johanniskraut sollte daher immer ein Interaktionscheck in der Apothekensoftware erfolgen.

Alle Antidepressiva weisen eine „Latenzzeit“ auf. Es vergehen circa zwei Wochen, bis die Wirkung einsetzt. Die Beurteilung, ob die Wirkung eines Antidepressivums ausreichend ist, sollte daher erst nach drei bis vier Wochen erfolgen. Eine erfolgreiche Therapie wird in der Regel noch sechs bis zwölf Monate in der gleichen Dosis fortgeführt, um Rückfällen (Rezidiven) vorzubeugen. Danach kann die Arzneimitteltherapie ausschleichend beendet werden, sofern keine längere Rezidivprophylaxe erforderlich ist. In allen Phasen der Erkrankung sollte die medikamentöse Therapie mit einer Psychotherapie begleitet werden.

Erklärungsbedürftig!

Patientinnen und Patienten, die neu mit einem Antidepressivum behandelt werden, sollten darauf hingewiesen werden, dass einige Wochen bis zum Wirkeintritt vergehen können. Allerdings können in dieser Zeit bereits Nebenwirkungen der Therapie auftreten (siehe auch Kapitel 4). Gerade im Fall von vorübergehenden Nebenwirkungen sollten diese als Einsetzen der Wirkung erläutert werden. So wird die Adhärenz gestärkt.

2.2.7 Epilepsie

Epileptische Anfälle sind Ausdruck einer vorübergehenden, übermäßigen oder synchronisierten Hirnaktivität, die sich unterschiedlich äußern kann. Typisch für eine krankhafte

Hirnaktivität in beiden Hirnhälften (generalisierte Epilepsie) ist der „tonisch-klonische" Anfall. Betroffene werden bewusstlos und stürzen. Ihre Muskulatur spannt sich an (erhöhter Muskeltonus) und zeigt anschließend rhythmische Muskelkontraktionen (Klonus). Nach dem Erwachen sind die Betroffenen desorientiert und brauchen Erholung. Eine andere Form ist die Absence (französisch „Abwesenheit") in Form von nur wenige Sekunden andauernder Bewusstseinsausfälle. Nach den Anfällen bestehen keine Erinnerungen an den Anfall. Andere Anfallsformen treten nur in einer Hirnhälfte auf (fokale Epilepsie). Symptome können dann einseitige Muskelzuckungen, Schmatzen, das Bewegen des Kopfes oder der Augen zu einer Seite, an der Kleidung nesteln, sich Strecken oder auf der Stelle treten sein. Diese Arten von Anfällen können bewusst oder unbewusst erlebt werden. Zwischenformen sind möglich. Epileptische Anfälle können bis zu zwei Minuten dauern und enden dann meist von selbst. Hält der Anfall länger an, spricht man vom „Status epilepticus". Auch mehrere Anfälle in kurzer Zeit hintereinander sind möglich. Die Ursachen einer Epilepsie sind nicht in jedem Fall bekannt, allerdings können Verletzungen oder sonstige Hirnschäden (zum Beispiel in Folge eines Schlaganfalls), Infektionen oder angeborene Hirnfehler ursächlich für die gestörte Hirnfunktion sein.

Die wichtigste Option für die Behandlung einer Epilepsie stellt die Arzneimitteltherapie dar. Sie führt nicht zur Heilung der Epilepsie, sondern unterdrückt die Anfälle. Die Begriffe „Antiepileptikum" und „Antikonvulsivum" (lateinisch, übersetzt etwa „gegen Krämpfe") für die eingesetzten Arzneimittel sind aus diesem Grund ungenau, der Begriff des „Anfallssuppressivums" wird empfohlen. Die Arzneistoffe wirken meist an Ionenkanälen der Nervenzellen und modulieren so die Reizweiterleitung. Die Arzneistoff-Auswahl richtet sich nach der Art der Epilepsie. Die am häufigsten verordneten Arzneistoffe sind Lamotrigin, Lacosamid, Levetiracetam und Valproinsäure. Lamotrigin und Lacosamid sind nicht sedierend, allerdings muss aufgrund von Hautreaktionen die Aufdosierung von Lamotrigin langsam erfolgen. Als Nebenwirkung von Lacosamid werden häufig Doppelbilder wahrgenommen, unter Levetiracetam können psychiatrische Nebenwirkungen wie Aggression oder Depression auftreten. Valproinsäure kann vielfältige Nebenwirkungen hervorrufen. Dazu zählen beispielsweise Gewichtszunahme und Stoffwechselstörungen, Gerinnungsstörungen und Haarverlust. Des Weiteren darf Valproinsäure nicht in der Schwangerschaft angewendet werden, weil sie nachweislich Missbildungen fördernde (teratogene) Eigenschaften hat. Falls Monotherapien zur Anfallsunterdrückung nicht ausreichen, sind Kombinationstherapien möglich. Für die Therapie des Status epilepticus stehen die Benzodiazepine (📖 2.2.3) als Notfallmedikation zur Verfügung. Im ambulanten Bereich werden hierzu vor allem Midazolam buccal (in der Wangentasche) oder Diazepam rektal (im After) angewendet. Sind die anfallsauslösenden Hirnstrukturen bekannt, kommen in einigen Fällen hirnchirurgische Maßnahmen in Betracht.

2.2.8 Morbus Parkinson

Die Parkinson-Erkrankung (benannt nach James Parkinson), die auch „Schüttellähmung" genannt wird, nehmen viele häufig nur als ein unkontrolliertes Zittern von Gliedmaßen wahr. Das zentrale Symptom der Erkrankung ist allerdings eine Bewegungsarmut. Bewegungen können nur verlangsamt, erschwert oder verzögert ausgeführt werden. Dies zeigt sich auch in einem zunehmend kleinschrittigen Gang, leiser Sprache, Schluckproblemen und einer fehlenden Mimik im Gesicht. Des Weiteren kommen eine Muskelsteifigkeit, das gut erkennbare, meist einseitige Zittern in Ruhe (Tremor) und eine Haltungsinstabilität mit erhöhter Sturzgefahr hinzu. Die Erkrankung wird durch eine fortschreitende Zerstörung von Neuronen ausgelöst, die Dopamin speichern. Diese Neurone befinden sich in Bereichen des zentralen Nervensystems, die die Bewegung steuern. Die Dopamin-Armut zeigt sich jedoch nicht nur in muskulären Problemen, sondern auch im Bereich der Sinne (zum Beispiel Geruchsstörungen), des vegetativen Nervensystems (Blutdruck-, Blasen- und Darmstörungen), der Psyche (Depressionen und Schlafstörungen) sowie des Denkens bis zu einer Demenz.

Die Therapie besteht vor allem darin, die fehlende Dopamin-Wirkung zu ersetzen. Insbesondere zu Beginn der Therapie werden → **Dopamin-Agonisten** eingesetzt. Sie ahmen die Wirkung des Dopamins an seinem Rezeptor nach. Goldstandard ist jedoch die Dopamin-Vorstufe → **Levodopa**. Anders als Dopamin kann Levodopa die Blut-Hirn-Schranke überwinden und wird erst anschließend im zentralen Nervensystem in Dopamin umgewandelt. Damit diese Umwandlung durch das DOPA-Decarboxylase genannte Enzym nicht vorher eintritt, muss Levodopa immer mit einem der Decarboxylase-Hemmstoffe Benserazid oder Carbidopa kombiniert werden. Diese Hemmstoffe können die Blut-Hirn-Schranke nicht überwinden. Levodopa wird in unterschiedlichen Darreichungsformen angeboten, zum Beispiel als lösliche Tablette, als Kapsel oder als Retardtablette. Sogar ein Inhalationspulver und ein Gel für eine Medikamenten-Pumpe, die Levodopa direkt durch die Bauchdecke in den Dünndarm abgibt, wurden entwickelt. Alle Darreichungsformen werden jedoch zu unterschiedlichen Zwecken eingesetzt. Lösliche Tabletten werden etwa morgens nach dem Erwachen angewendet, um schnell beweglich zu werden. Retard-Präparate werden hingegen häufig abends eingenommen, um die Beweglichkeit nachts sicherzustellen.

Aufgepasst!

Da Erkrankte empfindlich auf Dosisschwankungen reagieren können, sollten nach Möglichkeit keine Arzneimittel gewechselt werden. Das gilt für die Hersteller der Arzneimittel und im Besonderen für Darreichungsformen, auch falls eine Substitutionspflicht aufgrund von Rabattverträgen besteht. Die gut eingestellte Parkinson-Therapie ist eine gute Begründung für pharmazeutische Bedenken, die einen Wechsel des Präparats ausschließen.

Um die Dopamin-Wirkung im Gehirn zu verstärken, werden auch → **COMT-Hemmer** oder → **MAO-B-Hemmer** einsetzt. Sie hemmen die Enzyme in den Nerven, die Dopamin abbauen. Die Nebenwirkungen aller Arzneistoffe lassen sich meist auch auf die Dopamin-Wirkung zurückführen, zum Beispiel Übelkeit (insbesondere zu Beginn) und psychotische Symptome wie Halluzinationen. Im Verlauf der Erkrankung kommen zunehmend Kombinationen der Arzneistoffe zum Einsatz, jedoch hat keine der genannten Therapie-Optionen einen Einfluss auf das weitere Fortschreiten. Da mit fortschreitender Erkrankung auch zunehmend Alltagsfunktionen betroffen sind, sollten die Erkrankten Zugang zu Ergotherapie, Logopädie und Physiotherapie erhalten. Nichtmedikamentöse Ansätze der Parkinson-Therapie umfassen zum Beispiel den „Hirn-Schrittmacher“. Dieser stimuliert elektrisch die Bereiche im Gehirn, die für die Bewegung zuständig sind.

Erklärungsbedürftig!

Das Fortschreiten der Erkrankung macht immer wieder Dosisanpassungen notwendig. Die Therapie wird dadurch zunehmend komplexer. Viele Anwendungszeitpunkte am Tag sind keine Seltenheit. Kommen dann noch weitere Arzneistoffe hinzu, wird es schnell unübersichtlich. Daher sollte sichergestellt sein, dass die Betroffenen einen aktuellen Medikationsplan besitzen.

2.2.9 Multiple Sklerose

Die Multiple Sklerose (MS) ist eine Autoimmunerkrankung, bei der das körpereigene Immunsystem die sogenannte Myelinscheide, die die Nervenzellen umgibt, angreift und zerstört. Die Folge ist eine verschlechterte Nervenfunktion, die das ganze Spektrum neurologischer Symptome auslösen kann. Dazu gehören etwa Sehstörungen, Muskelstörungen, Schmerzen, starke Erschöpfung sowie Störungen von Blase, Darm und des Gleichgewichts. Aus diesem Grund wird sie auch „Krankheit der 1000 Gesichter“ genannt. Die Erkrankung kann entweder in Schüben oder kontinuierlich fortschreitend verlaufen.

In einem akuten Schub werden Glucocorticoide (2.6.3) angewendet, vor allem Methylprednisolon als intravenöse Gabe, um das überaktive Immunsystem zu hemmen. Um weitere Schübe zu verhindern und das Fortschreiten der Erkrankung zu verlangsamen, werden Interferone, Glatirameracetat und Immunsuppressiva (2.7.5) eingesetzt. Interferone sind körpereigene Substanzen, die das Immunsystem modulieren. Da sie auch bei der Abwehr von Viren eine Rolle spielen, sind die häufigsten Nebenwirkung Grippe-ähnliche Symptome wie Muskelschmerzen, Fieber, Schwitzen und Kopfschmerzen. Gegen Multiple Sklerose werden sie intramuskulär oder subkutan injiziert. Bei einer abendlichen Gabe treten wahrscheinlich weniger Nebenwirkungen auf. Glatirameracetat ist ein Gemisch synthetischer Polypeptide aus den vier Aminosäuren Glutaminsäure, Alanin, Tyrosin und Lysin, das immunmodulierend wirkt, aber gelegentlich anaphylaktische Reaktionen auslösen kann. Dann sind notärztliche Maßnahmen erforderlich und die weitere Verwendung des Arzneimittels ist kontraindiziert. Zu den Immunsuppressiva zählen Dimethylfumarat, Diroximelfumarat, Teriflunomid, Cladribin, die Sphingosin-1-Phosphat (S1P)-Rezeptor-Modulatoren Fingolimod, Ozanimod, Ponesimod, Siponimod und die Antikörper (2.7.6) Alemtuzumab, Natalizumab, Ocrelizumab und Ofatumumab. Zur Verbesserung von Gangstörungen und eingeschränkter Mobilität kann Fampridin eingesetzt werden. Es blockiert Kalium-Kanäle an den Nervenzellen und verstärkt so die Signalweiterleitung ins Gehirn. Der Wirkmechanismus der Interferone, von Glatirameracetat, Dimethylfumarat und Diroximelfumarat bei der Multiplen Sklerose ist noch nicht abschließend geklärt.

2.2.10 Spastik

Spastiken (griechisch „Spasmos" für „Krampf") sind ungewollte, anhaltende Anspannungen der Skelettmuskulatur aufgrund einer Nervenschädigung im Gehirn oder im Rückenmark. Die Schädigung kann angeboren sein oder in Folge einer Verletzung oder Erkrankung auftreten. Typische Erkrankungen, die mit Spastizität einhergehen können, sind die Multiple Sklerose (**2.2.9**) oder ein Schlaganfall (**2.5.11**).

Gegen Spastiken werden Muskelrelaxantien eingesetzt. Zu diesen gehören Baclofen, Tolperison und Tizanidin sowie Pridinol und Methocarbamol. Während die drei erstgenannten nur bei Spastiken mit Ursprung im Nervensystem eingesetzt werden, können letztere auch bei anderen Muskelverspannungen, z. B. im Lendenwirbelbereich („Lumbago", „Lumbalgie" oder „Hexenschuss") verschrieben werden. Häufige Nebenwirkungen der Muskelrelaxantien sind Müdigkeit und Schwindel. Dies muss beim Bedienen von Maschinen und Fahrzeugen berücksichtigt werden. Zudem können diese Nebenwirkungen durch andere sedierende Arzneimittel wie Schlafmittel, Opioide oder sedierende Antidepressiva sowie Alkohol verstärkt werden.

Erklärungsbedürftig!

Magnesium wird für eine normale Muskelfunktion benötigt, der Tagesbedarf eines gesunden Erwachsenen liegt bei circa 300 mg. Insbesondere beim Einsatz von Diuretika oder beim Schwitzen wird vermehrt Magnesium ausgeschieden und der Bedarf kann steigen. Daher werden häufig Magnesiumsalze bei Krämpfen in der Selbstmedikation verlangt. Es existieren unterschiedliche Dosierungen. Wird zu viel Magnesium zugeführt, wird es vom Körper nicht mehr aufgenommen und ausgeschieden. Dies wird meist als weicher Stuhlgang oder Durchfall bemerkt. In diesen Fällen sollte die Dosierung gesenkt werden.

Ein häufiger Grund für die Anwendung von Spasmolytika ist eine „überaktive Blase". Bei dieser Erkrankung, bei der meist keine organischen Ursachen festgestellt werden können, ist der Blasenmuskel, der sogenannte „Detrusor", ungewollt angespannt. Normalerweise ist der Detrusor in der Füllungsphase entspannt und dehnt sich mit der Blasenfüllung. Durch Anspannung des Detrusors wird das Wasserlassen (Miktion) ermöglicht. Ungewollte Aktivität des Detrusors führt also zu einem Harndrang auch bei kleinen Urinmengen in der Blase. Die Folge sind häufiges Wasserlassen (Pollakisurie), teilweise mit ungewolltem Harnabgang (Inkontinenz). Bei einer überaktiven Blase kommen → **urologische Spasmolytika** zum Einsatz. Diese Substanzen sind Antagonisten am Rezeptor für Acetylcholin, wirken also als Parasympatholytika (**2.2.2**). Aufgrund ihres Wirkmechanismus müssen anticholinerge Nebenwirkungen (**3.4.1**) beachtet werden. Mirabegron ist ebenfalls ein urologisches Spasmolytikum, das jedoch über die Aktivierung von β_3-Rezeptoren den Detrusor entspannt. Hier sind keine anticholinergen Nebenwirkungen zu erwarten.

Exkurs

Ein besonderes Muskelrelaxans ist das Botulinum-Neurotoxin Typ A des Bakteriums *Clostridium botulinum*. Es wird in den betreffenden Muskel injiziert und hemmt irreversibel die Übertragung der Nervensignale auf die Muskelzellen. Es wird bei verschiedenen Arten von Spasmen eingesetzt und beispielsweise auch zur Prophylaxe der Migräne. Die Wirkung hält einige Monate an, bis die Signalübertragung aus den Nerven auf den Muskel wiederhergestellt ist. Neben der medizinischen Anwendung bei Muskelspasmen wird das Toxin auch aus kosmetischen Gründen gespritzt, um muskelbedingte Faltenbildung oder die Schweißproduktion zu unterdrücken.

2.2.11 Schizophrenie

Die Schizophrenie (griechisch, etwa „gespaltener Geist") ist eine psychische Erkrankung mit Störungen des Denkens, des Erlebens, des Verhaltens und der Wahrnehmung. Mit einer „gespaltenen Persönlichkeit" hat die Schizophrenie jedoch nichts zu tun. Die Symptome einer Schizophrenie können in „Positiv-Symptome" und „Negativ-Symptome" eingeteilt werden (Tabelle 2.2-4). Erstere treten häufig während akuter Phasen der Erkrankung auf, letztere können auch darüber hinaus anhalten. Als Ursache wird bei Positiv-Symptomen ein Dopamin-Überschuss in bestimmten Teilen des Gehirns angenommen, bei Negativ-Symptomen ein Dopamin-Mangel in anderen Hirnregionen.

Tabelle 2.2-4: Symptome einer Schizophrenie

Positiv-Symptome	Negativ-Symptome
Störungen	Störungen
– des Denkens (z. B. Wahnvorstellungen) – des Selbsterlebens (z. B. das Gefühl, Fremde kontrollieren eigene Gedanken) – der Wahrnehmung (z. B. Halluzinationen)	– des Antriebs (z. B. Motivationsverlust) – des Gemüts (z. B. abgestumpfte Gefühle)

Zur Therapie der Schizophrenie werden Antipsychotika (auch „Neuroleptika" genannt) eingesetzt, die klassisch in „typisch" und „atypisch" unterschieden werden. → **Typische Antipsychotika** sind Antagonisten am Dopamin-Rezeptor und reduzieren so die Effekte des im Überfluss vorhandenen Dopamins. Sie wirken damit gegen die Positiv-Symptome. Mit ihrer Wirkstärke (neuroleptische Potenz) wächst auch das Risiko von Nebenwirkungen, insbesondere von Parkinson-ähnlichen Motorik-Störungen (📖 2.2.8). → **Atypische Antipsychotika** wirken hingegen auch über andere Rezeptoren, vor allem für Serotonin. Dadurch sind sie in der Lage, auch Negativ-Symptome zu verbessern. Motorische Störungen sind hier seltener. Generell können Antipsychotika auch an weitere Rezeptoren binden, beispielsweise für Acetylcholin, Noradrenalin und Histamin. Hieraus entstehen auch relevante Nebenwirkungen wie Sedierung. Antipsychotika werden neben der Behandlung der Schizophrenie zum Teil auch bei Delir, Autismus, Tic-Störungen (zum Beispiel Tourette-Syndrom), Schlafstörungen und bipolaren Störungen eingesetzt.

2.2.12 Schlafstörungen

Schlafstörungen können in organische und nichtorganische Schlafstörungen eingeteilt werden. Bei organischen Schlafstörungen können Erkrankungen und Symptome wie chronische Schmerzen bei rheumatischen oder neurologischen Erkrankungen oder Juckreiz bei Hautkrankheiten als Auslöser benannt werden. Zu den nichtorganischen Schlafstörungen zählen Hypersomnien (lateinisch „über den Schlaf hinaus") mit ausgeprägter Tagesmüdigkeit und Störungen des Schlaf-Wach-Rhythmus. Außerdem werden auch Schlafwandeln, Nachtangst und Albträume hierunter gefasst. Die häufigste nichtorganische Schlafstörung ist jedoch die Insomnie (lateinisch „fehlender Schlaf"). Sie ist gekennzeichnet durch Ein- oder Durchschlafstörungen oder eine schlechte Schlafqualität, die über einen Zeitraum von einem Monat mindestens dreimal pro Woche auftreten. Die Betroffenen sind am Tag weniger leistungsfähig und ihre Lebensqualität ist eingeschränkt.

Die Therapie von Insomnien umfasst die kognitive Verhaltenstherapie und die Pharmakotherapie mit Schlafmitteln (Hypnotika). Im Rahmen der kognitiven Verhaltenstherapie erlernen die Betroffenen Methoden zur Entspannung und zur Schlafregulation, aber erhalten auch Wissen zur Schlafhygiene und Stimuluskontrolle. Die Schlafhygiene umfasst Maßnahmen, die ein schnelleres Einschlafen und eine gute Schlafqualität ermöglichen. Darunter fällt zum Beispiel der Verzicht auf schwere Mahlzeiten am Abend sowie Alkohol und Koffein, insbesondere ab dem Mittagessen. Des Weiteren können regelmäßige körperliche Betätigung und persönliche Einschlaf-Rituale den Schlaf fördern. Es ist zudem wichtig, geistige und körperliche Anstrengungen bereits vor dem Schlafen zu verringern. Auch das Schlafzimmer selbst trägt wesentlich zum Schlaf bei. Es sollte ruhig, verdunkelt und angenehm temperiert sein. Für die Stimuluskontrolle ist es notwendig, nur ins Bett zu gehen, wenn man schläfrig ist. Das Bett sollte nicht als Ort für Tätigkeiten wie Lesen oder Fernsehen genutzt werden. Ist der Schlaf nach 15 Minuten nicht eingetreten, sollte das Schlafzimmer wieder verlassen werden, bis man schläfrig ist. Dies kann auch mehrmals wiederholt werden. Wichtig ist es zudem, jeden Morgen zur gleichen Zeit aufzustehen und nicht tagsüber zu schlafen.

Aufgepasst!

Viele Betroffene entwickeln Strategien, um den fehlenden Schlaf auszugleichen. Zum Beispiel wird in Mittagspausen länger geschlafen. Dies vermindert jedoch den Druck, nachts zu schlafen und trägt in der Folge zur Schlafstörung bei.

Als Arzneimittel gegen Insomnien werden Benzodiazepine (📖 2.2.3), häufiger aber die Benzodiazepin-ähnlichen „→ **Z-Substanzen**" Zolpidem und Zopiclon eingesetzt. Sie besitzen eine kürzere Wirkdauer als die meisten Benzodiazepine und lösen daher seltener Tagesmüdigkeit aus. Auch sedierende Antidepressiva (📖 2.2.6) wie Amitriptylin, Doxepin oder Mirtazapin können bei Insomnien eingesetzt werden, insbesondere bei Personen mit Depressionen. Die Dosierungen sind jedoch meist niedriger als bei der Behandlung von Depressionen. Die niedrigpotenten typischen Antipsychotika (📖 2.2.11) Melperon und Pipamperon wirken sedierend und werden gerne bei älteren Personen als Schlafmittel verschrieben. Weitere Arzneistoffe, die auch rezeptfrei erhältlich sind, sind Antihistaminika der ersten Generation (📖 2.1.5) wie Doxylamin, Phytopharmaka aus Baldrian, Melisse, Hopfen oder Passionsblume und Nahrungsergänzungsmittel mit Melatonin. Im Rahmen der Selbstmedikation sollten Antihistaminika nicht länger als zwei Wochen angewendet werden. Die pflanzlichen Arzneimittel erzwingen den Schlaf nicht und machen nicht abhängig. Allerdings setzt ihre Wirkung erst nach einigen Tagen mit regelmäßiger Einnahme ein. Melatonin ist das Hormon, das den Schlaf-Wach-Rhythmus steuert. Die Einnahme soll das Einschlafen erleichtern, insbesondere bei Situationen wie Schichtarbeit oder Jetlag.

2.3 Blut

2.3.1 Blutzellen

Das Blut ist das zentrale Transportmedium, das den Stoffaustausch im gesamten Körper ermöglicht. Es versorgt alle Organe mit Sauerstoff und Nährstoffen, verschließt Wunden und transportiert Kohlenstoffdioxid und Stoffwechselprodukte zu den Ausscheidungsorganen sowie unser Immunsystem zu Infektionen und Entzündungen.

Die vier bis sechs Liter Blut, die im menschlichen Körper zirkulieren, können in zwei fast gleich große Anteile unterteilt werden: in die festen Blutzellen („Hämatokrit") und die übrige Blutflüssigkeit (Blutplasma). Die Blutzellen können noch weiter in die Sauerstoff-transportierenden roten Blutkörperchen (Erythrozyten, griechisch „erythros" für „rot" und „kytos" für „Zelle"), die weißen Blutkörperchen (Leukozyten) der Immunabwehr (📖 2.7.1) und die Blutplättchen (Thrombozyten) für die Blutstillung (📖 2.3.3) eingeteilt werden. Der Anteil der Erythrozyten ist bei Männern meist größer als bei Frauen (Tabelle 2.3-1).

Tabelle 2.3-1: Zusammensetzung der Blutzellen

Parameter	Referenzwerte
Erythrozyten	Frau: 3.800.000 – 5.200.000 Zellen pro µl Mann: 4.400.000 – 5.900.000 Zellen pro µl
Leukozyten	4.300 – 10.000 Zellen pro µl
Thrombozyten	150.000 – 400.000 Zellen pro µl

Die Bildung der Blutzellen findet im Knochenmark statt. Aus gemeinsamen Stammzellen entwickeln sich in unterschiedlichen Schritten die Zellkern-haltigen Erythrozyten und Leukozyten sowie die Zellkern-losen Thrombozyten. Die Bildung der Erythrozyten wird durch das Hormon Erythropoetin gesteuert, das in der Niere gebildet wird. Zusätzlich wird für die Bildung Eisen benötigt, um daraus Hämoglobin zu produzieren. Im Körper wird Eisen im Speicherprotein Ferritin gespeichert. Das Hämoglobin bindet den Sauerstoff für den Transport durch den Körper und verleiht den Erythrozyten ihre rote Farbe. Der Normwert für Hämoglobin im Blut liegt für Frauen bei 12–16 g/dl, für Männer bei 14–17 g/dl.

2.3.2 Blutplasma

Die komplette Blutflüssigkeit ohne Blutzellen wird als „Blutplasma" bezeichnet. Von „Blutserum" wird gesprochen, wenn keine Stoffe der Blutgerinnung (Gerinnungsfaktoren) mehr enthalten sind. Das Plasma besteht hauptsächlich aus Wasser, in dem Proteine, Elektrolyte und andere Stoffe gelöst sind. Das häufigste Protein im Blut ist das Transport-Protein Albumin, das in der Leber gebildet wird. Weitere Proteine sind unter anderem Gerinnungsfaktoren (📖 2.3.3) und Stoffe der Immunabwehr wie Antikörper (📖 2.7.6). Zu den Elektrolyten zählen vor allem Natrium- und Chlorid-Ionen, aber auch Kalium-, Calcium-, Hydrogencarbonat- und (Di-)Hydrogenphosphat-Ionen. Gemeinsam stellen sie den osmotischen Druck des Blutes sowie dessen pH-Wert (ca. 7,36–7,44) sicher. Die anderen Stoffe im Blutplasma sind Hormone, Nährstoffe wie Glucose und Fette sowie weitere Stoffwechselprodukte.

2.3.3 Blutstillung und Hämophilie

Als Hämostase (griechisch „haima" für „Blut" und „stasis" für „Stillstand") werden die Prozesse im Körper bezeichnet, die Blutungen nach Verletzung eines Blutgefäßes zum Stillstand bringen. Dabei werden zwei Phasen durchlaufen, die ineinander übergehen: die Blutstillung, auch Thrombozytenaggregation genannt, und die Blutgerinnung. Die Hämostase ist lebenswichtig, sie schützt den Organismus vor lebensbedrohlichem Blutverlust.

Kommen Thrombozyten mit Zellen in Kontakt, die nicht das Innere von Gefäßen auskleiden, werden sie aktiviert. Die Thrombozyten binden an die Zellen, vergrößern ihre Oberfläche und schütten Botenstoffe wie Adenosindiphosphat (ADP), Serotonin und Thromboxan A_2 aus. Diese Stoffe werden vorab gebildet, in den Thrombozyten gespeichert und können weitere Thrombozyten aktivieren. Die aktivierten Thrombozyten „verklumpen" miteinander (Thrombozytenaggregation) und erreichen auf diese Weise eine schnelle Abdeckung der Verletzung im Blutgefäß.

Aus verletztem Gewebe werden Proteine freigesetzt, die die Blutgerinnung (Koagulation) aktivieren. Sie stellt eine komplexe Abfolge von Prozessen dar, bei der verschiedene Proteine (Gerinnungsfaktoren) gespalten und damit aktiviert werden. Am Ende steht die Aktivierung von Faktor X (römische Zahl 10) zu Xa. Dieses aktivierte Enzym spaltet Prothrombin zu Thrombin, welches Fibrinogen zu Fibrin spaltet. Die Fibrin-Moleküle bilden ein Netz, in das sich Erythrozyten oder Thrombozyten einlagern können (Thrombus), und das die Verletzung nachhaltig verschließt.

Können wegen eines Gen-Defekts bestimmte Gerinnungsfaktoren nicht gebildet werden, spricht man von der Erbkrankheit „Hämophilie“ (griechisch, übersetzt etwa „Blutungsneigung“). Das Blut der Betroffenen gerinnt deutlich langsamer und es kommt zu spontanen Blutungen, zum Beispiel als schmerzhafte Einblutungen in die Gelenke. Im Rahmen der Therapie werden die fehlenden Faktoren ersetzt.

Nach Abheilung der Verletzung muss der Thrombus aufgelöst werden, um einen normalen Blutfluss durch das erneuerte Gefäß sicherzustellen. Es beginnt der Prozess der „Fibrinolyse“ (griechisch „lysis“ für „Auflösung“). Durch das Enzym Plasmin werden die Fibrin-Moleküle gespalten, sodass der Thrombus zerfällt. Therapeutisch wird dieser Vorgang nach einem Schlaganfall (**2.5.11**) oder Herzinfarkt (**2.5.8**) genutzt. Durch die Gabe von Plasmin-bildenden Enzymen kann ein gefäßverschließender Thrombus aufgelöst werden (Thrombolyse). Soll die Fibrinolyse jedoch gehemmt werden, weil ansonsten eine erhöhte Blutungsgefahr besteht, werden „Antifibrinolytika“ wie Aprotinin und Tranexamsäure eingesetzt. Sie hemmen das Enzym Plasmin beziehungsweise seine Aktivierung und verzögern so den Abbau von Thromben.

2.3.4 Thrombozytenaggregationshemmer

Einige Erkrankungen gehen mit einem erhöhten Risiko für einen Gefäßverschluss durch Thromben in den arteriellen Gefäßen einher. Zu diesen zählen beispielsweise das Koronarsyndrom (**2.5.8**) oder der Zustand nach einem Schlaganfall (**2.5.11**). Um einem Gefäßverschluss vorzubeugen, werden Thrombozytenaggregationshemmer eingesetzt, die das „Verklumpen“ der Thrombozyten in den Blutgefäßen verhindern. Die wichtigsten Thrombozytenaggregationshemmer sind Acetylsalicylsäure und die → **$P2Y_{12}$-Antagonisten**. Arzneistoffe aus der Gruppe der Antidepressiva (**2.2.6**), die die Rückaufnahme von Serotonin hemmen, können ebenfalls die Fähigkeit der Thrombozyten zur Aggregation einschränken.

Acetylsalicylsäure ist ein nichtsteroidales Antirheumatikum (**2.12.2**), das die Cyclooxygenase 1 (COX-1) irreversibel hemmt. Dieses Enzym produziert in den Thrombozyten den Botenstoff Thromboxan A_2, ohne den eine Thrombozytenaggregation nicht möglich ist. Da die Thrombozyten im Gegensatz zu anderen Zellen keinen Zellkern und damit keine Gene mehr besitzen, um die Cyclooxygenase nachzubilden, bleiben sie den Rest ihrer Lebenszeit (circa 7–10 Tage) funktionsunfähig. Aus diesem Grund sind geringere Dosen für die Thrombozytenaggregationshemmung notwendig („ASS 100 mg“) als für eine entzündungshemmende Wirkung. Die häufigsten Nebenwirkungen sind Reizungen des Magen-Darm-Trakts sowie Mikroblutungen.

Aufgepasst!

Sowohl die niedrigdosierte Acetylsalicylsäure zur Thrombozytenaggregationshemmung als auch höherdosierte Präparate gegen Schmerzen sind rezeptfrei erhältlich und werden regelmäßig in Apotheken nachgefragt. Deshalb muss immer erfragt werden, zu welchem Zweck sie eingenommen werden soll. So können versehentliche Überdosierungen vermieden werden.

Die $P2Y_{12}$-Antagonisten, auch „Thienopyridine" nach ihrer chemischen Struktur, blockieren die Rezeptoren der Thrombozyten für den Botenstoff Adenosindiphosphat (ADP). Fehlt das ADP-Signal, werden die Thrombozyten nicht aktiviert. Sie werden häufig nach einer Stent-Implantation gemeinsam mit Acetylsalicylsäure oder als Alternative zu Acetylsalicylsäure eingesetzt.

Aufgepasst!

Thrombozytenaggregationshemmer schränken die Fähigkeit der Thrombozyten zu aggregieren ein. Sie haben keinen Einfluss auf die Viskosität des Blutes, auch wenn sie häufig als „Blutverdünner" bezeichnet werden. Das Blut ist nicht „zu dick", sondern die Thrombozyten neigen dazu, unerwünscht Gefäße zu verschließen.

2.3.5 Thrombose und Embolie

Thrombosen sind Blutgerinnsel (griechisch „thrombos"), die den Blutfluss behindern. Sie treten meist in den Venen auf, insbesondere in den Beinen (tiefe Venenthrombose, TVT). Das Blut staut sich hinter der thrombotischen Gefäßverengung. Die typischen Symptome sind daher Schwellung und Spannungsgefühl, Erwärmung und Rötung sowie Druckempfindlichkeit und Schmerzen, gegebenenfalls auch Krämpfe. Auslöser für eine Thrombose ist häufig eine Unregelmäßigkeit im Blutfluss. Zum Beispiel durch Bettlägerigkeit bei Krankheit oder nach Operationen sowie bei langem Sitzen mit angewinkelten Knien kann sich das Blut in den Beinen stauen. Auch angeborene Blutgerinnungsstörungen oder die Einnahme von Hormonen wie „der Pille" (📖 2.6.5) können das Risiko für Thrombosen erhöhen.

Löst sich der Thrombus von der Venenwand ab und wandert durch die Blutgefäße, spricht man von einem „Embolus". Dieser Embolus wandert zunächst durch die immer größer werdenden Venen zum Herzen und kann dann beispielsweise in die wieder kleiner werdenden Lungenarterien gelangen. Verstopft der Embolus dort ein Gefäß, wird dies als „Lungenembolie" bezeichnet. Die Betroffenen verspüren eine plötzliche Atemnot und Schmerzen in der Brust. Das Herz beginnt schnell zu schlagen (Tachykardie) und der Blutdruck sinkt. Eine Lungenembolie kann tödlich verlaufen.

Eine weitere Form der Embolie kann durch ein Vorhofflimmern (📖 2.5.10) entstehen. Durch das Flimmern fließt das Blut im linken Vorhof unregelmäßig und kann gerinnen. Löst sich das Gerinnsel ab und verstopft die Hirnarterien, kommt es zum Schlaganfall (📖 2.5.11).

2.3.6 Antikoagulanzien

Um Thrombosen und Embolien (📖 2.3.5) vorzubeugen und zu behandeln, werden Hemmstoffe der Blutgerinnung eingesetzt, sogenannte „Antikoagulanzien" (lateinisch „coagulatio" für „Gerinnung"). Sie werden häufig bei Vorhofflimmern (📖 2.5.10), Immobilität nach Operationen und vor langen Reisen verordnet.

Aufgepasst!

Antikoagulanzien schränken die Bildung von Fibrin ein. Sie haben keinen Einfluss auf die Viskosität des Blutes, auch wenn sie häufig als „Blutverdünner“ bezeichnet werden. Das Blut ist nicht „zu dick“, sondern es bilden sich zu schnell Blutgerinnsel, die Gefäße verschließen.

Antikoagulanzien können nach ihrem Wirkmechanismus unterschieden werden in:

- → **Vitamin K-Antagonisten (VKA)**
- → **Direkte orale Antikoagulanzien (DOAK)**
- → **Heparine**

Vitamin K-Antagonisten (VKA) hemmen die Bildung mehrerer Gerinnungsfaktoren, für deren Bildung Vitamin K benötigt wird. Durch den erwünschten Mangel an Gerinnungsfaktoren tritt eine verlangsamte Blutgerinnung ein, die vor allem nach Einsatz künstlicher Herzklappen prophylaktisch genutzt wird. Da keine Wirkung auf bereits gebildete Gerinnungsfaktoren besteht, haben die Vitamin K-Antagonisten einen verzögerten Wirkeintritt. Gegebenenfalls entstehende Lücken in der Therapie müssen mit der Injektion von Heparin überbrückt werden (englisch „bridging“). Auch nach Absetzen der Vitamin K-Antagonisten besteht ihre Wirkung noch einige Zeit weiter, bis ausreichend Gerinnungsfaktoren nachgebildet wurden. Die Therapie wird mittels Bestimmung der „International Normalized Ratio“, kurz INR, überwacht. Zielwerte für die INR werden individuell festgesetzt, liegen aber oft im Bereich von zwei bis drei. Dies bedeutet, dass die Blutgerinnung doppelt bis dreimal so lange braucht wie bei unbehandeltem Blut.

Erklärungsbedürftig!

Durch eine gesteigerte Zufuhr von Vitamin K, auch über die Nahrung, kann die Wirkung der Vitamin K-Antagonisten herabgesetzt werden. Personen unter Antikoagulation mit Vitamin K-Antagonisten sollen jedoch keine Vitamin K-reichen Gemüse wie Kohl oder Spinat meiden, sondern sie gleichmäßig in ihrem Speiseplan berücksichtigen. Da die Dosis individuell festgesetzt wird, werden die Ernährungsgewohnheiten entsprechend berücksichtigt.

Die direkten oralen Antikoagulanzien (DOAK) hemmen nicht die Bildung der Gerinnungsfaktoren, sondern direkt die Enzyme Thrombin beziehungsweise Faktor Xa, die für die Fibrin-Bildung notwendig sind. Sie wirken unmittelbar nach ihrer Aufnahme ins Blut und die Wirkung endet mit ihrer Ausscheidung. Dadurch sind sie besser steuerbar als die Vitamin K-Antagonisten und ein Bridging mit Heparin ist in der Regel nicht nötig. Es werden auch keine routinemäßigen Laborkontrollen durchgeführt, die INR ist nicht aussagekräftig.

Heparine sind körpereigene Polysaccharide, die die Wirkung von Thrombin und Faktor Xa indirekt hemmen. Da sie aus dem Darm nicht aufgenommen werden, müssen sie injiziert werden. Die Dosis wird individuell festgesetzt und ist in der Behandlung von Thrombosen meist höher als bei der prophylaktischen Gabe. Wegen der gut steuerbaren und schnell einsetzenden Wirkung werden Heparine für das „Bridging", also das Überbrücken von Therapie-Lücken bei Vitamin K-Antagonisten, eingesetzt.

2.3.7 Anämie

Eine Anämie (griechisch, übersetzt etwa „kein Blut") oder „Blutarmut" beschreibt einen Mangel an roten Blutkörperchen oder an Hämoglobin in den roten Blutkörperchen. Die Ursachen können in einer gestörten Blutbildung oder einem Blutverlust, zum Beispiel durch Verletzungen oder der Menstruation liegen. Einer gestörten Blutbildung kann ein Nährstoffmangel oder ein verringerter Erythropoetin-Spiegel wegen einer Nierenschwäche (**2.5.13**) vorausgehen. Insbesondere Eisen, Vitamin B_{12} (Cobalamin) und Folsäure werden für die Produktion neuer Erythrozyten benötigt. Die Symptome einer Anämie lassen sich auf den verschlechterten Sauerstofftransport im Körper zurückführen. Die Betroffenen sind weniger leistungsfähig und schnell müde. Ihre Haut erscheint blass.

Die Therapie einer Anämie besteht in erster Linie durch die Zufuhr der notwendigen Nährstoffe – entweder peroral (lateinisch „durch den Mund", das heißt über den Verdauungstrakt) oder parenteral (griechisch, übersetzt „den Darm umgehend", das heißt etwa durch Injektionen). Ist dies nicht ausreichend, beispielsweise bei einer Niereninsuffizienz, wird Erythropoetin gespritzt. In akuten Fällen wie starkem Blutverlust durch schwere Verletzungen wird der Blutmangel durch gespendetes Blut ersetzt.

Erklärungsbedürftig!

Eisen- und Vitamin B_{12}-Präparate sollten nüchtern eingenommen werden. Insbesondere Eisen wird vom Körper nur sehr schlecht aufgenommen. Pflanzliche Lebensmittel oder Gerbstoffe aus Tee oder Kaffee erschweren die Aufnahme von Eisen in den Körper. Vitamin C hingegen unterstützt die Eisen-Aufnahme, weshalb die Einnahme oft mit einem Glas Orangensaft empfohlen wird. Eisensalze haben aber auch eine magenreizende Wirkung. Bei Unverträglichkeit sollte jedoch nicht die Einnahme mit einer Mahlzeit, sondern eine magensaftresistent überzogene Arzneiform oder eine Einnahme von Eisen nur alle zwei Tage empfohlen werden.

2.4 Stoffwechsel

2.4.1 Glucose-Stoffwechsel

Zucker, insbesondere Glucose, sind wichtige Energielieferanten für den menschlichen Körper. Sie werden hauptsächlich durch die Nahrung als Kohlenhydrate aufgenommen oder bei Bedarf vom Körper selbst hergestellt. Da die Glucose im Blut die Energieversorgung der Organe sicherstellt, wird ihre Konzentration durch den Einfluss von Hormonen eng gesteuert. Die Konzentration von Glucose im Blut beträgt im nüchternen Zustand circa 70 bis 100 mg/dl. Nach einer Mahlzeit kann sie deutlich ansteigen, sollte aber zwei Stunden nach der Mahlzeiten wieder unter 140 mg/dl betragen.

Aufgepasst!

Blutglucose-Konzentrationen können in zwei Einheiten angegeben werden. Die ältere, aber immer noch gebräuchliche Einheit ist Milligramm pro Deziliter. Mit dem Ziel der Vereinheitlichung mit anderen Blutwerten wird die Angabe in Millimol pro Liter jedoch immer häufiger.

Die Umrechnung der Einheiten ineinander erfolgt mit dem Divisor 18.
Beispiel: 100 : 18 = 5,6. 100 mg/dl entsprechen 5,6 mmol/l. Personen, die ihren Blutzucker messen sollen, müssen daher vor der Abgabe eines neuen Blutzucker-Messgeräts befragt werden, welche Angabe ihnen bekannt ist. Anderenfalls ist die Gefahr groß, dass die angezeigten Werte nicht verstanden werden und die Betroffenen verwirren.

Nach der Aufnahme in den Körper werden Kohlenhydrate im Darm durch Enzyme wie Amylasen gespalten. Vielfachzucker (Polysaccharide) wie Stärke werden so in Einfachzucker (Monosaccharide) wie Glucose abgebaut. Die Monosaccharide werden dann ins Blut aufgenommen. In der Bauchspeicheldrüse (Pankreas) wird kontinuierlich die Glucose-Konzentration im Blut gemessen und bei Anstieg der Konzentration Insulin ausgeschüttet. Insulin ist ein Hormon, das eine vermehrte Aufnahme von Glucose in Leber-, Muskel- und Fettzellen bewirkt und damit die Glucose-Konzentration im Blut senkt. Die Glucose wird in den Zellen in die Speicherformen Glykogen oder Fett (Triglyceride) umgewandelt. Die Ausschüttung von Insulin wird durch die Hormone „Glucoseabhängiges insulinotropes Peptid" (GIP) und „Glucagon-like Peptide 1" (GLP-1) verstärkt. Werden im Pankreas zu geringe Glucose-Konzentrationen im Blut gemessen, wird Glucagon ausgeschüttet. Dieses Hormon kann als Gegenspieler des Insulins verstanden werden. Es bewirkt den Abbau von Glykogen zu Glucose und lässt dadurch die Glucose-Konzentration im Blut ansteigen.

Ein Teil der Glucose im Blut reagiert mit dem Hämoglobin der Erythrozyten und bildet Hämoglobin A_{1c} (HbA1c). Der Anteil des HbA1c am Gesamthämoglobin wird als Maß für die durchschnittliche Glucose-Konzentration im Blut angesehen. Wegen der Lebensdauer der Erythrozyten lässt der HbA1c-Wert als „Langzeit-Wert" Aussagen über die zurückliegenden Monate zu. Bei Gesunden liegt der Wert unter 5,7 Prozent.

Bei Gesunden wird Glucose nicht vom Körper ausgeschieden. Zwar wird Glucose in den Nieren aus dem Blut filtriert, jedoch im Anschluss aus dem Primärharn wieder in den Körper aufgenommen (2.5.2). Hierfür besitzt der Körper spezielle Transportproteine, die als „sodium-glucose linked transporter" (SGLT) bezeichnet werden. Erst wenn die Glucose-Konzentration im Blut die sogenannte „Nierenschwelle" von 180 mg/dl überschreitet, wird Glucose über den Urin ausgeschieden.

2.4.2 Diabetes mellitus

Diabetes mellitus (griechisch und lateinisch, übersetzt etwa „honigsüßer Durchfluss"), auch „Zuckerkrankheit", ist eine Erkrankung, die zu erhöhten Glucose-Konzentrationen im Blut (Hyperglykämie) führt. Der Grund für die gestörte Glucose-Regulation im Körper ist ein Mangel an Insulin. Da Glucose nicht mehr in die Körperzellen aufgenommen werden kann, wird die überschüssige Glucose mit dem Urin ausgeschieden. Die Folge ist ein vermehrtes Wasserlassen (Polyurie) und ein gesteigertes Durstgefühl (Polydipsie). Um die erforderliche Energie bereitzustellen, baut der Körper Fettreserven ab, die Betroffenen verlieren an Gewicht. Bei diesem Abbau entstehen jedoch giftige Ketonkörper (Ketoazidose), die unbehandelt zu Bewusstseinseintrübungen, Koma und Tod führen. Ketonkörper können mit Teststreifen im Urin nachgewiesen oder als Aceton im Atem der Betroffenen gerochen werden. Anhand der Ursachen für den Insulin-Mangel werden verschiedene Diabetes mellitus-Typen unterschieden.

2.4.2.1 Diabetes mellitus Typ 1

Typ-1-Diabetes ist durch einen absoluten Insulinmangel gekennzeichnet. Durch eine Autoimmun-Reaktion (2.7.3), die sich gegen die Insulin-produzierenden Zellen im Pankreas richtet, werden diese zerstört und Insulin kann nicht mehr gebildet werden. Typ-1-Diabetes tritt meist bereits in früheren Lebensjahren auf. Die Erkrankten müssen für den Rest ihres Lebens das fehlende Insulin ersetzen.

Grundsätzlich kann zwischen zwei unterschiedlichen Therapieformen bei Typ-1-Diabetes unterschieden werden: der konventionellen und der intensivierten Therapie. Bei der konventionellen Therapie werden Mahlzeiten mit einer definierten Kohlenhydrat-Menge vorgegeben und eine feste Insulin-Menge injiziert. Diese Therapieform ist wenig flexibel. Sie wird eher für Personen empfohlen, die krankheits- oder altersbedingt eine intensivierte Therapie nicht durchführen können und einen festen Speiseplan besitzen. Die intensivierte Therapie ist gekennzeichnet durch die kombinierte Gabe eines langwirksamen Insulins, das den Grundbedarf des Körpers deckt (Basalinsulin), und eines kurzwirksamen Insulins, das zu den Mahlzeiten injiziert wird (Bolusinsulin) (Tabelle 2.4-1). Durch eigenständiges Messen der Blutglucose-Konzentration und Festlegen einer Bolusinsulin-Dosis können die Erkrankten flexibler ihren Alltag gestalten und auf Veränderungen mit Auswirkung auf den Insulin-Bedarf wie akute Erkrankungen oder Sport eigenständig reagieren. Eine Insulin-Pumpe (auch „kontinuierliche subkutane Insulin-Infusion" oder CSII) ist ebenfalls eine Form der intensivierten Therapie. Durch kontinuierliche Abgabe eines kurzwirksamen Insulins aus der Pumpe kann auf die Injektion eines langwirksamen Insulins verzichtet werden. Zu den Mahlzeiten wird eine zusätzliche Bolus-Dosis aus der Pumpe abgegeben.

Erklärungsbedürftig!

Aus unterschiedlichen Injektionsstellen werden Insuline unterschiedlich schnell aufgenommen. Nach einer Injektion ins Unterhautfettgewebe (subkutan) des Bauchs oder in einen Muskel (intramuskulär) wird Insulin schneller aufgenommen als nach subkutaner Injektion im Bereich der Oberschenkel oder des Gesäßes. Wärme, etwa beim Baden oder Saunieren, oder eine Massage der Injektionsstelle kann die Aufnahme ebenfalls beschleunigen. Die Injektionsstellen müssen für jede Injektion gewechselt werden. Auch Kanülen dürfen nur für eine Injektion verwendet werden. Ansonsten steigt das Risiko für Lipohypertrophien (Verdickungen des Unterhautfettgewebes), aus denen das Insulin ungleichmäßig abgegeben wird.

Tabelle 2.4-1: Insulin-Arten

Insulin	Art	Anmerkung
Normalinsulin, auch „Insulin (human)"	Kurz wirksam	Unverändertes menschliches Insulin Injektion: 0–30 min vor Mahlzeit
Insulin aspart	Kurz wirksam	Injektion: 0–15 min vor Mahlzeit
Insulin glulisin	Kurz wirksam	Injektion: 0–15 min vor Mahlzeit
Insulin lispro	Kurz wirksam	Injektion: 0–15 min vor Mahlzeit
NPH-Insulin, auch „Insulin (isophan)"	Lang wirksam	Unverändertes menschliches Insulin, gebunden an Protein für Verzögerungswirkung Injektion: 2x pro Tag
Insulin degludec	Lang wirksam	Injektion: 1x pro Tag
Insulin detemir	Lang wirksam	Injektion: 1–2x pro Tag
Insulin glargin	Lang wirksam	Injektion: 1–2x pro Tag

Aufgepasst!

Kurz- und langwirksame Insuline dürfen auf keinen Fall verwechselt werden. Insulin-Pens sollten daher eine unterschiedliche Farbe haben.

Eine lebensbedrohliche Nebenwirkung der Insulin-Therapie ist die Unterzuckerung (Hypoglykämie). Ein zu starkes Absinken der Glucose-Konzentration im Blut kann zum Beispiel durch das Injizieren zu hoher Insulin-Dosen, das versehentliche Injizieren in einen Muskel statt ins Unterhautfettgewebe oder die Aufnahme einer zu geringen Kohlenhydrat-Menge nach dem Injizieren einer Insulin-Dosis ausgelöst werden. Bei Hypoglykämien wird der Sympathikus aktiviert (📖 2.2.2). Die Symptome sind Schwitzen, Zittern, Nervosität, Herzklopfen und Hunger. Weil das Gehirn nicht mehr ausreichend mit Glucose versorgt wird, ist das Bewusstsein eingetrübt. Bei einer Hypoglykämie muss schnell Glucose zugeführt werden. Dies kann in Form von Traubenzucker oder zuckerhaltigen Getränken wie Säften oder Limonaden geschehen. Bei Bewusstlosigkeit kann Glucagon auch durch Laien intranasal, intramuskulär oder subkutan verabreicht werden. Waren die Maßnahmen erfolgreich, sollten die Betroffenen eine Mahlzeit oder einen Snack einnehmen. Dadurch kann eine erneute Hypoglykämie verhindert und der Glykogen-Speicher wieder aufgefüllt werden.

Patientinnen und Patienten mit Typ-1-Diabetes müssen keine besonderen Ernährungsformen oder Diäten berücksichtigen. Sie sollen sich gesund und ausgewogen ernähren. Allerdings müssen sie lernen, die Kohlenhydratmenge ihrer Mahlzeiten abzuschätzen, um die Insulindosis für ihre Mahlzeiten festzulegen. Ziel der Therapie ist eine gute Lebensqualität der Erkrankten. Stoffwechselentgleisungen mit zu hohen (Hyperglykämie) oder zu niedrigen (Hypoglykämie) Blutglucose-Konzentrationen sollen vermieden werden.

2.4.2.2 Diabetes mellitus Typ 2

Typ-2-Diabetes (früher auch „Altersdiabetes“) ist durch einen relativen Insulinmangel gekennzeichnet. Obwohl der Körper noch Insulin produziert, reagieren die Körperzellen schlechter auf das Hormon (Insulin-Resistenz). In den frühen Phasen der Erkrankungen werden noch keine Symptome bemerkt, da der Körper den erhöhten Insulin-Bedarf ausgleichen kann. Ist die körpereigene Insulin-Produktion nicht mehr ausreichend, zeigen sich die Symptome der Hyperglykämie. Auf lange Sicht erschöpfen die Insulin-produzierenden Zellen des Pankreas. In der Labordiagnostik deuten Blutglucose-Konzentrationen im nüchternen Zustand zwischen 100 und 125 mg/dl sowie ein HbA1c-Wert zwischen 5,6 und 6,9 Prozent auf ein erhöhtes Diabetes-Risiko hin. Liegen die Werte darüber, kann die Diagnose Diabetes gestellt werden. Ein wichtiger Einflussfaktor für die Insulin-Resistenz ist Übergewicht.

Grundlage der Therapie des Diabetes mellitus Typ 2 sind Lebensstil-Modifikationen: Umstellung der Ernährung, körperliche Aktivität und Gewichtsreduktion. Sofern diese Maßnahme nicht ausreichen, kann die Therapie um Arzneimittel ergänzt werden. Erste Wahl ist der Arzneistoff → **Metformin**, gegebenenfalls in Kombination mit einem → **SGLT2-Inhibitor** oder → **GLP-1-Rezeptoragonisten**. Metformin verbessert die Aufnahme von Glucose in die Muskelzellen und die Glucose-Verwertung, SGLT2-Inhibitoren fördern die Ausscheidung von Glucose mit dem Urin und GLP-1-Rezeptoragonisten verstärken die Insulin-Ausschüttung. Der GLP-1-Rezeptoragonist Tirzepatid stimuliert darüber hinaus auch die Rezeptoren des GIP-Hormons. Metformin, SGLT2-Inhibitoren und GLP-1-Rezeptoragonisten senken die Blutglucose-Konzentrationen sowie langfristig den HbA1c-Wert. Des Weiteren helfen sie beim Abnehmen und besitzen kein Hypoglykämie-Risiko.

Aufgepasst!

SGLT2-Inhibitoren und GLP-1-Rezeptoragonisten können neben Diabetes auch bei anderen Indikationen eingesetzt werden. SGLT2-Inhibitoren werden auch zur Therapie der Herzinsuffizienz und der chronischen Niereninsuffizienz verordnet. GLP-1-Rezeptoragonisten werden auch zum Abnehmen eingesetzt. Im Beratungsgespräch sollte daher erfragt werden, für welche Erkrankung die Arzneistoffe eingesetzt werden sollen.

Mittel der zweiten Wahl sind Sulfonylharnstoffe wie Glimepirid. Sie bewirken eine Insulinfreisetzung im Pankreas und müssen direkt zu einer Mahlzeit eingenommen. Als Nebenwirkungen treten Gewichtszunahmen auf und sie können Hypoglykämien auslösen. Zu den Mitteln der zweiten Wahl gehören auch die DPP-4-Inhibitoren wie Sitagliptin. Diese Arzneistoffe hemmen das Enzym Dipeptidylpeptidase-4 (DPP-4), das die Hormome GIP und GLP-1 abbaut. Die verstärkte Insulin-Ausschüttung durch diese Hormone wird durch die DPP-4-Inhibitoren verlängert. In der letzten Stufe der Therapie wird Insulin injiziert.

Ziel der Therapie ist eine gute Lebensqualität der Erkrankten und der Schutz vor Folgeerkrankungen. Zu diesem Zweck werden individuelle HbA1c-Werte zwischen 6,5 und 8,5 Prozent festgelegt. Ist die Lebenserwartung hoch, bestehen wenig Begleiterkrankungen, ist die Therapie wenig belastend und wird gut umgesetzt, werden eher niedrige HbA1c-Werte angestrebt. Ist die Belastung durch die Therapie hoch oder werden Hypoglykämien befürchtet, werden eher höhere HbA1c-Werte vereinbart.

2.4.2.3 Weitere Diabetes-Formen

Neben Diabetes Typ 1 und 2 sind noch andere Formen bekannt. Eine weitere häufige Form ist der Schwangerschaftsdiabetes (Gestationsdiabetes). Durch die hormonellen Umstellungen in der Schwangerschaft steigt der Insulinbedarf. Bei einigen Schwangeren kommt es dadurch zur Ausbildung eines Diabetes. Durch die hohen Blutglucose-Konzentrationen wird auch das ungeborene Kind mit zu viel Glucose versorgt. Es bildet selbst mehr Insulin, welches das Wachstum stark stimuliert. Diese Kinder müssen wegen des erhöhten Körpergewichts häufiger mit einem Kaiserschnitt entbunden werden. Die Therapie umfasst zunächst eine Umstellung der Ernährung und körperliche Aktivität. Ist das nicht ausreichend, kann Insulin injiziert werden. Nach der Schwangerschaft bildet sich der Diabetes in der Regel wieder zurück. Allerdings haben die Betroffenen ein erhöhtes Risiko, im weiteren Lebensverlauf einen Typ-2-Diabetes zu entwickeln.

Auch andere Einflüsse wie Arzneimittel können zu einem Diabetes führen. Werden beispielsweise Glucocorticoide (**2.6.3**) langfristig hochdosiert angewendet, kann dies ebenfalls den Glucose-Stoffwechsel negativ beeinflussen und Diabetes-Symptome auslösen (Steroid-Diabetes). Nach dem Absetzen der Glucocorticoide normalisiert sich der Glucose-Stoffwechsel.

2.4.2.4 Folgeerkrankungen

Die erhöhten Blutglucose-Konzentrationen führen langfristig zu Schäden an Blutgefäßen und Nervenzellen, die eine Reihe von Folgeerkrankungen begünstigen. Eine konsequent gute Einstellung der Diabetes-Erkrankung schützt demnach nicht nur vor den akuten Symptomen der Hyperglykämie, sondern auch vor dessen Langzeit-Folgen. Bei einem diagnostizierten Diabetes sind neben der Kontrolle der Blutglucose-Konzentration und HbA1c-Werte auch weitere regelmäßige Kontrolluntersuchungen empfohlen (Tabelle 2.4-2).

Tabelle 2.4-2: Kontrolluntersuchungen bei Diabetes

Kontrolle auf	Beschreibung	Kontrollabstände
Neuropathie (diabetische Polyneuropathie)	Schmerzen und Missempfindungen durch geschädigte Nervenzellen	Alle 12 bis 24 Monate
Fußläsionen (diabetisches Fuß-Syndrom)	Verletzungen und chronische Wunden an den Füßen als Folge der verschlechterten Durchblutung und Missempfindungen mit Risiko für Amputationen	Ohne weitere Symptome: alle 12 Monate Bei Symptomen einer Neuropathie oder pAVK (📖 2.5.7): alle 3 bis 6 Monate
Nephropathie	Nierenschädigung mit Gefahr der Niereninsuffizienz	Mindestens einmal im Jahr
Retinopathie	Durchblutungsstörung der Netzhaut im Auge mit Gefahr der Erblindung	Ohne weitere Risiken: alle 24 Monate Bei weiteren Risiken: alle 12 Monate
Herz-Kreislauf-Risiken, z. B. für Koronarsyndrom (📖 2.5.8), Herzinsuffizienz (📖 2.5.9), Vorhofflimmern (📖 2.5.10)	Schädigung der Gefäße im Herzen mit Risiko für Gefäßverschlüsse	Mindestens einmal im Jahr oder anlassbezogen

2.4.3 Hyperurikämie und Gicht

Die Hyperurikämie (griechisch, übersetzt etwa „zu viel Harn im Blut") ist der Zustand erhöhter Harnsäure-Werte im Blut. Harnsäure ist ein natürliches Stoffwechselprodukt. Sie fällt an, wenn Erbgut in Form von Desoxyribonukleinsäuren (DNS, englisch DNA) oder Ribonukleinsäuren (RNS, englisch RNA) abgebaut wird. Deren Bausteine, im Speziellen die Purinbasen Adenin und Guanin, werden zu Harnsäure oxidiert und diese mit dem Urin ausgeschieden.

Als „Gicht" werden die meist anfallsweise auftretenden Symptome der Hyperurikämie bezeichnet. Ist die Konzentration der Harnsäure im Blut zu hoch, können aufgrund der schlechten Löslichkeit Harnsäure-Kristalle ausfallen. Hiervon sind kalte Körperstellen wie

Finger und Zehen besonders häufig betroffen, insbesondere das Grundgelenk der Großzehe. Es tritt eine Entzündung des Gelenks mit starken Schmerzen und Berührungsempfindlichkeit auf. Dieses typische Bild einer Gicht wird auch als „Podagra“ bezeichnet. Langfristig können sich auch Harnsäure-Kristalle in der Haut und anderen Körperstellen ablagern (Gicht-Tophi).

Erklärungsbedürftig!

Mit Umstellungen in der Ernährung können Betroffene Gichtanfällen vorbeugen. Auf Alkohol, insbesondere Bier und Spirituosen, mit Fruktose gesüßte Getränke und Speisen sowie sehr fettes Essen sollte verzichtet werden. Gleiches gilt für Schalentiere und Fleisch, insbesondere Innereien. Sie steigern das Risiko von Gichtanfällen. Vegetarische Gerichte und magere Milchprodukte sollten bevorzugt werden.

Die Therapie der Hyperurikämie besteht in der Gabe von Urikostatika und Urikosurika. Urikostatika hemmen die Bildung von Harnsäure. Das häufigste Urikostatikum ist der Xanthinoxidase-Hemmer Allopurinol sowie seltener Febuxostat. Sie inhibieren das Enzym, das die Harnsäure bildet. Die Harnsäure-Konzentration sinkt, Ablagerungen können sich auflösen und statt Harnsäure werden die Vorstufen mit dem Urin ausgeschieden. Die wichtigsten Nebenwirkungen von Allopurinol sind Ausschläge und eine gesteigerte Wahrscheinlichkeit für allergische Reaktionen. Urikosurika wie Benzbromaron und Probenecid steigern die Ausscheidung von Harnsäure durch Blockade spezieller Transportproteine für Harnsäure in der Niere. Ihre Verwendung kann sich auch auf die Ausscheidung andere Arzneistoffe auswirken und so Wechselwirkungen hervorrufen.

Ein akuter Gichtanfall wird neben Ruhigstellen, Hochlagern und Kühlen symptomatisch behandelt. Gegen Schmerzen und Entzündung werden NSAR (**2.12.3.1**), Glucocorticoide (**2.6.3**) oder Colchicin aus der Herbstzeitlosen (*Colchicum autumnale*) eingesetzt.

Aufgepasst!

Colchicin ist ein Gift, das leicht überdosiert werden kann. Während einer Behandlung darf eine Gesamtmenge von 6 mg nicht überschritten werden. Treten Durchfälle oder Erbrechen auf, muss die Behandlung sofort abgebrochen werden. Nach Ende der Behandlung sollten mindestens drei Tage vergehen, bevor eine erneute Behandlung gestartet wird. Eine Prophylaxe kann in niedriger Dosierung von 0,5 bis 1 mg pro Tag über ein halbes Jahr erfolgen.

2.4.4 Hyperlipidämie

Fette (Triglyceride) dienen den Körperzellen als Energielieferanten, Cholesterol unter anderem als Baustein für Hormone und Gallensäuren. Triglyceride und Cholesterol werden mit dem Blut im Körper verteilt und stammen zum Teil aus der Nahrung, werden aber auch vom Körper, vor allem in der Leber, selbst gebildet. Dort werden sie zusammen mit Proteinen zu sogenannten „Lipoprotein"-Partikeln verpackt und ins Blut abgegeben. Es kann zwischen LDL-Partikeln (Low Density Lipoprotein) und HDL-Partikeln (High Density Lipoprotein) unterschieden werden. Vereinfacht ausgedrückt wird Cholesterol durch LDL-Partikel von der Leber in den Körper und durch HDL-Partikel aus dem Körper zurück zur Leber transportiert.

Erklärungsbedürftig!

Vor allem hohe LDL-Werte gehen mit einem erhöhten Risiko für Herz-Kreislauf-Erkrankungen einher. Hohe HDL-Werte können dieses Risiko wahrscheinlich teilweise reduzieren. Daher wird umgangssprachlich häufig von „schlechtem" LDL- und „gutem" HDL-Cholesterol gesprochen.

Eine Hyperlipidämie (griechisch, übersetzt etwa „zu viel Fett im Blut") ist eine Störung des Fettstoffwechsels, die mit zu hohen Triglycerid-Werten (Hypertriglyceridämie) oder zu hohen Cholesterol-Werten (Hypercholesterolämie) einhergeht. Mischformen sind möglich. Die hauptsächliche Gefahr, insbesondere der Hypercholesterolämie, besteht in den Ablagerungen, die sich bei langfristig erhöhten Werten in den Blutgefäßen bilden können. Sie sind ein wichtiger Auslöser der Arteriosklerose (**2.5.6**) und ihrer Folgen wie Herzinfarkt (**2.5.8**) und Schlaganfall (**2.5.11**).

Für die Behandlung zu hoher Blutfett-Werte (Hypertriglyceridämie) werden Fibrate wie Bezafibrat, Fenofibrat und Gemfibrozil sowie die Omega-3-Fettsäuren Eicosapentaensäure (EPA) und Docosahexaensäure (DHA) verordnet. Fibrate erhöhen den Abbau von Triglyceriden. Bei ihrem Einsatz ist ein hohes Wechselwirkungspotenzial mit anderen Arzneistoffen wie Statinen zu beachten. Omega-3-Fettsäuren hemmen wahrscheinlich die Synthese von Triglyceriden im Körper. Werden hohe Dosen eingesetzt, muss auf das Risiko für Vorhofflimmern geachtet werden.

Erklärungsbedürftig!

Lebensstil-Veränderungen stellen einen wichtigen Baustein für die Prävention von Herz-Kreislauf-Erkrankungen dar. Dazu zählen Rauchstopp, gesunde Ernährung mit maßvollem Alkoholkonsum, körperliche Aktivität und ein normales Körpergewicht. Das Erreichen der individuellen Zielwerte für LDL-Cholesterol ist mit diesen Maßnahmen alleine jedoch in der Regel nicht möglich.

Für die Behandlung hoher Cholesterol-Werte (Hypercholesterolämie) stehen verschiedene Arzneistoffgruppen zur Verfügung. Die Zielwerte für LDL-Cholesterol werden individuell unter Beachtung der Vorerkrankungen festgelegt. Erste Wahl ist die Arzneistoffgruppe der → **Statine**. Sie hemmen die körpereigene Cholesterol-Bildung in der Leber.

Erklärungsbedürftig!

Der Großteil der Cholesterol-Bildung findet nachts statt. Daher müssen die meisten Statine wegen ihrer kurzen Wirkdauer abends eingenommen werden. Atorvastatin und Rosuvastatin, die wegen ihrer starken LDL-senkenden Wirkung mittlerweile bevorzugt eingesetzt werden, wirken jedoch länger und können daher zu jeder Tageszeit eingenommen werden. Die Betroffenen sollen den Einnahmezeitpunkt wählen, der am besten in ihren Tagesablauf passt.

Ist die Cholesterol-Senkung unter Statinen nicht ausreichend oder werden sie nicht vertragen, wird die Therapie um Ezetimib und PCSK9-Hemmer erweitert. Ezetimib hemmt die Aufnahme von Cholesterol aus dem Darm. Die PCSK9-Hemmer Alirocumab und Evolocumab sind Antikörper (2.7.6), die das Protein Proproteinkonvertase Subtilisin/Kexin Typ 9 (PCSK9) abfangen. Fehlt dieses Protein, wird LDL-Cholesterol vermehrt in die Leberzellen aufgenommen. Weitere Therapiemöglichkeiten sind Gallensäurebinder, Bempedoinsäure und Inclisiran. Gallensäurebinder wie Colestyramin binden die Gallensäuren im Darm, die mit der Gallenflüssigkeit abgegeben werden und normalerweise vom Körper wiederaufgenommen würden. Für die Neubildung dieser Gallensäuren wird Cholesterol verbraucht. Durch das hohe Bindungsvermögen können auch Arzneistoffe wie Schilddrüsenhormone (2.6.2) oder Antikoagulanzien (2.3.6) gebunden werden. Daher müssen zeitliche Abstände zwischen den Einnahmen eingehalten werden. Bempedoinsäure hemmt wie Statine die Neubildung von Cholesterol in der Leber. Da jedoch ein anderes Enzym gehemmt wird, sind Kombinationen mit Statinen möglich. Inclisiran bewirkt den Abbau von PCSK9 in der Leber.

2.4.5 Osteoporose

Unsere Knochen erscheinen vielleicht auf den ersten Blick wie tote Materie aus Calciumsalzen und Kollagen, allerdings sind sie gut durchblutete Organe. Sie schützen unser Gehirn, unser Rückenmark und andere wichtige Organe in unserem Brustkorb. Im Inneren der Knochen, dem Knochenmark, findet die Bildung neuer Blutzellen statt.

Die Struktur der Knochen ist einem andauernden Auf- und Abbau unterworfen. Der Knochenstoffwechsel wird vor allem durch zwei Hormone gesteuert: Calcitonin aus der Schilddrüse und Parathormon aus der Nebenschilddrüse. Wird in der Schilddrüse ein Anstieg des Calcium-Spiegels im Körper festgestellt, wird Calcitonin ausgeschüttet. Es fördert die Aufnahme von Calcium in die Knochen, um den Calcium-Spiegel zu senken. Bei einem Abfall des Calcium-Spiegels im Blut wird Parathormon aus der Nebenschilddrüse ausgeschüttet und durch dessen Einfluss, Calcium aus den Knochen freigesetzt.

Vitamin D wirkt ebenfalls wie ein Hormon, das die Aufnahme von Calcium aus dem Darm und dessen Einbau in die Knochen fördert. Für die Effekte direkt am Knochen sind spezialisierte Zellen verantwortlich. Osteoklasten bauen fortlaufend Knochensubstanz ab, Osteoblasten bauen diese auf. Dieser Umbau repariert Schäden an den Knochen, die bei alltäglicher Belastung entstehen. Das Gleichgewicht des Knochenumbaus kann jedoch gestört werden, zum Beispiel durch den Wegfall schützender Estrogene (2.6.4) in der Menopause, durch die langfristige Anwendung von Arzneimitteln wie Glucocorticoiden (2.6.3) oder Aromatase-Hemmstoffen (2.17.2) oder falls bei Mangelernährung oder Einnahme von Protonenpumpenhemmern (2.1.3) die notwendigen Nährstoffe nicht ausreichend zugeführt werden. In der Folge sinkt die Knochendichte, die Stabilität der Knochen nimmt ab und Brüche (Frakturen) treten auf. Diese Störung des Knochenstoffwechsels wird Osteoporose (griechisch, übersetzt etwa „poröse Knochen") oder „Knochenschwund" genannt. Typisch sind Frakturen an den Wirbeln der Wirbelsäule und dem Oberschenkelhals. Das Risiko für eine Osteoporose nimmt mit dem Alter zu und Frauen sind häufiger betroffen als Männer.

Erklärungsbedürftig!

Die Grundlage der Osteoporose-Therapie ist eine ausreichende Versorgung mit Calcium und Vitamin D. Calcium stellt die Grundsubstanz der Knochen dar und Vitamin D sorgt für die Aufnahme des Calciums aus der Nahrung und den Einbau in den Knochen. Der tägliche Bedarf umfasst 1.000 mg Calcium und 800 bis 1.000 internationale Einheiten (I. E.) Vitamin D. Wird bereits genügend Calcium mit der Nahrung aufgenommen und genug Vitamin D durch Sonnenlicht in der Haut produziert, müssen keine ergänzenden Mittel eingenommen werden.

Die Basistherapie der Osteoporose umfasst körperliche Aktivität, die das Knochenwachstum anregt. Auch eine gesunde Ernährung mit maßvollen Alkoholkonsum und ein Rauchstopp verbessern den Knochenaufbau. Um die Aktivität der Knochen-auflösenden Osteoklasten zu hemmen, werden → **Bisphosphonate** eingesetzt. Sie werden in den Knochen eingebaut und können so über viele Jahre wirken.

Neben den Bisphosphonaten kommen Antikörper (2.7.6) zum Einsatz. Denosumab und Romosozumab fangen die Signalstoffe RANKL beziehungsweise Sklerostin für Osteoklasten und Osteoblasten ab. Sie hemmen so den Knochenabbau und stimulieren den Knochenaufbau. Teriparatid, ein Teilstück des Parathormons, wird eingesetzt, um über komplexe Einflüsse den Knochenaufbau fördern. Um die knochenschützende Wirkung der Estrogene nachzuahmen, ohne unerwünschte Wirkungen in Brust und Gebärmutter hervorzurufen, werden Selektive Estrogen-Rezeptor-Modulatoren (SERM) wie Raloxifen eingesetzt. Können andere Substanzen nicht zur Therapie der Osteoporose bei Frauen eingesetzt werden, können auch Estrogene selbst angewendet werden.

Aufgepasst!

Bisphosphonate sind starke Säuren. Daher muss sichergestellt sein, dass die Arzneimittel schnell die Speiseröhre passieren, um dort keine Reizungen auszulösen. Dazu sollten die Bisphosphonate in aufrechter Position eingenommen werden. Danach sollte man noch mindestens 30 Minuten aufrecht stehen oder sitzen und sich nicht hinlegen. Für bettlägerige Personen, die sich für diese Zeit nicht aufrichten können, sind die Bisphosphonate in der Regel nicht geeignet. Trotz einer möglichen reizenden Wirkung müssen Bisphosphonate nüchtern eingenommen werden, um Wechselwirkungen mit mehrwertigen Kationen zu vermeiden (3.1). Andernfalls werden die Arzneistoffe nicht in den Körper aufgenommen.

Erklärungsbedürftig!

Zu Beginn der Therapie mit Bisphosphonaten oder mit den Antikörpern gegen Osteoporose soll eine zahnärztliche Untersuchung erfolgen. So können behandlungsbedürftige Schäden an Zähnen oder Kiefer oder Druckstellen durch schlecht sitzenden Zahnersatz erkannt werden. Diese Probleme stellen ein Risiko für eine seltene Nebenwirkungen der Osteoporose-Arzneimittel da, bei der Teile des Kieferknochens absterben können (Kiefernekrose).

2.4.6 Metabolisches Syndrom

Das metabolische Syndrom beschreibt das gleichzeitige Vorliegen von Faktoren, die das Risiko für Herz-Kreislauf-Erkrankungen und Diabetes mellitus Typ 2 erhöhen.

Es umfasst:

- krankhaftes Übergewicht (Adipositas)
- Bluthochdruck (2.5.4)
- Störungen des Glucose-Stoffwechsels (2.4.2)
- Störungen des Fett-Stoffwechsels (2.4.4).

Die Kombination aus Hypertonie und entgleisten Fett- und Glucose-Werten fördert die Bildung von atherosklerotischen Ablagerungen (2.5.6) in den Blutgefäßen. Die Betroffenen erleiden häufiger Herzinfarkte (2.5.8), Schlaganfälle (2.5.11) und andere arterielle Verschlusskrankheiten (📖 2.5.7). Außerdem führt das metabolische Syndrom langfristig zu Diabetes mellitus Typ 2, da der hohe Blutzuckerspiegel die Insulin-Produktion in der Bauchspeicheldrüse erschöpft. Häufig liegen auch weitere Stoffwechselstörungen wie eine Fettleber oder eine Hyperurikämie (📖 2.4.3) vor.

Die Behandlung des metabolischen Syndroms zielt darauf ab, die Risikofaktoren zu kontrollieren und das Risiko für Ereignisse wie Herzinfarkte und Schlaganfälle zu senken. Eine der wichtigsten Maßnahmen ist die Umstellung des Lebensstils. Eine ausgewogene Ernährung und regelmäßige körperliche Aktivität sind die Grundlage der Therapie. Neben Lebensstiländerungen wird oft eine medikamentöse Therapie erforderlich. Die Verbesserung der Blutdruck-, Blutfett- und Blutglucose-Werte wird durch den Einsatz von Arzneimitteln zur Therapie der Hypertonie, der Hyperlipidämie und des Diabetes mellitus Typ 2 herbeigeführt. Eine besondere Stellung nehmen hier die GLP-1-Rezeptoragonisten (📖 2.4.2.2) ein. Diese Arzneistoffe werden subkutan verabreicht und ahmen die Wirkung von Darmhormonen nach. Sie können neben einer Senkung der Blutglucose-Werte auch zur Senkung des Appetits und damit zu einer Gewichtsabnahme führen. Einige Arzneimittel sind daher auch bei Adipositas ohne Diabetes mellitus Typ 2 zugelassen. Bei starkem Übergewicht kann auch eine operative Magenverkleinerung in Erwägung gezogen werden.

2.5 Herz-Kreislauf-System und Niere

2.5.1 Aufbau und Funktion des Herz-Kreislauf-Systems

Das Herz-Kreislauf-System gewährleistet die Blutversorgung und damit den Nährstoff- und Sauerstofftransport im gesamten Organismus. Sein zentrales Organ ist das Herz, dessen Pumpfunktion die Zirkulation des Blutes durch den Körper aufrechterhält (Abbildung 2.5-1).

Das Herz pumpt einerseits sauerstoffarmes Blut in die Lungen, wo es Sauerstoff aufnehmen kann, und andererseits sauerstoffreiches Blut durch den Körper, um die Organe mit dem lebenswichtigen Sauerstoff und Nährstoffen zu versorgen. Die Phase, in der sich die Herzkammern füllen und der Herzmuskel erschlafft, wird als „Diastole“ bezeichnet. Die Auswurfphase, in der sich der Muskel zusammenzieht, um die Pumpfunktion zu erfüllen, nennt man „Systole“. Diastole und Systole werden in Ruhe circa 60 bis 80-mal pro Minute durchlaufen (Ruhepuls). Um einen Blutfluss entgegen der physiologischen Fließrichtung im Herz zu verhindern, sind Herzklappen vorhanden, die wie Ventile arbeiten.

Das aus der linken Herzkammer ausgeworfene Blut wird von einem großen Blutgefäß, der „Aorta“, aufgenommen und über Arterien und kleinere Arteriolen schließlich zu den kleinsten Gefäßen, den Kapillaren, transportiert. Hier findet der Stoffaustausch mit den Geweben des Körpers statt. Aus den Kapillaren fließt das Blut dann über Venolen in immer größer werdende Venen. Schließlich wird das venöse Blut in den zwei großen Hohlvenen zusammengeführt und fließt in den rechten Vorhof des Herzens. Die Arterien, die man auch „Schlagadern“ nennt, transportieren sauerstoffreiches Blut zu den Organen. In den Venen fließt sauerstoffarmes Blut zum Herzen zurück. Eine Ausnahme ist der Lungenkreislauf. Hier fließt sauerstoffarmes Blut aus der rechten Herzkammer durch die Lungenarterien zur Lunge hin und sauerstoffreiches Blut durch die Lungenvenen zurück zum Herz in den lin-

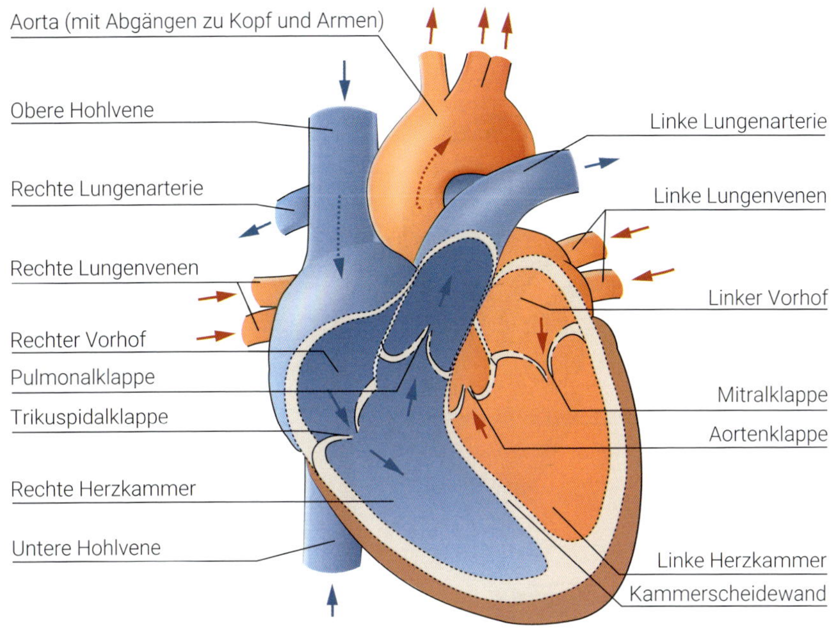

Abbildung 2.5-1: Aufbau eines Herzens

ken Vorhof. Arterien transportieren also immer Blut vom Herzen weg, Venen zum Herzen hin (Abbildung 2.5-2).

Der Blutdruck ist in der Aorta, den Arterien und Arteriolen deutlich höher als in den Venen und im Lungenkreislauf. Um einen gleichmäßigen Blutfluss sicherzustellen, können die Aorta und die großen Arterien das stoßweise aus dem Herzen aufgenommene Blut elastisch aufnehmen und gleichmäßig weitertransportieren. Die kleineren Arterien und Arteriolen können durch einen hohen Muskelanteil in der Gefäßwand ihren Durchmesser regulieren und damit den Blutdruck vom Herz entfernt aufrechterhalten. Sie bestimmen so maßgeblich den Blutdruck. Eine ausreichende Elastizität dieser Gefäßwände ist daher sehr wichtig. Venen enthalten den Großteil des Blutes, sind elastischer als Arterien und besitzen einen geringeren Muskelanteil in der Gefäßwand. Sie transportieren das Blut beispielsweise aus den Beinen gegen die Schwerkraft zurück zum Herz. Dafür sind sie auf die Unterstützung durch die umliegende Muskulatur, beispielweise des Unterschenkels angewiesen (Muskelpumpe). Diese Unterstützung ist aber nur bei ausreichender Bewegung möglich. Zusätzlich besitzen die Venen Klappen, die das Absacken des Blutes verhindern. Bei der Blutdruckmessung erhält man zwei Werte. Der höhere Wert ist der Druck im Moment des Blutauswurfs (systolisch), der niedrige derjenige im Moment der Herzerschlaffung (diastolisch). Beide Werte geben den Blutdruck in den Arterien an, nicht in den Venen.

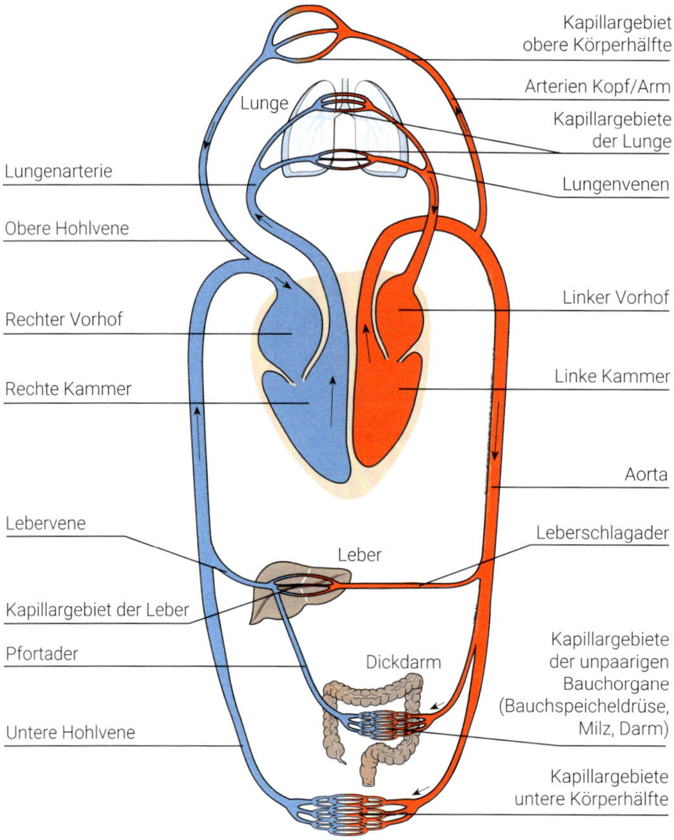

Abbildung 2.5-2: Blutfluss im Körper

2.5.2 Aufbau und Funktion der Nieren

Die Nieren filtern das Blut, das durch sie hindurchfließt, und bilden aus den nicht mehr benötigten Stoffen im Blut den Harn, der in der Harnblase gespeichert und schließlich abgegeben wird. Sie sind damit maßgeblich an der Ausscheidung wasserlöslicher Stoffwechselprodukte aber auch an der Regulation des Elektrolyt- und Flüssigkeitshaushalts beteiligt. Da die Funktion der Nieren überlebenswichtig ist, gibt es in den Nieren selbst bestimmte Mechanismen, die eine konstante Durchblutung der Nieren sicherstellen sollen (Abbildung 2.5-3).

Die eigentliche Filterleistung der Niere findet in den Nierenkörperchen (Glomerulum) statt. Hier werden Harnsäure, Harnstoff, Elektrolyte, Glucose, Aminosäuren sowie andere Stoffwechselprodukte, aber auch Arzneistoffe, aus dem Blut entfernt. Proteine oder Blutzellen werden von gesunden Nieren zurückgehalten. Wasser mit den filtrierten Stoffen wird als „Primärharn" aus dem Glomerulum in ein Sammelgefäß, den „Tubulus" abgegeben. Es flie-

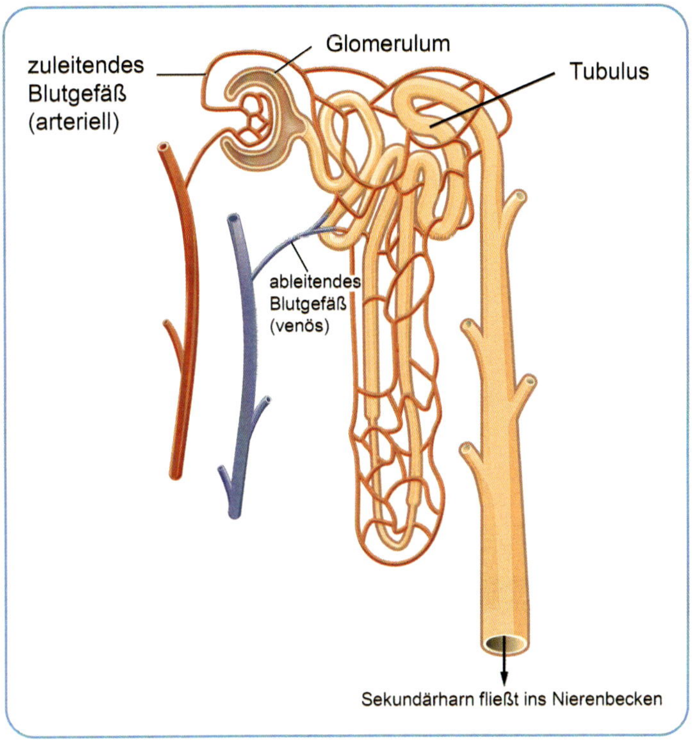

Abbildung 2.5-3: Aufbau einer Niere

ßen täglich etwa 180 Liter dieses Primärharns in die Tubuli. Dort werden vor allem Wasser, aber auch einige darin gelöste Stoffe wie Glucose, Elektrolyte und Aminosäuren vom Körper wiederaufgenommen (Rückresorption), um sie weiter zu verwerten. So werden pro Tag circa 1,8 Liter stark konzentrierter „Sekundärharn" gebildet. Dieser wird ins Nierenbecken abgegeben, über die Harnleiter in die Harnblase transportiert, dort gespeichert und später als „Urin" ausgeschieden.

2.5.3 Regulation des Blutdrucks

Der Blutdruck im Körper wird von unterschiedlichen Systemen beeinflusst, die ineinandergreifen und sich ergänzen. Die wichtigsten Systeme sind das Renin-Angiotensin-Aldosteron-System (RAAS) und der Sympathikus (2.2.2).

Wird in der Niere ein zu niedriger Blutdruck festgestellt, der die Durchblutung gefährden könnte, wird das Renin-Angiotensin-Aldosteron-System aktiviert. Es handelt sich dabei um eine Abfolge von Stoffumwandlungen durch Enzyme. Zu Beginn wird in der Niere das Enzym Renin ausgeschüttet, das das Protein Angiotensinogen in Angiotensin-I umwandelt. Dieses Protein wird dann in einem zweiten Schritt durch das *Angiotensin-Converting Enzyme* (ACE) in Angiotensin-II umgewandelt. Angiotensin-II aktiviert den AT_1-Rezeptor und kann so vielfältige Effekte im Körper auslösen. Es bewirkt zum einen die Verengung der ableitenden Blutgefäße (Vasokonstriktion) direkt in der Niere, wodurch der Blutdruck im Glomerulum und damit die Filtrationsleistung ansteigt. Zum anderen verengen sich auch die übrigen Blutgefäße im Körper und der Blutdruck steigt. Außerdem wird durch Angiotensin-II auch Aldosteron und Adrenalin aus der Nebenniere freigesetzt. Aldosteron bewirkt in der Niere eine vermehrte Wiederaufnahme von Wasser aus dem Primärharn. Dadurch vergrößert sich das Volumen in den Blutgefäßen, wodurch der Blutdruck ebenfalls erhöht wird. Des Weiteren stimuliert Aldosteron das Wachstum des Herzmuskels. Adrenalin, das auch als „Stresshormon" bekannt ist, führt zu einer Verengung der Blutgefäße und zu einer Steigerung der Schlagkraft und Schlagfrequenz des Herzens. Dies geschieht über den Sympathikus, einen Teil des vegetativen Nervensystems. Die Freisetzung des Hormons Adrenalin und des Neurotransmitters Noradrenalin bewirken über α_1-Rezeptoren eine Verengung (Vasokonstriktion) der peripheren Blutgefäße und über β_1-Rezeptoren am Herz eine Beschleunigung des Herzschlags sowie eine Erhöhung der Schlagkraft. Die Aktivierung des Sympathikus verstärkt über β_1-Rezeptoren in den Nieren auch die Ausschüttung von Renin mit den oben beschriebenen Effekten. So greifen beide Systeme ineinander und der Blutdruck steigt an. (Abbildung 2.5-4)

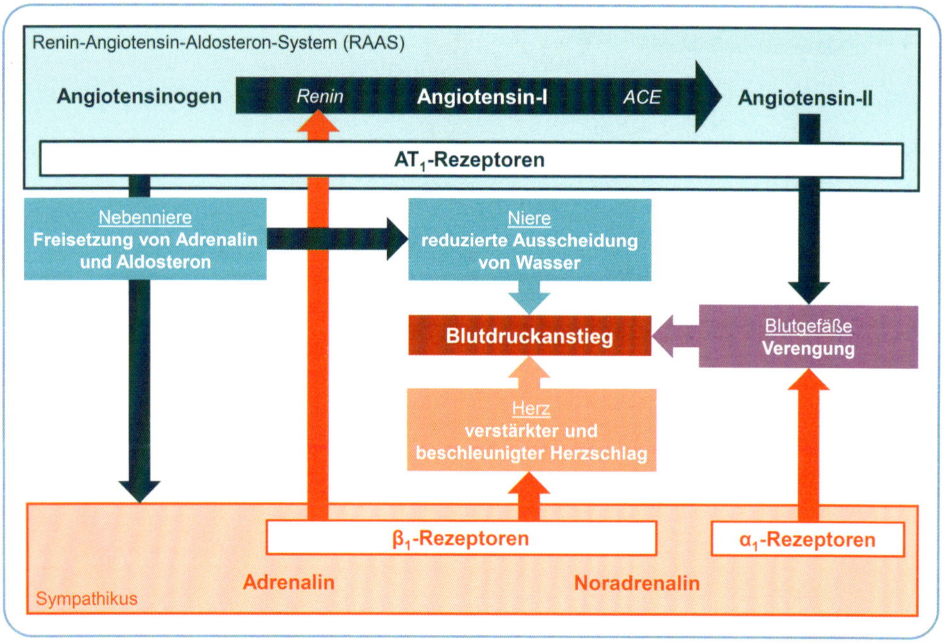

Abbildung 2.5-4: Regulation des Blutdrucks

Beide Systeme werden für die Aufrechterhaltung der Körperfunktionen benötigt und eine kurzfristige Aktivierung der vorgestellten Systeme stellt eine angepasste Leistungsfähigkeit des Körpers sicher. Die langfristige und überschießende Aktivität der Systeme kann jedoch zum Krankheitsbild des Bluthochdrucks (Hypertonie) und daraus folgenden Krankheiten führen. Hinzu kommt eine mit dem Lebensalter abnehmende Flexibilität der Gefäße, die sich ebenfalls durch einen Blutdruckanstieg zeigen kann.

2.5.4 Hypertonie

Ein krankhaft erhöhter Blutdruck wird als „Hypertonie“ oder „Hypertension“ bezeichnet. Oft haben Personen mit Bluthochdruck keine Symptome und wissen nichts von ihrer Erkrankung. Unbehandelt ist der Bluthochdruck aber ein Risikofaktor für Herz-Kreislauf-Ereignisse wie Herzinfarkte (**2.5.8**), Schlaganfälle (**2.5.11**) und Organschäden wie Niereninsuffizienz (**2.5.13**) und Demenz (**2.2.5**). Zur Diagnose und Einteilung wird ein in der ärztlichen Praxis im Sitzen gemessener Blutdruck entsprechend Tabelle 2.5-1 verwendet.

Tabelle 2.5-1: Klassifikation der Hypertonie nach Nationaler Versorgungs-Leitlinie Hypertonie (2023)

Kategorie	systolisch (mmHg)		diastolisch (mmHg)
Optimal	< 120	und	< 80
Normal	120–129	und/oder	80–84
Hochnormal	130–139	und/oder	85–89
Hypertonie Grad 1	140–159	und/oder	90-99
Hypertonie Grad 2	160–179	und/oder	100–109
Hypertonie Grad 3	≥ 180	und/oder	≥ 110

Die ersten Maßnahmen gegen Bluthochdruck betreffen den Lebensstil. Um den Blutdruck zu senken, sollte eine abwechslungsreiche Ernährung mit wenig Salz (weniger als 6 g pro Tag) und Alkohol (weniger als 10 g reiner Alkohol pro Tag für Frauen, weniger als 20 g pro Tag für Männer), ausreichend körperliche Aktivität sowie gegebenenfalls eine Gewichtsreduktion oder ein Rauchstopp angestrebt werden. Auch Entspannungsübungen zum Stressmanagement können angewendet werden. In der Arzneimitteltherapie des Bluthochdrucks werden folgende Arzneistoffgruppen (Antihypertonika oder Antihypertensiva genannt) als Mono- aber zunehmend auch als Kombinationstherapie empfohlen und verwendet (Abbildung 2.5-5):

- ACE-Hemmer
- AT_1-Rezeptorantagonisten (Sartane)
- Calciumkanal-Blocker
- Diuretika
- Betablocker

→ **ACE-Hemmer** blockieren das *Angiotensin-Converting Enzyme* (ACE) und damit die Entstehung von Angiotensin-II. In der Folge werden die Gefäße weniger stark verengt und der Blutdruck sinkt. Eine vergleichbare Wirkung haben die auch „Sartane“ genannten → **AT_1-Rezeptorantagonisten**. Sie blockieren die Angiotensin-II-Wirkung direkt an dessen Rezeptor. Das *Angiotensin-Converting Enzyme* baut im Körper neben Angiotensin-I auch das

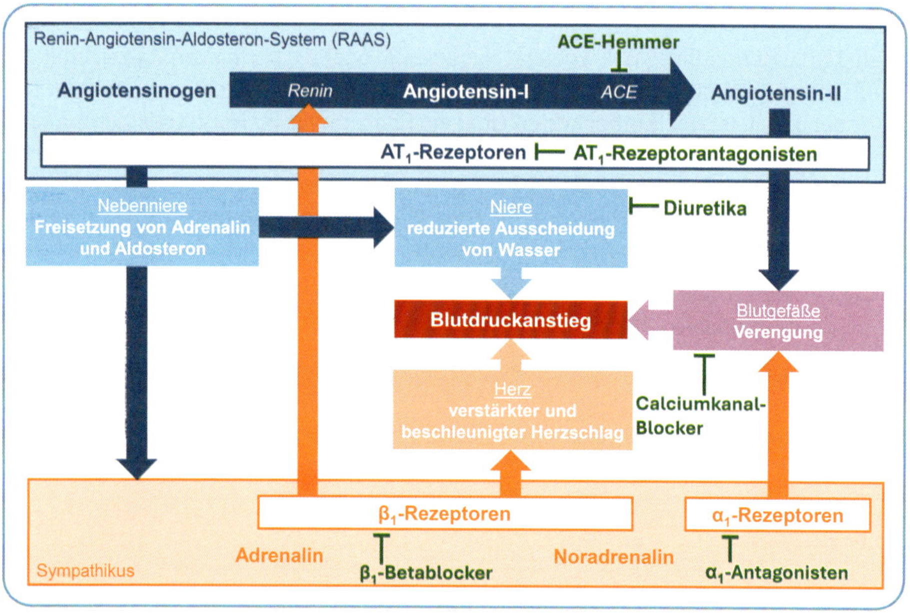

Abbildung 2.5-5: Regulation des Blutdrucks mit Ansatzpunkten der Arzneimittel

Hustenreiz-erzeugende Bradykinin ab. Eine häufige Nebenwirkung der ACE-Hemmer ist daher ein Reizhusten. Bei entsprechenden Beschwerden wird der Wechsel auf einen AT_1-Rezeptorantagonisten empfohlen.

Aufgepasst!

Die Kombination von ACE-Hemmern und Sartanen ist in der Regel nicht gewünscht und kann vermehrt zu Nebenwirkungen führen. Wird im Beratungsgespräch von einer Umstellung berichtet, sollte eine gründliche Aufklärung über den Wechsel erfolgen. In der anschließenden Zeit ist erhöhte Aufmerksamkeit geboten. Werden ein ACE-Hemmer und ein Sartan zur gleichzeitigen Anwendung verordnet, ist dies häufig das Überbleibsel einer Umstellung. Es sollte eine ärztliche Rücksprache erfolgen und das Ergebnis für das Apothekenteam dokumentiert werden.

Calciumkanal-Blocker blockieren den Calcium-Einstrom in die Gefäßmuskelzellen, der für die Verengung der Gefäße benötigt wird. Die Calciumkanal-Blocker Amlodipin und Lercanidipin vom Typ der → **Dihydropyridine** werden am häufigsten eingesetzt. Schnellwirksame Calciumkanal-Blocker wie Nifedipin senken bei einigen Personen den Blutdruck so schnell, dass das Herz den Puls erhöhen muss, um die Blutzirkulation stabil zu halten. Man spricht dann von einer „Reflextachykardie“. Sie werden meist nur in Form von Retard-Tabletten oder als Tropfen bei Blutdruck-Krisen verordnet. Die Wirkung von Amlodipin und

Lercanidipin setzt hingegen langsamer ein, eine Reflextachykardie tritt seltener auf. Eine häufige Nebenwirkung der Dihydropyridine sind Ödeme, z. B. im Bereich der Knöchel, die nicht auf Diuretika ansprechen. Unter Einnahme von Lercanidipin tritt diese Nebenwirkung hingegen seltener auf. Andere Calciumkanal-Blocker wie Verapamil oder Diltiazem senken außerdem die Schlagkraft und Schlagfrequenz des Herzens. Sie werden daher überwiegend bei Herzrhythmusstörungen und nicht gegen Bluthochdruck verordnet.

Das Wirkprinzip der Diuretika ist eine vermehrte Ausscheidung von Elektrolyten in der Niere und damit osmotisch auch von Wasser über den Urin. Durch das geringere Flüssigkeitsvolumen in den Blutgefäßen sinkt der Blutdruck. Es gibt zwei unterschiedliche Arten von Diuretika. Die → **Thiazid-Diuretika** wie Hydrochlorothiazid (HCT) oder Chlortalidon scheiden verschiedene Elektrolyte aus, halten jedoch Calcium im Körper zurück. Bei einer eingeschränkten Nierenfunktion verlieren sie ihre Wirksamkeit. Die → **Schleifendiuretika** wie Furosemid oder Torasemid sind stärker wirksam und werden häufig zum Ausschwemmen von Ödemen verordnet. Sie können auch bei stärkerer Niereninsuffizienz noch eingesetzt werden. Anders als die Thiazid-Diuretika führen sie auch zu einer vermehrten Ausscheidung von Calcium. Weil alle Diuretika zu vermehrtem Harndrang führen, sollten sie nicht am Abend eingenommen werden.

Betablocker sind Antagonisten an den β-Rezeptoren des Sympathikus. Sie reduzieren die durch Noradrenalin und Adrenalin ausgelösten Effekte. Die β-Rezeptoren gibt es an ganz unterschiedlichen Stellen des Körpers, entsprechend vielfältig sind die Effekte der medikamentösen Beeinflussung. β_1-Rezeptoren finden sich vor allem im Herz und in der Niere, wo sie eine gesteigerte Schlagkraft und Schlagfrequenz beziehungsweise die Freisetzung von Renin vermitteln. β_2-Rezeptoren sind zum Beispiel in der Lunge vertreten und vermitteln dort eine Erweiterung der Bronchien. Um unerwünschte Effekte auf andere Organe zu vermeiden, werden bei Herz-Kreislauf-Erkrankungen meist → **β_1-selektive Betablocker** wie Metoprolol oder Bisoprolol eingesetzt, deren Wirkung sich auf das Herz konzentriert. Durch sie werden die Schlagkraft und der Puls gesenkt. In der Folge sinkt auch der Blutdruck. Da diese Wirkung jedoch nur indirekt erreicht wird, gelten Betablocker in der Therapie des Bluthochdrucks nicht als erste Wahl. Sie kommen dann zum Einsatz, wenn gleichzeitig weitere Erkrankungen wie eine Herzinsuffizienz (📖 **2.5.9**) vorliegen.

In der Therapie des Bluthochdrucks werden noch weitere Arzneistoffe eingesetzt, wenn keine ausreichende Wirkung erreicht wurde oder Arzneistoffe erster Wahl nicht vertragen wurden. Zu nennen sind vor allem die α_1-Antagonisten Doxazosin oder Urapidil. Sie mindern die Sympathikus-vermittelte Vasokonstriktion direkt an den Blutgefäßen. Eine weitere Gruppe sind die α_2-Agonisten Clonidin, Moxonidin und Methyldopa. Sie hemmen den Sympathikus im zentralen Nervensystem. Methyldopa ist häufig das Mittel der Wahl bei Bluthochdruck in der Schwangerschaft.

Häufige Nebenwirkungen, die insbesondere zu Beginn der Bluthochdruck-Therapie oder bei Dosisänderungen auftreten können, sind Kopfschmerzen, Schwindel oder Abgeschlagenheit. Sie werden meist durch die Absenkung des Blutdrucks auf das normale Maß ausgelöst und sind in der Regel nur von kurzer Dauer. Trotzdem sollte in der Einstellungsphase kritisch hinterfragt werden, ob das Autofahren oder das Bedienen von Maschinen erfolgen kann. Bleiben die Nebenwirkungen bestehen oder sinkt der Blutdruck zu stark, sollte eine Therapieanpassung angeregt werden.

Erklärungsbedürftig!

Viele Patientinnen und Patienten sollen nach Therapiebeginn oder Dosisänderungen den Blutdruck selbstständig überwachen. Erklären Sie das richtige Messen des Blutdrucks am besten mit dem eigenen Gerät. Informationen bieten zum Beispiel die Arbeitshilfen der ABDA (abda.de) und die Deutsche Hochdruckliga e. V. (hochdruckliga.de). Weisen Sie auch auf die Wichtigkeit hin, die gemessenen Werte in einem Blutdruck-Tagebuch festzuhalten. Personen mit therapiertem Bluthochdruck haben darüber hinaus auch Anspruch auf die pharmazeutische Dienstleistung „Standardisierte Risikoerfassung hoher Blutdruck".

https://www.abda.de/fuer-apotheker/qualitaetssicherung/leitlinien/leitlinien-und-arbeitshilfen/besondere-leistungen/#c6042
scrollen zu „Blutdruckmessung"

hochdruckliga.de

2.5.5 Hypotonie

Ein zu niedriger Blutdruck wird „Hypotonie" oder „Hypotension" genannt. Im Gegensatz zu einer Hypertonie ist eine Hypotonie meist ungefährlich im Hinblick auf Folgeerkrankungen des Herz-Kreislauf-Systems. Allerdings sollte bei längerfristig bestehender Hypotonie eine organische Ursache wie eine Herzschwäche ärztlich abgeklärt werden. Personen mit einem zu niedrigen Blutdruck bemerken diesen an Symptomen wie Kältegefühl und Zittern, kalten Händen und Füßen. Sie sind schnell müde und können zu Ohnmachtsanfällen (Synkopen), Herzrasen und Sehstörungen neigen. In einigen Fällen zeigt sich eine Fehlregulation des Blutdrucks als „orthostatische Dysregulation". Die Betroffenen verspüren direkt nach dem Aufstehen Schwindel, Herzrasen, Schwäche oder fallen in Ohnmacht, weil der Körper den im Stehen notwendigen höheren Blutdruck nicht ausreichend schnell herstellen kann. Die Ursache der Symptome ist immer eine nicht ausreichende Durchblutung des Gehirns oder anderer Organe aufgrund des zu niedrigen Blutdrucks.

Ohne Symptome muss eine Hypotonie nicht behandelt werden. Leiden die Betroffenen unter Symptomen werden allgemeine Maßnahmen wie Sport und eine ausreichende Versorgung mit Kochsalz und eine vermehrte Flüssigkeitszufuhr versucht. Um den Blutdruck kurzfristig zu steigern, stehen Sympathomimetika wie Etilefrin zur Verfügung. Diese ahmen die Wirkung von Adrenalin und Noradrenalin an den α- und β-Rezeptoren an Gefäßen und Herz nach und führen so zu einer Blutdrucksteigerung.

2.5.6 Arteriosklerose

Unter einer Arteriosklerose wird eine Erkrankung der Arterien verstanden, die mit einer fortschreitenden Zerstörung der Gefäßwände einhergeht. Bei der häufigsten Form der Arteriosklerose, der „Atherosklerose", bilden sich durch Einlagerung von Bindegewebe und anderen Substanzen wie Cholesterol oder Fetten in den Arterienwände „Atherome", auch „Plaques" genannt. Dadurch verlieren die Gefäße ihre Elastizität, verengen sich zunehmend und eine ausreichende Blutversorgung wird eingeschränkt. In einem akuten Fall können die Plaques aufreißen und der Inhalt mit den Blutplättchen (Thrombozyten) in Kontakt kommen. Diese werden daraufhin aktiviert und verklumpen (Thrombozytenaggregation). Das so gebildete Blutgerinnsel (Thrombus) kann das Gefäß vollständig verschließen und die Blutzufuhr unterbrechen (Abbildung 2.5-6). Das dahinter liegenden Gewebes stirbt ab, da es nicht mehr mit Sauerstoff versorgt werden kann. Durchblutungsstörungen wie die periphere arterielle Verschlusskrankheit (📖 **2.5.7**), das Koronarsyndrom, vor allem aber der Herzinfarkt (📖 **2.5.8**) sind Ausdrucksformen der Atherosklerose als zugrundeliegende Erkrankung.

Als Ursache der Atherosklerose wird eine Verletzung des Gefäßes angenommen, ausgelöst durch einen zu hohen Blutdruck oder zu hohe Blutglucose-Konzentrationen, schädigende Einflüsse durch Tabakrauch oder durch Entzündungen. Die Prävention und Therapie der Atherosklerose besteht daher aus einer Senkung des Blutdrucks (📖 **2.5.4**) und der Cholesterolkonzentration im Blut (📖 **2.4.4**) sowie aus der medikamentösen Behandlung von Begleiterkrankungen wie Diabetes mellitus (📖 **2.4.2**). Des Weiteren sollte auf das Rauchen verzichtet, auf ausreichend Bewegung geachtet sowie ein gegebenenfalls erhöhtes Körpergewicht gesenkt werden. Um die Bildung von Thromben zu verhindern, kommen Thrombozytenaggregationshemmer wie niedrigdosierte Acetylsalicylsäure (📖 **2.3.4**) zum Einsatz. Sie werden vor allem in der Sekundärprävention, also dem Verhüten weiterer Ereignisse nach einem Herzinfarkt oder Schlaganfall eingesetzt. In einigen Fällen können Atherome operativ entfernt werden. Verengte Gefäße können auch mechanisch, etwa durch Einsetzen einer Gefäßstütze aus Draht (Stent) aufgeweitet werden oder durch operativ eingesetzte Blutgefäße (Bypass) komplett umgangen werden.

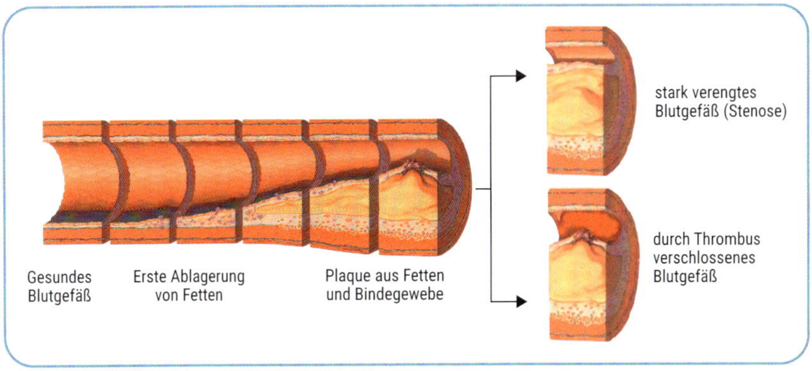

Abbildung 2.5-6: Verschiedene Stadien der fortschreitenden Atherosklerose

2.5.7 Periphere arterielle Verschlusskrankheit

Die periphere arterielle Verschlusskrankheit (pAVK) ist eine eingeschränkte Durchblutung der Gliedmaßen durch verengte oder komplett verschlossene Arterien. In den meisten Fällen ist eine Arteriosklerose die Ursache der pAVK. Das typische Symptom der pAVK ist ein Ischämie-Schmerz (griechisch für „zurückgehaltenes Blut“) in den Beinen nach Belastung, der sich in Ruhe schnell zurückbildet. Diese „Claudicatio intermittens“ (lateinisch für „zeitweiliges Hinken“) tritt abhängig vom Fortschreiten der Erkrankung nach immer kürzer werdenden Gehstrecken auf. Da der Schmerz das Gehen behindert, wird die Erkrankung auch „Schaufenster-Krankheit“ genannt, denn Betroffene müssen nach kurzen Strecken immer wieder stehenbleiben, um sich zu erholen und schauen sich dabei bisweilen Geschäftsauslagen an. In höheren Stadien der Erkrankung kann dieser Schmerz bereits in Ruhe auftreten. In schweren Fällen ist die Durchblutung so stark eingeschränkt, dass Gewebe zerstört wird (Nekrose) und eine Amputation der betroffenen Gliedmaßen droht.

Die grundsätzlichen Maßnahmen bei einer pAVK entsprechen in Bezug auf Blutdruck, Blutcholesterol, Begleiterkrankungen und Lebensstilveränderungen den Maßnahmen bei einer Arteriosklerose (📖 **2.5.6**). Um einen kompletten Gefäßverschluss durch Thromben zu verhindern, kommen Thrombozytenaggregationshemmer (📖 **2.3.4**) wie niedrigdosierte Acetylsalicylsäure oder Clopidogrel zum Einsatz. Zusätzlich wird den Betroffenen ein Geh- und Gefäßtraining empfohlen. Kann kein Gehtraining durchgeführt werden, stehen als symptomatische Therapie der Claudicatio intermittens Cilostazol und Naftidrofuryl zur Verfügung. Cilostazol ist ein Thrombozytenaggregationshemmer mit gefäßerweiternden Eigenschaften. Naftidrofuryl besitzt ebenfalls gefäßerweiternde Wirkungen. Um den Blutfluss zu verbessern ist auch hier das Setzen von Stents oder das Anlegen eines Bypasses möglich.

2.5.8 Koronarsyndrom

Das Koronarsyndrom oder „koronare Herzerkrankung“ (KHK) ist die Folge einer Arteriosklerose in den Herzkrankgefäßen, den „Koronararterien“. Dadurch entsteht eine Unterversorgung des Herzmuskels mit Sauerstoff und insbesondere bei Belastung treten typische Beschwerden wie Brustschmerzen, Brustenge (lateinisch „Angina pectoris“) oder Atemnot auf. Das Koronarsyndrom kann in zwei Formen unterschieden werden: das chronische Koronarsyndrom und das akute Koronarsyndrom.

Die Schwere eines chronischen Koronarsyndroms, auch „stabile KHK“ genannt, lässt sich anhand des reproduzierbaren Auftretens von Symptomen einschätzen. In Anfangsstadien treten keine Beschwerden bei Alltagstätigkeiten, aber bei plötzlicher oder längerer körperlicher Belastung auf. Mit Fortschreiten der Erkrankung treten die Symptome bei immer geringeren Anstrengungen oder sogar in Ruhe auf. Da die Ursache der Erkrankung eine Arteriosklerose ist, werden die grundsätzlichen Maßnahmen zum Bluthochdruck, Blutcholesterol, Begleiterkrankungen und Lebensstil auch beim chronischen Koronarsyndrom angewendet. Zusätzlich erhalten alle Betroffenen niedrigdosierte Acetylsalicylsäure oder $P2Y_{12}$-Antagonisten als Thrombozytenaggregationshemmer (📖 **2.3.4**), nach einer Stent-Implantation auch beide Substanzen gleichzeitig, um die Gefäße beziehungsweise den Stent vor einem Verschluss zu schützen. Des Weiteren erhalten alle Personen mit einem chronischen Koronarsyndrom ein Statin (📖 **2.4.4**) zur Senkung des Cholesterolspiegels, unabhängig vom Ausgangswert der Blutfettwerte. Als Ziel werden LDL-Konzentrationen unter 70 mg/dl beziehungsweise eine Senkung um mindestens 50 Prozent angestrebt. Um die Symptome bei einem Angina-pectoris-Anfall schnell zu bessern, sollte ein Nitrat als Mundspray („Nitro-Spray") oder Zerbeißkapsel zur Verfügung stehen. Der Arzneistoff in diesen Arzneimitteln ist Glyceroltrinitrat (auch Nitroglycerin genannt), das in der Lage ist, die Koronargefäße schnell zu erweitern und die Durchblutung zu verbessern. Nach einer Anwendung kann der Blutdruck schnell sinken. Damit man durch eventuell einsetzenden Schwindel nicht stürzt, sollte der Arzneistoff nur angewendet werden, wenn man sich anlehnen oder hinsetzen kann. Tritt nach zehn Minuten keine Besserung der Symptome ein, kann die Dosis wiederholt werden. Bleibt dann eine Besserung aus, muss ein Notruf abgesetzt werden.

Aufgepasst!

Glyceroltrinitrat kommt auch in Weichkapseln in den Handel. Damit es bei Symptomen schnell wirken kann, sollen diese zerbissen und der Inhalt möglichst lange im Mund behalten werden. Die Kapselhülle kann geschluckt oder ausgespuckt werden. Werden die Kapseln fälschlicherweise geschluckt, kann der Arzneistoff nicht über die Mundschleimhaut aufgenommen werden und der Wirkeintritt verzögert sich unvorhersehbar.

Erklärungsbedürftig!

Viele Betroffene bezeichnen ihr Nitratspray als „Notfallspray". Dabei muss man nicht auf Symptome warten, um es benutzen zu dürfen. Es kann auch schon unmittelbar vor Situationen angewendet werden, von denen bekannt ist, dass sie Symptome auslösen werden. Sofern notwendig können auch mehrere Sprühstöße angewendet werden, jeweils in einem Abstand von 30 Sekunden.

Um Angina-pectoris-Anfällen vorzubeugen, kommen Antihypertensiva (**2.5.4**) wie Betablocker und Calciumkanal-Blocker oder langwirksame Nitrate wie Isosorbiddinitrat (ISDN), Isosorbidmononitrat (ISMN) und Molsidomin zum Einsatz. Insbesondere bei Unverträglichkeit oder nicht ausreichender Wirksamkeit von Betablockern finden auch die Arzneistoffe Ivabradin und Ranolazin Verwendung. Ivabradin senkt die Herzfrequenz, wodurch auch der der Sauerstoffbedarf des Herzens sinkt. Eine sehr häufige Nebenwirkung von Ivabradin sind „Phosphene" genannte Lichtwahrnehmungen. Ranolazin hat puls- und blutdrucksenkende Eigenschaften, der Wirkmechanismus ist nicht genau bekannt.

Das akute Koronarsyndrom umfasst alle direkt lebensbedrohlichen Episoden der Erkrankung. Hierunter fallen eine instabile Angina pectoris, also das neue oder nicht reproduzierbare Auftreten von Symptomen, ein akuter Herzinfarkt (Myokardinfarkt) oder der plötzliche Herztod. In diesen Fällen werden die Betroffenen mit Sauerstoff und Nitraten zur Wiederherstellung der Blutversorgung sowie und Opioiden (2.12.4) gegen die Schmerzen oder milden Anxiolytika (2.2.3) bei Angstzuständen versorgt. Auch Betablocker (2.5.4), vor allem Metoprolol, können eingesetzt werden. Abhängig von der weiteren Behandlung, zum Beispiel ob Stents gesetzt wurden oder nicht, werden Thrombozytenaggregationshemmer (2.3.4) und Antikoagulanzien (2.3.6), teilweise auch in Kombination eingesetzt.

Erklärungsbedürftig!

In der ersten Zeit nach einem akuten Koronarsyndrom ist das Risiko für ein erneutes Auftreten der Symptome erhöht. Deshalb wird häufig in den ersten 12 Monaten eine Thrombozytenaggregationshemmung mit zwei Substanzen, eine „duale Plättchenhemmung", meist mit niedrigdosierter Acetylsalicylsäure und einem $P2Y_{12}$-Antagonisten (2.3.4) durchgeführt. Nach dieser Zeit wird der $P2Y_{12}$-Antagonist häufig abgesetzt.

Um eine angemessene Blutversorgung invasiv wiederherzustellen, sind sowohl bei einem chronischen als auch bei einem akuten Koronarsyndrom Stent-Implantationen oder das Anlegen eines Bypasses möglich.

2.5.9 Herzinsuffizienz

Als Herzinsuffizienz bezeichnet man die Erkrankung, bei der das Herz zu schwach ist, um den Körper angemessen zu durchbluten. Die typischen Symptome einer Herzinsuffizienz sind Luftnot (Dyspnoe), eine verminderte Leistungsfähigkeit und Müdigkeit sowie Wassereinlagerungen (Ödeme), vor allem an den Knöcheln. Die Symptome können abhängig vom Fortschritt der Erkrankung bei Belastung oder auch in Ruhe auftreten. Auch ein nächtlicher trockener Husten, ein häufiges Wasserlassen in der Nacht (Nykturie), Schwindel oder Herzklopfen können auf eine Herzinsuffizienz hindeuten.

Die Prozesse am Herz gehen auf eine Schädigung des Herzmuskels zurück, zum Beispiel ein Absterben von Muskelzellen durch den Sauerstoffmangel bei einem Herzinfarkt. Das Herz pumpt in der Folge weniger Blut in den Kreislauf und daraufhin werden Gegenregulationen wie das RAAS und des Sympathikus aktiviert (2.5.3). Diese Mechanismen können zwar kurzfristig die Durchblutung verbessern, schädigen aber auf lange Sicht den Herzmuskel weiter.

In der Therapie werden den Betroffenen Lebensstilveränderungen empfohlen. Dazu gehören eine angepasste körperliche Aktivität, ein Verzicht auf das Rauchen und ein gemäßigter Alkoholkonsum sowie eine gesunde Ernährung. Allgemeine Grenzwerte für die Flüssigkeits- oder Salzmenge pro Tag werden nicht vorgegeben, sondern sollen ein normales Maß nicht übersteigen. Die individuellen Mengen orientieren sich an Symptomen wie Ödemen oder Begleiterkrankungen wie Niereninsuffizienz.

Erklärungsbedürftig!

Patientinnen und Patienten mit Herzinsuffizienz sollen täglich ihr Körpergewicht messen und dokumentieren. So kann der Zustand der Herzinsuffizienz leicht überwacht werden. Eine schnelle Gewichtszunahme deutet auf das Einlagern von Wasser und somit auf eine Verschlechterung der Herzinsuffizienz hin. Betroffene sollten umgehend ärztlichen Rat suchen, wenn mehr als ein Kilogramm über Nacht, mehr als zwei Kilogramm innerhalb von drei Tagen oder mehr als 2,5 Kilogramm innerhalb einer Woche zugenommen wurde. Einige Patientinnen und Patienten können in diesen Fällen in ärztlicher Absprache Diuretika-Dosierungen eigenständig anpassen.

Das Ziel der Arzneimitteltherapie einer Herzinsuffizienz ist der Schutz des Herzens vor einer Überlastung und anderen schädlichen Einflüssen aus den Gegenregulationen des Körpers. Alle Personen mit einer Herzinsuffizienz sollen daher einen ACE-Hemmer (**2.5.4**) erhalten, bei Unverträglichkeit kann auf ein Sartan (**2.5.4**) gewechselt werden. Sofern bereits Symptome aufgetreten sind, kommen die Betablocker Bisoprolol, Carvedilol, Metoprololsuccinat (nicht als Tartrat) und Nebivolol (**2.5.4**) sowie → **Aldosteron-Antagonisten** zum Einsatz. Betablocker verlangsamen den Herzschlag und schonen so das Herzmuskelgewebe. Diese Substanzen schützen das Herz vor dem „körpereigenen Stress" durch Adrenalin beziehungsweise vor den unerwünschten Wachstumsreizen durch Aldosteron. Bei Betablocker-Unverträglichkeit wird wie beim Koronarsyndrom auf Ivabradin (**2.5.8**) ausgewichen. Bleibt die Symptomatik bestehen, wird die Therapie um SGLT2-Inhibitoren (**2.4.2**) sowie um die Kombination aus Sacubitril mit Valsartan ergänzt. Flüssigkeitsausscheidende Diuretika (**2.5.4**) werden bei Wassereinlagerungen verordnet. Sie verringern, wie auch die SGLT2-Inhibitoren, die Flüssigkeitsmenge in den Gefäßen und senken dadurch den Blutdruck und das zu pumpende Blutvolumen. Das Herz wird auf diese Weise entlastet. Sacubitril hemmt den Abbau sogenannter „natriuretischer Peptide", die dem RAA-System entgegengesetzt wirken. Herzstärkende Glykoside wie Digitoxin oder Digoxin werden nur noch als Reservemittel oder bei gleichzeitig bestehendem und anderweitig nicht beherrschbarem Vorhofflimmern (**2.5.10**) eingesetzt.

2.5.10 Herzrhythmusstörungen

Bei einer Herzrhythmusstörung (Arrhythmie) schlägt das Herz zu schnell (Tachykardie), zu langsam (Bradykardie) oder unregelmäßig. Bei einer Tachykardie schlägt das Herz mehr als 100-mal pro Minute, bei einer Bradykardie weniger als 60-mal pro Minute. Der Puls ist aber auch vom Trainingszustand des Körpers abhängig. So ist bei besonders trainierten Personen ein Puls von weniger 60 Schlägen pro Minute nicht immer mit einem Krankheitswert verbunden. Unregelmäßige Herzrhythmen werden meist als ein „Stolpern" des Herzens wahrgenommen. Der Grund dafür sind häufig zusätzliche Herzschläge außerhalb des normalen Rhythmus, sogenannte „Extrasystolen", denen eine kurze Pause im Herzschlag folgen kann. Haben die Extrasystolen keine organische Ursache, sind sie meist harmlos, können aber Verunsicherung und Angst auslösen.

Die häufigste Herzrhythmusstörung ist das Vorhofflimmern. Risikofaktoren für das Auftreten sind zum Beispiel eine Herzklappenerkrankung, eine Hypertonie, Herzinsuffizienz oder eine Gefäßerkrankung. Auch Diabetes mellitus und eine Niereninsuffizienz steigern das Risiko für ein Vorhofflimmern. Die Betroffenen bemerken die Rhythmusstörung als Herzklopfen, Atemnot und Müdigkeit, falls die Blutzirkulation nicht mehr ausreichend ist auch als zu niedrigen Blutdruck oder Ohnmachtsanfälle. Vorhofflimmern geht mit einer erhöhten Sterblichkeit einher. Zum einen ist die Herzleistung und damit die Blutversorgung des Körpers beeinträchtigt. Zum anderen fließt das Blut insbesondere im linken Vorhof unregelmäßig und neigt daher zu Verklumpungen (Thrombus). Diese Verklumpungen können schnell in die Hirnarterien gelangen, die Gefäße verschließen und so einen Schlaganfall auslösen.

Ein wesentlicher Bestandteil der Arzneimitteltherapie des Vorhofflimmerns ist die Schlaganfallprävention. Dies wird durch die Gabe von Hemmstoffen der Blutgerinnung (Antikoagulanzien, 📖 2.3.6) erreicht. Wird das Vorhofflimmern auf eine Herzklappe zurückgeführt, werden Vitamin K-Antagonisten wie Phenprocoumon eingesetzt. In den übrigen Fällen werden die direkten oralen Antikoagulanzien (DOAK) wie Apixaban, Dabigatran, Edoxaban oder Rivaroxaban bevorzugt. Für die Symptomkontrolle wird die Herzfrequenz mittels Betablocker (📖 2.5.4) oder Calciumkanal-Blocker wie Verapamil und Diltiazem (📖 2.5.4) gesenkt. Als Mittel der zweiten Wahl kommen die Digitalis-Glykoside Digitoxin und Digoxin, dessen Prodrugs β-Acetyldigxoxin und Metildigoxin sowie Amiodaron hinzu. Auch Kombinationen sind möglich. Therapeutisch soll das Herz dauerhaft wieder in einen normalen Rhythmus gebracht werden (Kardioversion). Die Kardioversion kann elektrisch (wie mit einem Defibrillator) oder medikamentös beispielsweise mit Flecainid, Propafenon oder Amiodaron erreicht werden. Um den normalen Herzrhythmus aufrecht zu erhalten, werden Arzneimittel verordnet oder das Herzgewebe, das die Rhythmusstörung auslöst, wird mittels Katheterablation verödet. Auch eine Implantation eines Herzschrittmachers ist möglich.

Die Ausbreitung des elektrischen Signals im Herzen, auf das hin sich der Herzmuskel zusammenzieht, wird durch Ein- und Ausstrom von Ionen in die Herzmuskelzellen erreicht. Arzneimittel gegen Herzrhythmusstörungen (Antiarrhythmika) können daher anhand der Ionenkanäle, die sie blockieren, eingeteilt werden:

- → **Antiarrhythmika (Natriumkanal-Blocker)**: Flecainid, Propafenon
- → **Antiarrhythmika (Kaliumkanal-Blocker)**: Amiodaron, Dronedaron, Sotalol
- Calciumkanal-Blocker: Verapamil, Diltiazem (📖 2.5.4)

Flecainid und Propafenon werden bei einem ansonsten gesunden Herz eingesetzt, teilweise auch nur als Bedarfsmedikation bei Symptomen. Amiodaron kann bei fast allen Formen des Vorhofflimmerns eingesetzt werden, auch dann, wenn das Herz zum Beispiel in Folge eines Koronarsyndroms oder Herzinsuffizienz vorgeschädigt ist. Alle Antiarrhythmika aus der Gruppe der Natriumkanal- und Kaliumkanal-Blocker besitzen auch das Potenzial selbst Herzrhythmusstörungen inklusive einer QT-Zeit-Verlängerung (**3.4.2**) auszulösen.

2.5.11 Schlaganfall

Ein Schlaganfall, auch „Hirninfarkt" oder „Apoplex", ist eine akute Minderdurchblutung des Gehirns, die zu einem Gewebeschaden führt. Die Durchblutungsstörung kann sowohl durch den Verschluss eines Blutgefäßes (ischämischer Schlaganfall) oder eine Hirnblutung nach Reißen eines Blutgefäßes (hämorrhagischer Schlaganfall) entstehen. Treten die Symptome vorrübergehend auf, ohne dass es zu einem Gewebeschaden oder einer Hirnblutung kommt, spricht man von einer „transitorischen ischämischen Attacke" (TIA). Die Ursachen eines Schlaganfalls oder einer TIA finden sich meist in einer Belastung der Gefäße durch einen Bluthochdruck oder eine Arteriosklerose, aber auch bei Vorhofflimmern in einem aus dem Herz gewanderten Thrombus (Embolie).

Erklärungsbedürftig!

Bei Verdacht auf einen Schlaganfall soll ein Schnelltest erfolgen, den jeder durchführen kann. Etabliert hat sich „FAST" (Face-Arm-Speech-Time). Den Betroffenen wird ins Gesicht geschaut, sie werden gebeten beide Arme zu heben und etwas zu sagen. Hängt ein Mundwinkel oder ein Augenlid herunter? Kann ein Arm weniger oder gar nicht angehoben werden? Kann die Person nicht deutlich sprechen, hat Wortfindungsstörungen oder wirkt desorientiert? Dann ist es Zeit, den Notruf mit Verdacht auf einen Schlaganfall abzusetzen. Bei einem Schlaganfall gilt: „time is brain" – **Zeit ist Gehirn!** Je schneller den Betroffenen geholfen wird, desto eher kann wertvolles Gehirngewebe gerettet werden.

In der Akuttherapie des ischämischen Schlaganfalls wird versucht, das Blutgerinnsel mit Enzymen (Alteplase, Tenecteplase) aufzulösen. Dies ist allerdings nur in den ersten Stunden nach dem Gefäßverschluss möglich. In der Folge auf einen Schlaganfall sollen Lebensstilveränderungen herbeigeführt werden. Diese umfassen eine abwechslungsreiche Ernährung, eine angemessene körperliche Aktivität, einen Rauchstopp sowie einen gemäßigten Alkoholkonsum. Darüber hinaus sollten gegebenenfalls ein Bluthochdruck oder ein Vorhofflimmern medikamentös eingestellt werden. Nach einem Schlaganfall wird weiteren Ereignissen mit niedrigdosierter Acetylsalicylsäure als Thrombozytenaggregationshemmer (**2.3.4**) und einer lipidsenkenden Therapie meist in Form eines Statins (**2.4.4**) vorgebeugt (Sekundärprophylaxe). Die weitere Therapie richtet sich nach den weiteren Symptomen, die eventuell im Rahmen der Hirnschädigung aufgetreten sind. Hierzu zählen zum Beispiel Ergotherapie, Physiotherapie und Logopädie, um Bewegungen, das Schlucken oder das Sprechen wieder zu erlernen oder um gelähmte beziehungsweise verkrampfte Muskulatur zu bewegen und zu lockern.

2.5.12 Erektile Dysfunktion

Die erektile Dysfunktion bezeichnet eine mehr als sechs Monate anhaltende Unfähigkeit, eine Erektion des Penis zu erreichen oder aufrechtzuerhalten. Diese Störung kann erhebliche Auswirkungen auf das Selbstwertgefühl, die Lebensqualität und die Beziehungen der Betroffenen haben. Die Mechanismen, die zu einer Erektion führen, sind ein komplexes Zusammenspiel von Nervenimpulsen und spezialisierten Blutgefäßen wie den Schwellkörpern im Penis. Die Ursachen der Störung können daher vielfältig sein und reichen von Nervenfunktionsstörungen und Tumoren über Herz-Kreislauf-Erkrankungen und Verletzungen bis zu Prostatavergrößerung (2.17.3) und Nebenwirkungen von Arzneimitteln gegen Haarausfall (2.6.6). Eine urologische beziehungsweise neurologische Untersuchung sollte daher unbedingt erfolgen, um gegebenenfalls unerkannte Grunderkrankungen wie eine Arteriosklerose (2.5.6) zu erkennen.

Erklärungsbedürftig!

Die erektile Dysfunktion ist in der Regel kein Bereich der Selbstmedikation. Aus Scham, von „Potenzproblemen" berichten zu müssen, suchen trotzdem viele Betroffene zunächst nach freiverkäuflichen Alternativen. Insbesondere im Internet werden viele „Wundermittel" angeboten. Diese sind jedoch häufig Nahrungsergänzungsmittel und können in Bezug auf Sicherheit und Wirksamkeit nicht mit Arzneimitteln gleichgesetzt werden. In einigen Fällen wird trotzdem der Eindruck eines Arzneimittels vermittelt und manchmal sind sogar eigentlich verschreibungspflichtige Arzneistoffe versteckt enthalten. Suchen Betroffene in der Apotheke Hilfe bei Erektionsstörungen sollte eine ärztliche Diagnostik empfohlen werden, die eine wirksame und sichere Arzneimitteltherapie ermöglicht.

Die Arzneimitteltherapie besteht zunächst in der Therapie möglicher Grunderkrankungen wie Diabetes mellitus (2.4.2), Herz-Kreislauf-Erkrankungen wie Bluthochdruck (2.5.4) oder neurologischen Erkrankungen. Für die symptomatische Therapie stehen Hemmstoffe des Enzyms Phosphodiesterase 5 zur Verfügung, die → **PDE-5-Hemmer**. Diese Substanzen hemmen das Enzym, das gefäßerweiternde Stoffe abbaut und unterstützen so den Blutfluss in die Schwellkörper für eine anhaltende Erektion. Da Nitrate bei Angina pectoris (2.5.8) wie das „Nitro-Spray" eine vermehrte Bildung der gleichen gefäßerweiternden Stoffe bewirken, sind PDE-5-Hemmer bei Nitrat-Anwendung kontraindiziert, um starke, lebensbedrohliche Blutdruckabfälle zu vermeiden. Eine seltener verwendete therapeutische Alternative sind gefäßerweiternde Prostaglandine, die lokal in die Harnröhre eingebracht oder direkt in den Schwellkörper injiziert werden.

Aufgepasst!

PDE-5-Hemmer werden nicht nur zur Behandlung der erektilen Dysfunktion verordnet, sondern auch zur Behandlung des Lungenhochdrucks (pulmonale arterielle Hypertonie, kurz PAH). Tadalafil wird auch zur Behandlung des benignen Prostatasyndroms verordnet. Für diese Indikationen erhalten gesetzlich Versicherte ein Kassen-Rezept. Für die erektile Dysfunktion werden Privatrezepte ausgestellt, da Arzneimittel für diese Indikation als „Lifestyle-Arzneimittel" gelten und nicht zu Lasten der gesetzlichen Krankenversicherung abgegeben werden können.

2.5.13 Niereninsuffizienz

Gesunde Erwachsene filtern in den Glomeruli, den Funktionseinheiten der Niere, mindestens 90 ml Blut pro Minute (bezogen auf eine Körpergröße von circa 1,70 m und ein Körpergewicht von circa 63 kg) und befreien es so von Stoffen, die der Körper mit dem Urin ausscheiden soll. Sinkt die Leistung der Niere unter diesen Wert oder werden Proteine ausgeschieden, die von gesunden Nieren zurückgehalten werden, wird dies als „Niereninsuffizienz" bezeichnet. Ein schneller Abfall der Leistungsfähigkeit innerhalb kurzer Zeit wird als „akute Niereninsuffizienz" oder „akutes Nierenversagen" bezeichnet. Die chronische Niereninsuffizienz verläuft hingegen langsamer. Im Anfangsstadium zeigt sich die Erkrankung eher unspezifisch mit rascher Ermüdbarkeit oder Bluthochdruck. Schreitet sie fort, lagert der Körper vermehrt Salze, Wasser und unerwünschte Stoffwechselprodukte im Gewebe ein und es kommt zu Ödemen sowie Haut-Verfärbungen und Juckreiz. Da die Nieren auch Erythropoetin produzieren, das die Bildung der roten Blutkörperchen (Erythrozyten) stimuliert, kann sich bei Funktionsverlust der Nieren eine Blutarmut (Anämie) ausbilden. Die Ursachen einer Niereninsuffizienz können vielfältig sein und reichen von Schäden an den Nieren-Gefäßen durch Diabetes mellitus (📖 2.4.2) oder Bluthochdruck (📖 2.5.4) über akuten Blutverlust und Entzündungen der Nieren bis zu Nebenwirkungen von Arzneimitteln. Auch das natürliche Altern geht mit einer langsamen Funktionseinschränkung der Niere einher. Im Endstadium der Erkrankung, wenn die Nieren kaum noch Blut filtern, werden Ersatzverfahren wie die Dialyse oder eine Nierentransplantation notwendig.

Zur Therapie der Niereninsuffizienz werden verschiedene Ansätze verfolgt. Zum einen sollen bestimmte Salze (Natrium, Kalium, Phosphat) oder Proteine, die sich im Körper anreichern können, nur in einer individuell festgelegten Menge mit der Nahrung zugeführt werden. Gleiches gilt für die Trinkmenge. In den Anfangsstadien gelten jedoch häufig die gleichen Zufuhr-Empfehlungen wie für die gesunde Allgemeinbevölkerung. Steigen die Phosphat-Werte im Blut, kommen calciumhaltige Phosphatbinder wie Calciumacetat oder calciumfreie Phosphatbinder wie Sevelamer zum Einsatz. Sie binden das Phosphat aus der Nahrung im Darm und senken so die Phosphatzufuhr. Bei zu hohen Kalium-Werten im Blut werden Kationenaustauscher wie Polystyrolsulfonat oder Patiromer eingesetzt, die im Darm Kalium binden und im Gegenzug andere Ionen wie Natrium freisetzen. Ist das Blut zu sauer, wird Natriumhydrogencarbonat zugeführt. Vorerkrankungen wie Diabetes mellitus und Bluthochdruck müssen optimal behandelt werden. Um die Restfunktion der Nieren zu unterstützen, werden Schleifendiuretika (**2.5.4**) in hoher Dosis und SGLT2-Inhibitoren (**2.4.2.2**) eingesetzt. Da die Niere auch an der Aktivierung von Vitamin D zu seiner aktiven Form Calcitriol beteiligt ist, kann eine Zufuhr von Vitamin D_3 (Colecalciferol), des aktiven Calcitriols oder dessen Vorstufe Alfacalcidol erforderlich werden. Bei Vorliegen einer Anämie kommen Eisen-Präparate und Erythropoetin zum Einsatz. Da die Ausscheidung von Arzneimitteln verringert sein kann, werden bei Niereninsuffizienz häufig Dosierungen angepasst.

Erklärungsbedürftig!

Die Phosphat- und Kalium-Binder können auch andere Substanzen und Arzneistoffe binden. Damit deren Aufnahme sichergestellt ist, wird ein Einnahme-Abstand von bis zu drei Stunden zu anderen Arzneimitteln empfohlen.

2.5.14 Varikose

Als „Krampfadern“ oder „Varizen“ bezeichnet man krankhaft erweiterte oberflächliche Beinvenen. Ursache der sogenannten „Varikose“ ist das „Versacken“ des Blutes in den Beinvenen aufgrund der Schwerkraft und fehlender Unterstützung durch die umgebende Beinmuskulatur (Muskelpumpe) und intakte Venenklappen. Wichtige Einflussfaktoren auf die Entwicklung sind stehende Tätigkeiten, Übergewicht oder Schwangerschaft. Das Hauptziel der Behandlung besteht darin, den venösen Blutfluss zu normalisieren, die Stauungsbeschwerden wie Wassereinlagerungen, Spannungs- und Hitzegefühl sowie Schmerzen zu lindern, einer Geschwürbildung vorzubeugen und weitere Komplikationen wie Thrombosen zu verhindern. Ein Geschwür (Ulcus cruris, „offenes Bein“) kann entstehen, wenn der Druck in den Venen die Gefäße schädigt, in der Folge die Durchblutung nicht mehr sichergestellt ist und Gewebe abstirbt.

Kompressionsverbände und -strümpfe sind grundlegende Therapiemaßnahmen, um den venösen Blutfluss zu verbessern. Diese Therapie kann in allen Stadien der Varikose eingesetzt werden. Regelmäßige Hautpflege ist wichtig, um Austrocknung der Haut unter der Kompression zu verhindern. Weitere physikalisch wirkende Maßnahmen umfassen die manuelle Lymphdrainage und Gefäßsport.

Für die weitere Therapie wird zunächst geprüft, ob chirurgische Maßnahmen infrage kommen. Sind chirurgische Maßnahmen nicht möglich sind oder bestehen weiterhin Symptome, kann eine Therapie entweder mit Extrakten aus Rotem Weinlaub oder Rosskastanien oder mit Oxerutin in Erwägung gezogen werden. Diese Arzneistoffe sollen Ödeme zurückbilden und subjektive Beschwerden lindern. Um den Erfolg einer Therapie beurteilen zu können, ist eine kontinuierliche Einnahme über mindestens zwei bis vier Wochen erforderlich.

2.6 Hormone

2.6.1 Hormonelle Steuerung

Hormone sind Botenstoffe des Körpers, die im Gegensatz zu Neurotransmittern (2.2.1), nicht direkt auf benachbarte Zellen einwirken, sondern ins Blut abgegeben werden und im ganzen Körper Effekte auslösen können. Sie stammen aus endokrinen (griechisch, übersetzt etwa „nach innen abgebenden") Drüsen und steuern Stoffwechsel- und Wachstumsprozesse. Wichtige endokrine Drüsen sind etwa die Schilddrüse, das Pankreas, die Nebennieren sowie Eierstöcke und Hoden (Tabelle 2.6-1).

An der hormonellen Steuerung sind häufig drei Organe beteiligt: der Hypothalamus, die Hirnanhangdrüse (Hypophyse) sowie die jeweilige endokrine Drüse (Abbildung 2.6-1). Der Hypothalamus nimmt Signale aus dem zentralen Nervensystem auf und gibt diese Signale über „releasing" (englisch für „freisetzend") Hormone an die Hypophyse weiter. Die Hypophyse ihrerseits setzt daraufhin stimulierende Hormone frei, die in der endokrinen Drüse die Ausschüttung der jeweiligen Hormone bewirken (Tabelle 2.6-1). Diese Hormone wiederum unterdrücken die Ausschüttung der Hormone aus Hypothalamus und Hypophyse. Dies schafft einen Regelkreis, der den Körper vor unkontrollierter Ausschüttung von Hormonen schützt.

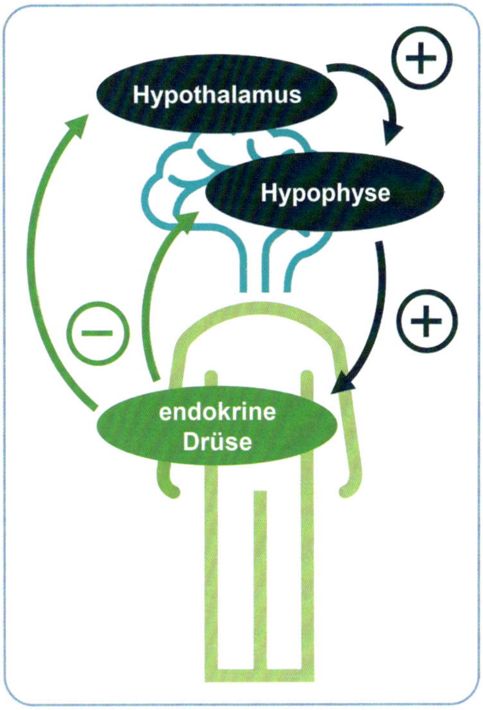

Abbildung 2.6-1: Regelkreis aus Hypothalamus, Hypophyse und endokrinen Drüsen

Tabelle 2.6-1: Ausgewählte Hormone aus Hypothalamus, Hypophyse und endokrinen Drüsen

Hormon aus Hypothalamus	Hormon aus Hypophyse	Endokrine Drüse	Hormon
Thyreotropin-Releasing-Hormon (TRH)	Thyreotropin oder Thyreoidea-stimulierendes Hormon (TSH)	Schilddrüse (lateinisch „Glandula thyroidea")	Thyroxin (T_4) Triiodthyronin (T_3)
Corticotropin-Releasing-Hormon (CRH)	Adrenocorticotropin (ACTH)	Nebennierenrinde	Glucocorticoide Mineralocorticoide
Gonadotropin-Releasing-Hormon (GnRH)	Follikelstimulierendes Hormon (FSH) und Luteinisierendes Hormon (LH)	Eierstöcke Hoden	Estrogen Progesteron Testosteron

2.6.2 Hormone der Schilddrüse

Die Schilddrüse (lateinisch „Glandula thyroidea") ist eine endokrine Drüse im Hals, nahe des Kehlkopfes und der Luftröhre. Sie schüttet nach Stimulation durch das Thyreoidea-stimulierende Hormon (TSH) aus der Hypophyse die Iod-haltigen Hormone Triiodthyronin (T_3) und Tetraiodthyronin (T_4) aus, die vielfältige Wirkungen auf die Entwicklung des Körpers und den Stoffwechsel haben. Iod wird für die Produktion der Hormone in großen Mengen gebraucht und selektiv aus dem Blut in die Schilddrüse aufgenommen. Eine Vergrößerung der Schilddrüse wird „Struma" oder „Kropf" genannt. Die häufigste Ursache für ein Struma ist ein Iod-Mangel, den die Schilddrüse durch Wachstum auszugleichen versucht. Die aktive Form der Schilddrüsen-Hormone ist T_3, das allerdings nur kurz im Blut auftritt und schnell abgebaut wird. Die Speicherform T_4 zirkuliert länger im Blut und kann bei Bedarf von den Organen in T_3 umgewandelt werden. Eine unzureichende Bildung von Schilddrüsenhormonen wird „Schilddrüsenunterfunktion" oder „Hypothyreose" genannt, eine übermäßige Produktion „Schilddrüsenüberfunktion" oder „Hyperthyreose". Für die Diagnostik und die Therapiebegleitung werden die TSH-Werte (normal: circa 0,4 bis 4 mU/l) betrachtet. Sind die Werte erhöht, kann dies auf eine Unterfunktion hindeuten. Bei verringerten TSH-Spiegeln kann eine Überfunktion vorliegen.

Tabelle 2.6-2: Ausgewählte Symptome einer Hypo- und Hyperthyreose

Hypothyreose	Hyperthyreose
• Schwäche, Müdigkeit, verminderte Konzentrationsfähigkeit	• Erregbarkeit, Zittern
• Niedriger Puls	• Gesteigerter Puls
• Gewichtszunahme	• Gewichtsabnahme
• Depression	• Hervortretende Augäpfel

Eine Hypothyreose kann verschiedene Ursachen haben. Sie kann durch eine angeborene Fehlfunktion der Schilddrüse auftreten, nach Entfernung oder Zerstörung der Schilddrüse durch medizinische Eingriffe oder durch Autoimmunerkrankungen. Die bekannteste Autoimmunerkrankung (📖 **2.7.3**) ist die „Hashimoto-Thyreoiditis" genannte Entzündung, bei der sich Antikörper gegen das Schilddrüsengewebe richten und es zerstören. Die Folge ist ein Mangel der lebenswichtigen Hormone T_3 und T_4. Eine Hypothyreose ist in der Regel nicht heilbar und die fehlenden Hormone müssen lebenslang ersetzt werden. Wird T_4 als Arzneistoff eingesetzt, wird es als „L-Thyroxin" bezeichnet, T_3 hingegen als „Liothyronin". Welche Form zugeführt werden muss, ist von der Erkrankung abhängig. Findet die Umwandlung der Hormone in ausreichenden Umfang statt, wird in der Regel L-Thyroxin ersetzt.

Erklärungsbedürftig!

Schilddrüsenhormone werden im Mikrogramm-Bereich (µg) eingesetzt und die Aufnahme in den Körper kann durch die Anwesenheit mehrwertiger Kationen gestört werden (3.1). Aus diesem Grund müssen die Hormone morgens nüchtern, das heißt mindestens eine halbe Stunde vor der ersten Nahrungsaufnahme, mit Leitungswasser eingenommen werden. Die Einnahme mit Mineralwasser, das gewöhnlich Calcium- und Magnesium-Ionen enthält, sollte aus dem gleichen Grund vermieden werden. Auch die im Kaffee und Tee enthaltenen Gerbstoffe können die Aufnahme der Schilddrüsenhormone vermindern. Da einige Personen auf Schwankungen der geringen Dosierungen empfindlich reagieren, sollten keine Arzneimittelhersteller gewechselt werden.

Eine Hyperthyreose ist zumeist auf „heiße Knoten" oder einen sogenannten „Morbus Basedow" zurückzuführen. Als „heiße Knoten" werden Teile der Schilddrüse bezeichnet, die unabhängig vom hormonellen Regelkreis über TSH wachsen und Hormone ausschütten. Beim Morbus Basedow handelt es sich um eine Autoimmunerkrankung (2.7.3), bei der die gebildeten Antikörper den TSH-Rezeptor stimulieren und so zu einer Überproduktion von T_3 und T_4 führen. Die Arzneimitteltherapie besteht entweder in der Gabe von Carbimazol, Propylthiouracil oder Thiamazol, die den Einbau von Iod in die Schilddrüsenhormone hemmen, oder in der Gabe von Perchlorat, das die Iodaufnahme in die Schilddrüse hemmt. Weitere Möglichkeiten sind die operative Entfernung der überaktiven Schilddrüsen-Teile oder die Radio-Iod-Therapie. Letztere besteht aus einer Dosis radioaktiven Iods, das sich spezifisch in der Schilddrüse anreichert und dort das Gewebe durch Strahlung zerstört. Nach operativer Entfernung oder Radio-Iod-Therapie zeigt sich häufig eine Unterfunktion, die durch Gabe von Schilddrüsenhormonen ausgeglichen werden muss.

Aufgepasst!

Manchmal wird in der Apotheke nach Iod-Tabletten gefragt. Der Wunsch ist jedoch nicht die Ergänzung von Iod-armer Ernährung (meist 100 bis 200 µg Iodid pro Tag), sondern der Schutz vor radioaktiver Strahlung. Kaliumiodid wird bei Reaktor-Unfällen eingesetzt, um die Aufnahme von Iod in die Schilddrüse kurzzeitig zu sättigen und so vor dem Einbau radioaktiven Iods zu schützen. Die Dosen hierbei sind jedoch um ein Vielfaches höher als für die Nahrungsergänzung. Für die Schutzwirkung muss die richtige Dosierung beachtet und der richtige Einnahmezeitpunkt nach dem Unfall genau abgepasst werden. Anderenfalls schadet die Einnahme eher als sie nützt. Für eine Ergänzung der Ernährung sind diese Dosen nicht geeignet. Auch wenn Kaliumiodid nicht der Verschreibungspflicht unterliegt, sollten die Tabletten daher nicht leichtfertig abgegeben werden.

2.6.3 Hormone der Nebenniere

Die Nebennieren sind zwei Organe, die unmittelbar über den Nieren im Körper sitzen. Sie produzieren vor allem Adrenalin im Nebennierenmark sowie Mineralocorticoide und Glucocorticoide in der Nebennierenrinde.

Adrenalin kann als ein Stresshormon angesehen werden. Wie Noradrenalin, der Neurotransmitter des Sympathikus (2.2.2), bindet es nach Ausschüttung aus der Nebenniere an α- und β-Rezeptoren und führt zu Blutdruckanstieg, verstärkter Herzleistung und erweiterten Bronchien (2.2.2). So soll die Leistungsfähigkeit in Stress-Situationen sichergestellt werden. Adrenalin wird auch als Arzneistoff unter der Bezeichnung „Epinephrin" eingesetzt. Es soll dann vor Kreislauf-Versagen schützen, das zum Beispiel bei einer anaphylaktischen Reaktion auftreten kann (2.7.7).

Körpereigenes Cortisol, das als Arzneistoff „Hydrocortison" genannt wird, kann ebenfalls zu den Stresshormonen gezählt werden. Es aktiviert den Abbau der Glykogenspeicher und setzt dadurch Glucose frei, damit für die Stressreaktion ausreichend Energie zur Verfügung steht (2.4.1). Des Weiteren hemmt es das Immunsystem und Entzündungsreaktionen, wofür es therapeutisch genutzt wird. Corticoide mit diesen Eigenschaften werden wegen der Blutglucose erhöhenden Wirkung als „Glucocorticoide" bezeichnet. Neben dem körpereigenen Hormon kommen auch stärker wirksame synthetische Glucocorticoide zum Einsatz (Tabelle 2.6-3). Sie werden bei einer Vielzahl entzündlicher Erkrankungen wie Allergie (2.7.7), Asthma bronchiale (2.15.2) oder chronisch entzündlichen Darmerkrankungen (2.1.12) eingesetzt.

Ein Überschuss an Cortisol im Körper, zum Beispiel bei hormonproduzierenden Krebsarten, oder durch eine langanhaltend hochdosierte Glucocorticoid-Therapie wird als „Morbus Cushing" bezeichnet. Die Symptome sind unter anderem eine Umverteilung von Körperfett („Stiernacken", „Vollmondgesicht", „Stammfettsucht"), eine Störung des Glucose-Stoffwechsels in Richtung eines Diabetes mellitus, eine Abnahme der Muskulatur und Knochendichte, Bluthochdruck, ein geschwächtes Immunsystem, psychische Veränderungen sowie Schäden der Haut wie Dehnungsstreifen und abnehmende Hautdicke (Hautatrophie, „Pergamenthaut"). Bei langfristigem Einsatz bauen sich die Nebennieren irreversibel ab, da die körpereigene Produktion von Cortisol wegen der Arzneimittelzufuhr nicht benötigt wird (Nebennierenatrophie).

Erklärungsbedürftig!

Erkrankte, die mit Glucocorticoiden behandelt werden sollen, haben häufig Angst vor den vielfältigen Nebenwirkungen. Das kann zu schlechter Adhärenz und damit zu nicht optimalen Therapieerfolgen führen. Ein künstlich erzeugter Morbus Cushing wird allerdings erst bei langfristigem Überschreiten der sogenannten „Cushing-Schwelle" von circa 7,5 mg Prednisolon pro Tag oder einer entsprechenden Dosis eines anderen Glucocorticoids wahrscheinlich. Bei Dosierungen darunter, auch bei langfristigem Gebrauch, kann man Betroffenen die „Cortison-Angst" nehmen. Gleiches gilt für eine Hochdosis-Stoßtherapie für wenige Tage oder einen lokalen Einsatz auf der Haut oder als Inhalation.

Tabelle 2.6-3: Beispiele für Glucocorticoide und ihre Wirkstärke

Perorale Glucocorticoide	Wirkstärke (im Vergleich zu Hydrocortison)
Hydrocortison	1
Prednisolon/Prednison	4
Methylprednisolon	5
Triamcinolon	5
Dexamethason	30
Betamethason	30
Lokale Glucocorticoide	**Wirksamkeit (Klasse)**
Hydrocortison(acetat)	Schwach (1)
Dexamethason	Schwach (1)
Triamcinolon(acetonid)	Mittelstark (2)
Hydrocortisonbutyrat	Mittelstark (2)
Prednicarbat	Mittelstark (2)
Betamethasonvalerat	Stark (3)
Betamethasondipropionat	Stark (3)
Mometasonfuroat	Stark (3)
Fluticason	Stark (3)
Clobetasolpropionat	Sehr stark (4)
Inhalative Glucocorticoide (alphabetisch)	
Beclometasondipropionat, Budesonid, Ciclesonid, Fluticason(furoat/propionat), Mometasonfuroat	

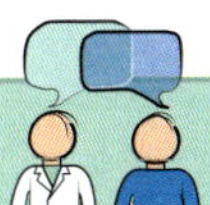

Erklärungsbedürftig!

Glucocorticoide haben eine stoffwechselanregende Wirkung. Daher werden sie früh morgens vom Körper ausgeschüttet, um diesen für den Tag aktiv werden zu lassen. Um den körpereigenen Rhythmus nicht zu stören, sollten Glucocorticoide bevorzugt morgens eingenommen werden – spätestens zum Frühstück.

Corticoide können auch Auswirkungen auf den Elektrolyt- und Flüssigkeitshaushalt haben. Halten sie wie das körpereigene Aldosteron (📖 **2.5.3**) Natrium und Wasser im Körper zurück, erhöhen damit den Blutdruck und besitzen wachstumsfördernde Eigenschaften auf den Herzmuskel, werden sie als „Mineralocorticoide“ bezeichnet. Körpereigenes Cortisol besitzt die Eigenschaften von Glucocorticoiden und Mineralocorticoiden. Als Hydrocortison wird es zum Beispiel in entzündungshemmenden Salben oder als Ersatztherapie bei nicht ausreichender körpereigener Produktion in der Nebenniere (Nebenniereninsuffizienz, „Morbus Addison“) eingesetzt. Fehlt eine mineralocorticoide Wirkung, wird Fludrocortison als synthetischer Ersatz verordnet.

2.6.4 Sexualhormone

Die Bildung von Sexualhormonen wird durch das Follikel-stimulierende Hormon (FSH) und das Luteinisierende Hormon (LH) aus der Hypophyse stimuliert. Durch FSH wird bei Frauen das Wachstum der Eizellen (Follikel) in den Eierstöcken (lateinisch „Ovarien“) und die Estrogen-Produktion angeregt, bei Männern die Produktion der Spermienzellen in den Hoden. Durch LH wird bei Frauen der Eisprung (Ovulation) ausgelöst und anschließend die Progesteron-Produktion angeregt, bei Männern die Testosteron-Synthese stimuliert. FSH und LH werden als „Follitropin“ beziehungsweise „Lutropin“ im Rahmen einer Kinderwunschbehandlung eingesetzt.

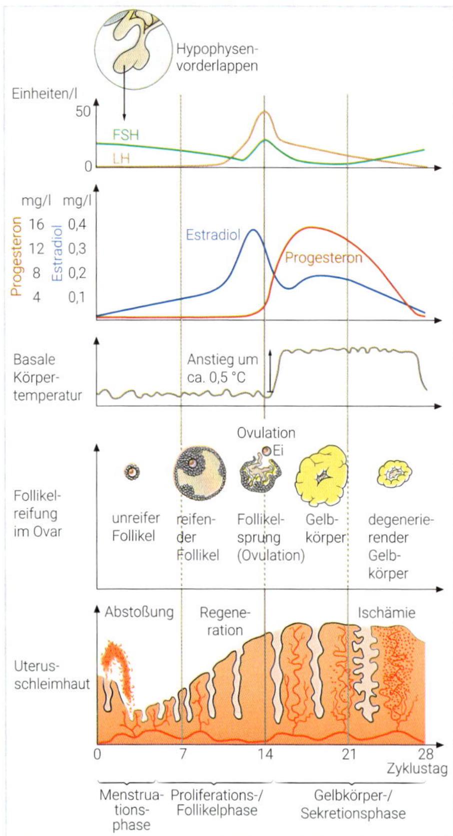

Abbildung 2.6-2: Hormonelle Einflüsse im Menstruationszyklus

Estrogene wie Estradiol oder Estriol sind die wichtigsten weiblichen Sexualhormone. Sie werden in den Hilfszellen um eine reifende Eizelle in den Eierstöcken produziert. Als Vorstufe dient unter anderem Testosteron, das durch das Enzym Aromatase in Estradiol umgewandelt wird. Unter dem Einfluss von FSH werden Estrogene ab der Pubertät vermehrt gebildet und führen zum Abschluss des Knochenwachstums, zum Wachstum der Geschlechtsorgane und der weiblichen Brust sowie zur Ausbildung der Körperbehaarung. Unter ihrem Einfluss reifen befruchtungsfähige Eizellen heran und die Gebärmutterschleimhaut (Endometrium) baut sich für die Einnistung einer befruchteten Eizelle auf. Zudem haben die Estrogene einen aktivierenden Effekt auf das Immunsystem, schützenden Einfluss auf die Knochendichte und durchblutungsfördernde Eigenschaften. Sind keine Eizellen mehr vorhanden, die Estrogene produzieren können, beginnen die Wechseljahre (Menopause). Durch die Abnahme der schützenden Estrogen-Spiegel steigt das Risiko für Osteoporose (**2.4.5**) und Herzinfarkt (**2.5.8**).

Progesteron und andere Gestagene werden im sogenannten „Gelbkörper" produziert, den Resten der herangereiften Eizelle in den Eierstöcken. Durch sie wandelt sich die Schleimhaut (Endometrium) in der Gebärmutter (Uterus) so um, dass sich eine befruchtete Eizelle gut einnisten kann. Für eine kurze Zeit wird die Schleimhaut aufrechterhalten und das Heranreifen einer weiteren Eizelle unterdrückt. Findet keine Einnistung statt, baut sich der Gelbkörper ab, der Gestagen-Spiegel sinkt und die Schleimhaut wird abgestoßen. Dann tritt die Regelblutung (Menstruation) ein (Abbildung 2.6-2). Hat jedoch eine erfolgreiche Einnistung stattgefunden, wird dem Gelbkörper durch das humane Choriongonadotropin (hCG) aus der befruchteten Eizelle signalisiert, weiterhin Progesteron zu produzieren. Auf dem Nachweis von hCG im Urin beruhen die meisten Schwangerschaftstests. Im weiteren Verlauf übernimmt der gewachsene Mutterkuchen (Plazenta) die Progesteron-Produktion und erhält damit die Schwangerschaft.

Die wichtigsten Sexualhormone des Mannes (Androgene) sind Testosteron und Dihydrotestosteron. Testosteron wird im Hoden durch den Einfluss von LH produziert. Dihydrotestosteron wird aus Testosteron durch das Enzym 5α-Reduktase in Haarfollikeln, Talgdrüsen und Prostata gebildet und ist noch aktiver als Testosteron selbst. Durch Androgene entwickeln sich die Sexualorgane des Mannes. Des Weiteren werden verschiedene Prozesse im Körper stimuliert, wie die Eiweiß-Synthese (anabole Wirkung), der Knochenaufbau, das Haarwachstum und die Talgproduktion in der Haut. Letztere ist ein wichtiger Einflussfaktor für die Entwicklung von Hautunreinheiten und Akne in der Pubertät. Auch Frauen produzieren Androgene, insbesondere als Vorstufe für die Bildung von Estrogenen.

2.6.5 Hormonelle Empfängnisverhütung

Die hormonelle Empfängnisverhütung (lateinisch „Kontrazeption", umgangssprachlich „Antibaby-Pille") ist eine Möglichkeit für Frauen, eine Schwangerschaft zu verhindern. Arzneimittel zum Einnehmen bestehen entweder aus der Kombination eines Estrogens mit einem Gestagen oder nur aus einem Gestagen („Minipille"). Durch den Einfluss der Hormon-Kombination wird der Eisprung unterdrückt (Ovulationshemmung), eine Befruchtung ist nicht möglich. Reine Gestagen-Arzneimittel verdicken vor allem den Schleim des Gebärmutterhalses, sodass die Spermien die Eizelle nicht erreichen können. Die Auswahl der Arzneistoffe erfolgt nach individuellen Kriterien, zum Beispiel ob das Gestagen gleichzeitig auch antiandrogene Eigenschaften besitzen soll (Tabelle 2.6-4). Dies kann sich positiv auf eine Akne oder männlich wirkende Körperbehaarung bei Frauen (Hirsutismus) auswirken. Die Einnahmedauer während eines Zyklus ist abhängig vom Präparat. Die meisten Estrogen-Gestagen-Kombinationen werden nur 21 Tage in Folge eingenommen. Darauf folgt eine einwöchige „Pillenpause" oder die Einnahme von sieben wirkstofffreien Tabletten. In dieser Zeit tritt eine sogenannte „Abbruchblutung" oder „Entzugsblutung" auf, die jedoch meist milder als eine normale Menstruation ausfällt. Wurden die Arzneimittel zuvor konsequent eingenommen, besteht auch in der Pillenpause ein Schutz vor Schwangerschaft. Reine Gestagen-Arzneimittel werden in der Regel durchgängig ohne Pause genommen. Neben der Anwendung der hormonellen Verhütung als Tablette stehen weitere Anwendungsformen zur Verfügung. Dazu gehören Hormonspiralen, Vaginalringe oder Depot-Injektionen („Dreimonatsspritze"), die ihre Arzneistoffe über einen längeren Zeitraum abgeben.

Erklärungsbedürftig!

Für eine verhütende Wirkung müssen die Arzneimittel mindestens sieben Tage am Stück eingenommen werden. Vorher sind zusätzliche Verhütungsmethoden wie Kondome anzuwenden. Im Beratungsgespräch ist die Bedeutung der regelmäßigen Einnahme hervorzuheben. Die vergessene Einnahme einer Estrogen-Gestagen-Kombination kann meist innerhalb von zwölf Stunden nachgeholt werden. Bei reinen Gestagen-Präparaten sind die Nachholzeiträume stark vom Arzneistoff abhängig. Daher sollte ein Tageszeitpunkt für die Einnahme gewählt werden, der regelmäßig eingehalten werden kann und im besten Fall das Nachholen einer vergessenen Einnahme ermöglicht.

Eine Verhütung mit Hormonen ist nicht nebenwirkungsfrei. Insbesondere für die Estrogenhaltigen Verhütungsmethoden besteht ein erhöhtes Risko für das Auftreten von Thrombosen und Embolien (2.3.5). Das Risiko hierfür wird etwa durch ein Alter über 35 Jahre, Übergewicht mit BMI über 35 kg/m², Rauchen oder Bewegungseinschränkungen (Immobilität) zusätzlich erhöht. Außerdem können unter Anwendung der Hormone Stimmungsschwankungen auftreten. Die Hormonanwendung kann jedoch auch positive Einflüsse auf andere Beschwerden haben. Eine zyklusabhängige Migräne, Schmerzen bei der Menstruation (Dysmenorrhoe) oder die Stärke der Blutung können sich unter der Anwendung bessern. Wegen dieser Beschwerden wünschen sich einige Frauen sogar eine dauerhafte Einnahme ohne hormonfreie Pause. In diesen Fällen kommt die sogenannte „Langzyklusanwendung" infrage. Frauen nehmen die „Pille" ununterbrochen für mindestens drei Monate ein. Die Dauer des Langzyklus wird individuell festgelegt.

Aufgepasst!

Das Stillen bietet einen gewissen Schutz vor einer erneuten Schwangerschaft, jedoch nur für einige Monate und nur bei besonderer Regelmäßigkeit des Stillens. Spätestens nach der ersten Menstruation nach der Geburt kann eine Frau erneut schwanger werden, daher sollte kein falsches Gefühl von Sicherheit entstehen. Für diese Zeit wird eine besondere Beratung hinsichtlich Empfängnisverhütung benötigt. Die Einnahme der Minipille ist beispielsweise in vielen Fällen möglich.

Im Falle einer Verhütungspanne oder anderweitig ungeschütztem Geschlechtsverkehr kann der Wunsch nach einer Notfallverhütung („Pille danach") bestehen. Die Arzneistoffe Levonorgestrel und Ulipristalacetat sind für diesen Zweck zugelassen. Sie zögern den Eisprung so weit hinaus, dass die Eizelle nicht mehr auf Spermien treffen kann. Levonorgestrel wirkt bis zu 72 Stunden und Ulipristalacetat bis zu 120 Stunden nach dem ungeschützten Geschlechtsverkehr. Letzteres ist insbesondere in der Zeit kurz vor dem Eisprung zuverlässiger wirksam. **Die Arzneistoffe bewirken keine Abtreibung und sind nach dem Eisprung wirkungslos.** Aus diesem Grund sollten Präparate zur Notfallverhütung immer möglichst schnell nach dem ungeschützten Geschlechtsverkehr eingenommen werden. Nach dem Eisprung kann das Einsetzen einer Kupferspirale gegebenenfalls noch das Einnisten der befruchteten Eizelle verhindern. Wegen der Wirkweise sind Unregelmäßigkeiten im Zyklusablauf nach Anwendung der „Pille danach" normal. In den nächsten zwei Wochen sollte zusätzlich, zum Beispiel mit Kondomen, verhütet werden.

Tabelle 2.6-4: Beispiele für Estrogene und Gestagene

Estrogene	Gestagene
Estradiol	Chlormadinon*
Estradiolvalerat	Cyproteronacetat*
Ethinylestradiol	Desogestrel
Estriol	Dienogest*
	Drospirenon*
	Etonogestrel
	Levonorgestrel

* antiandrogene Wirkung

Erklärungsbedürftig!

Werden gegen eine bakterielle Infektion Antibiotika verschrieben, besteht manchmal die Sorge, dass der Verhütungsschutz der hormonellen Kontrazeptiva beeinträchtigt sein kann. Verlässliche Daten liegen nur für die Fälle vor, in denen das Antibiotikum, wie beispielsweise der Arzneistoff Rifampicin, den Abbau der Hormone beschleunigt. Für andere Antibiotika ist die Relevanz dieser Wechselwirkung unklar. Gesichert hingegen ist, dass der Verhütungsschutz nicht ausreichend sein kann, wenn durch Erkrankung oder Antibiotikum Erbrechen und Durchfall auftreten. Aufgrund von Nutzen-Risiko-Überlegungen sollte bei Antibiotika-Einnahme sowie bei Übelkeit und Erbrechen vorsichtshalber eine zusätzliche Verhütungsmethode, zum Beispiel das Kondom, bis zum Ende des Zyklus plus weitere sieben Tage angewendet werden.

2.6.6 Androgenetische Alopezie

Die androgenetische Alopezie ist die häufigste Form des sichtbaren Haarverlusts am Kopf. Sie tritt sowohl bei Frauen als auch bei Männern auf. Bei Letzteren zeigt sie sich typischerweise mit dem fortschreitenden Zurückweichen des Haaransatzes über den Schläfen („Geheimratsecken“) sowie dem Haarverlust im Bereich des hinteren Scheitels. Der Grund für das ausbleibende Nachwachsen ausgefallener Haare liegt nicht an einem Testosteron-Überschuss, sondern an einer erblich bedingten Überempfindlichkeit der Haarfollikel für das Hormon Dihydrotestosteron. Die Follikel verkümmern fortschreitend unter dem Einfluss des Hormons, die Wachstumsphasen der Haare verkürzen sich. Die nachwachsenden Haare fallen schneller aus. Auch wenn die androgenetische Alopezie an sich nicht therapiebedürftig ist und teilweise zum natürlichen Alterungsprozess gehört, kann sie doch das Selbstwertgefühl und die Lebensqualität stark einschränken und den Wunsch nach einer Behandlung auslösen.

Die Therapie zielt vor allem auf die Abschwächung der Dihydrotestosteron-Wirkung ab. Der 5α-Reduktase-Hemmstoff Finasterid verhindert die Bildung von Dihydrotestosteron. Es kann von Männern lokal auf die betroffene Kopfhaut aufgetragen oder als Tablette eingenommen werden. Die Nebenwirkungen sind gelegentliche Reduktion des Sexualtriebs, Depression und erektile Dysfunktion (**2.5.12**). Auch Alfatradiol, ein dem Estradiol ähnlicher Arzneistoff, kann als 5α-Reduktase-Hemmstoff angesehen werden. Er kann von Männern und Frauen auf die betroffene Kopfhaut aufgetragen werden. Der Arzneistoff Minoxidil, von Frauen und Männern auf die betroffenen Stellen aufgetragen, verbessert die Durchblutung der Haarfollikel und wirkt auf diese Weise dem Abbau der Haarfollikel entgegen.

Erklärungsbedürftig!

Nach wenigen Wochen unter der Anwendung von Minoxidil können vermehrt Haare gleichzeitig in eine neue Wachstumsphase übergehen. Dabei werden alte, lockere Haare aus dem Haarfollikel geschoben. Dies kann als vermehrter Haarausfall (englisch „shedding“) bemerkt und als unerwünscht missverstanden werden. Dieser Effekt beschreibt aber das Einsetzen der Wirkung. Bis die ersten neuen Haare sichtbar werden, können bis zu vier Monate vergehen.

Die Anwendung von Finasterid, Minoxidil und Alfatradiol unterbricht das Verkümmern der Haarfollikel durch den Einfluss von Dihydrotestosteron. Die Anwendung muss in jedem Fall konsequent erfolgen. Auch ein Therapiebeginn in einem frühen Stadium ist daher sinnvoll. Wird die Therapie beendet, schreitet der Prozess erneut voran. Komplett verkümmerte Haarfollikel können nicht wieder aktiviert werden.

2.7 Immunsystem

2.7.1 Aufbau und Funktion

Unser Immunsystem soll den Körper vor Infektionen durch Erreger von außerhalb des Körpers schützen, aber auch defekte Zellen und Stoffwechselprodukte aus dem eigenen Körper beseitigen. Dazu kann es grob in zwei Bereiche eingeteilt werden, die jeweils aus Zellen und Proteinen bestehen: die angeborene und die erworbene Immunabwehr (Tabelle 2.7-1).

Tabelle 2.7-1: Übersicht über die Teile des Immunsystems

	angeboren	erworben
Zellen	• Granulozyten • Makrophagen • Natürliche Killerzellen	• T-Lymphozyten • B-Lymphozyten
Proteine	• Komplementsystem • Zytokine	• Antikörper

Die angeborene Immunabwehr besteht aus Immunzellen und verschiedenen Proteinen, mit denen gesunde Menschen bereits auf die Welt kommen. Granulozyten gehören zu den weißen Blutkörperchen (Leukozyten, 📖 2.3.1). Sie speichern Abwehrstoffe gegen Erreger und Botenstoffe für Entzündungsreaktionen in „Granula", die bei Bedarf ausgeschüttet werden. Einige Granulozyten und Makrophagen sind in der Lage, Erreger aufzunehmen und zu verdauen und werden daher als „Fresszellen" bezeichnet. Die „Natürlichen Killerzellen" (NK-Zellen) wechselwirken mit unseren Körperzellen. Sind diese als Teil eines Tumors mutiert oder durch Erreger infiziert, wird der programmierte Zelltod (Apoptose) dieser Zellen eingeleitet. Die Proteine der angeborenen Immunabwehr können zum Beispiel an Erreger binden und diese abtöten (Komplementsystem) oder eine Entzündungsreaktion auslösen und andere Immunzellen anlocken (Zytokine).

An der erworbene Immunabwehr sind Lymphozyten und Antikörper beteiligt. Lymphozyten zählen zu den Leukozyten (📖 **2.3.1**) und können nach ihren Entstehungsorten in B-Lymphozyten aus dem Knochenmark (englisch „bone marrow") und T-Lymphozyten aus dem Thymus eingeteilt werden. T-Lymphozyten können infizierte Körperzellen abtöten (cytotoxische T-Zellen) und andere Immunzellen aktivieren (T-Helferzellen). B-Lymphozyten produzieren nach ihrer Aktivierung durch T-Helferzellen Antikörper. Für einen langfristigen Schutz bilden Lymphozyten sogenannte „Gedächtniszellen", die bei Bedarf schnell erneut aktiviert werden können. Antikörper (Immunglobuline) sind Proteine, die spezifisch an unterschiedliche Strukturen, meistens auf Krankheitserregern binden. Diese sind dann beispielweise für Fresszellen markiert oder können keine Körperzellen mehr infizieren (neutralisierende Antikörper).

2.7.2 Ablauf einer Immunantwort

Dringt ein Erreger in den Körper ein, wird er von Fresszellen wie Makrophagen erkannt, aufgenommen und verdaut. Dabei werden einige Bestandteile des Erregers an die Zelloberfläche der Fresszellen transportiert und dort weiteren Zellen des Immunsystems präsentiert. Die so präsentierten Erreger-Teile werden durch T-Helferzellen erkannt, die sich daraufhin vermehren und das angeborene Immunsystem sowie die B-Lymphozyten stimulieren. Dadurch werden einerseits mehr Immunzellen zum Ort der Infektion gelockt und andererseits die B-Lymphozyten angeregt, sich stark zu vermehren und in großem Umfang Antikörper zu produzieren. Die Signale zwischen den Immunzellen werden dabei mittels spezieller Botenstoffe, sogenannter „Zytokine", wie Interleukinen und Interferonen übertragen. Die Zytokine werden von Immunzellen ausgeschüttet und binden an ihre Rezeptoren auf anderen Immunzellen. Die Bindung aktiviert „Januskinasen" (JAK) genannte Enzyme, die in den Immunzellen Wachstum und die Bildung von Antikörpern auslösen. Die gebildeten Antikörper können dann ihrerseits bei weiteren Erregern derselben Art an die Struktur (das „Antigen") binden, die anfangs von den Fresszellen präsentiert wurde. Dies verhindert die weitere Ausbreitung der Erreger und markiert sie für die Aufnahme durch Fresszellen. (Abbildung 2.7-1)

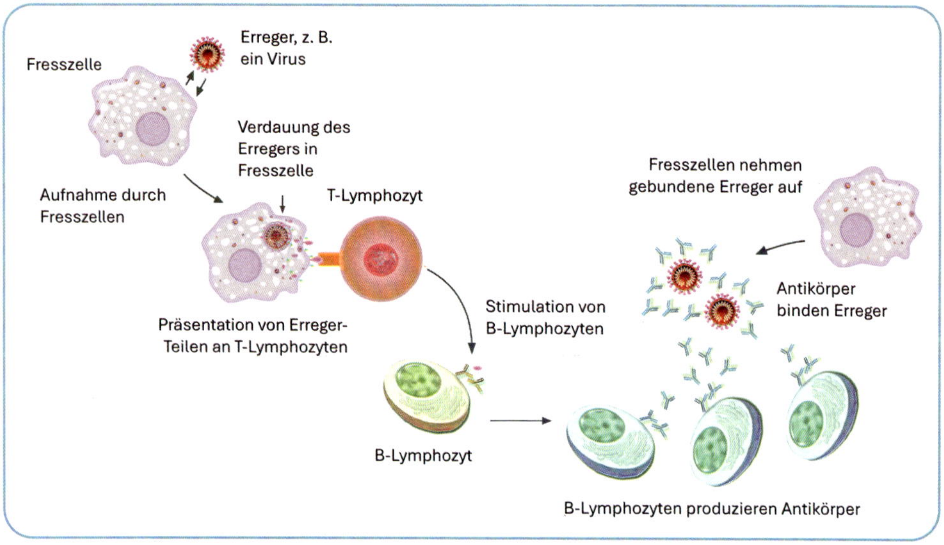

Abbildung 2.7-1: Ablauf der Immunantwort bis zur Antikörper-Produktion

Durch die Aufnahme und Präsentation der Antigene sowie die darauffolgende spezifische Aktivierung des erworbenen Immunsystems wird sichergestellt, dass nur die Antikörper gebildet werden, die gegen die eingedrungenen Erreger gerichtet sind. So kann eine Immunantwort gezielt ablaufen und es wird verhindert, dass Antikörper an körpereigene Strukturen binden und Autoimmunerkrankungen auslösen (📖 2.7.3).

2.7.3 Autoimmunerkrankungen

Im Normalfall verhindern verschiedene Schutzmechanismen, dass unser Immunsystem den eigenen Körper angreift. Allerdings können bei Fehlern in diesen Schutzmechanismen Antikörper entstehen, die gegen körpereigene Strukturen gerichtet sind (Auto-Antikörper, von griechisch „auto“ für „selbst“). Dies kann beispielsweise dann auftreten, wenn die Strukturen, die sich auf den zu bekämpfenden Krankheitserregern befinden, sehr ähnlich zu körpereigenen Zelloberflächen sind. Die Abläufe, die normalerweise gegen Krankheitserreger gerichtet sein sollen, laufen dann gegen die Zellen und Organe des eigenen Körpers ab. Eine Autoimmunerkrankung ist ausgebrochen. Beispiele für Autoimmunerkrankungen sind die Hashimoto-Thyreoiditis (2.6.2), Diabetes mellitus Typ 1 (2.4.2.1) oder rheumatoide Arthritis (2.12.7). Aufgrund ihres aktiveren Immunsystems sind Frauen häufiger von Autoimmunerkrankungen betroffen als Männer. Die Therapie von Autoimmunerkrankungen erfolgt in vielen Fällen mit Immunsuppressiva, die das Immunsystem unterdrücken (2.7.5).

2.7.4 Organtransplantation

Jede Körperzelle kann sich als Teil des eigenen Körpers ausweisen. Ist ihr das nicht mehr möglich, zum Beispiel, weil die Zelle zu einer mutierten Tumorzelle geworden ist, oder wurde sie von einem Krankheitserreger infiziert, wird sie von NK-Zellen oder cytotoxischen T-Zellen erkannt und abgetötet. Dieses System ist überlebenswichtig, in einem besonderen Fall sorgt es jedoch für ungewollte Reaktionen: die Organtransplantation.

Versagt ein Organ wie Leber, Niere, Herz oder Lunge, besteht die grundsätzliche Möglichkeit das Organ durch ein Spenderorgan zu ersetzen. Die Zellen des transplantierten Organs weisen sich jedoch weiterhin als Zellen des ursprünglichen Körpers aus und werden unter normalen Umständen durch das Immunsystem im neuen Körper als fremd erkannt und angegriffen (Transplantatabstoßung). Um dieses Risiko zu minimieren, werden Personen für Organspende und Organempfang gesucht, die sich genetisch möglichst ähnlich sind. Zusätzlich muss nach einer Transplantation eine Therapie mit Immunsuppressiva durchgeführt werden, die das Immunsystem und damit die drohende Abstoßungsreaktion unterdrücken (2.7.5). Eine Ausnahme hiervon bildet die Stammzelltransplantation. Da bei dieser das Immunsystem einer anderen Person transplantiert wird, müssen bei guter Verträglichkeit langfristig keine Immunsuppressiva angewendet werden. Überbrückend kommen diese jedoch nach der Transplantation zum Einsatz, um zu verhindern, dass sich das transplantierte Immunsystem gegen den neuen Körper reagiert (englisch „Graft-versus-Host-Disease“).

https://www.abda.de/pharmazeutische-dienstleistungen/

Erklärungsbedürftig!

Da die immunsuppressive Therapie überlebenswichtig ist, muss die richtige Durchführung der Therapie und die Abstimmung der Arzneimittel auf die sonstige Arzneimitteltherapie in den Blick genommen werden. Aus diesem Grund können Apothekerinnen und Apotheker bei der Neuverordnung von Immunsuppressiva nach einer Organtransplantation die pharmazeutische Dienstleistung „Pharmazeutische Betreuung von Organtransplantierten" anbieten (https://www.abda.de/pharmazeutische-dienstleistungen/). Wird diese Dienstleistung in der Apotheke angeboten, sollten Betroffene darauf hingewiesen werden.

2.7.5 Immunsuppressiva und Immunstimulanzien

Substanzen, die einen hemmenden Einfluss auf unser Immunsystem haben, werden Immunsuppressiva (lateinisch, etwa „Immunsystem unterdrückend") genannt. Sie können nach ihrem Wirkmechanismus unterschieden werden (Tabelle 2.7-2), Kombinationen verschiedener Immunsuppressiva sind häufig. Wird die Neubildung von DNA-Bausteinen gehemmt (1), betrifft das vor allem sich schnell teilende Zellen wie die Immunzellen. Diese benötigen für die schnelle Vermehrung mehr DNA-Bausteine als andere Körperzellen. Auf die gleiche Weise kann der Einbau falscher Bausteine, die Vermehrung der Immunzellen hemmen (2). Andere Immunsuppressiva hemmen die Signalwege, die zu einer Vermehrung der Lymphozyten führen. Die Hemmstoffe binden an die Proteine mTOR und Calcineurin (3), die die Vermehrung von Lymphozyten steuern, sowie an die Januskinasen (4), kurz JAK. Das sind die Enzyme, die die Zytokin-Signale aus dem Körper ins Zellinnere weiterleiten. In der Folge ist die Funktion der Immunzellen und damit die ungewollten Abwehrreaktionen eingeschränkt. Die Sphingosin-1-Phosphat (S1P)-Rezeptor-Modulatoren (5) verhindern die Auswanderung von Lymphozyten aus den Lymphknoten zu den Entzündungsherden. Des Weiteren werden auch einige Antikörper (**2.7.6**), abhängig von ihren Antigenen, zu den Immunsuppressiva gezählt. Auch Glucocorticoide (**2.6.3**) haben immunsuppressive Effekte, jedoch deutlich unspezifischer als die zuvor genannten Arzneistoffgruppen.

Aufgepasst!

Der Arzneistoff Methotrexat ist für die Behandlung von entzündlichen Erkrankungen wie rheumatoider Arthritis und Krebs zugelassen. Die Dosierungen unterscheiden sich jedoch erheblich, denn in der Krebstherapie werden deutlich höhere Dosen angewendet. Bei der Behandlung entzündlicher Erkrankungen wird Methotrexat nur einmal wöchentlich an einem festen Wochentag angewendet. Meist erfolgt 24 Stunden später die Einnahme von Folsäure, um MTX-Nebenwirkungen abzumildern. Diese Besonderheiten müssen unbedingt deutlich gemacht werden. Bei versehentlicher täglicher Anwendung kann es zu einer tödlichen Überdosierung kommen. Wird die Folsäure mit dem MTX eingenommen, droht der Wirkverlust.

Tabelle 2.7-2: Beispiele für Immunsuppressiva und ihre Einsatzgebiete

	Arzneistoff	Einsatz						
		Organtrans-plantation	Rheumatoi-de Arthritis	Psoriasis (-Arthritis)	Atopische Dermatitis	Colitis ulcerosa	Morbus Crohn	Multiple Sklerose
1	***Hemmung der DNA-Neubildung (Synthese der DNA-Bausteine)***							
	Azathioprin	X	X			X	X	
	Leflunomid		X	X				
	Methotrexat (MTX)		X	X			X	
	Mycophenolsäure	X						
	Teriflunomid							X
2	***Hemmung der DNA-Neubildung (Einbau falscher DNA-Bausteine)***							
	Cladribin							X
3	***Hemmung der Lymphozyten-Vermehrung (über mTOR, Calcineurin)***							
	Ciclosporin A	X	X	X	X			
	Everolimus	X						
	Pimecrolimus				X			
	Sirolimus	X						
	Tacrolimus	X			X			
4	***Hemmung der Lymphozyten-Vermehrung (über JAK)***							
	Abrocitinib				X			
	Baricitinib		X		X			
	Filgotinib		X			X		
	Tofacitinib		X	X		X		
	Upadacitinib		X	X	X	X	X	
5	***Hemmung der Lymphozyten-Bewegung (S1P-Rezeptor-Modulatoren)***							
	Fingolimod							X
	Ozanimod					X		X
	Ponesimod							X
	Siponimod							X

Aufgrund ihrer Wirkweise erhöhen Immunsuppressiva einerseits das Risiko für Infektionskrankheiten, andererseits wird ihre vermehrungshemmende Wirkung auch zur Therapie der Leukämie und unkontrolliert wachsenden Tumoren bei der Krebstherapie genutzt (2.17.1).

Immunstimulanzien dagegen stärken das Immunsystem. Dieser Effekt kann beispielsweise durch die Gabe von biotechnologisch hergestelltem „Granulozyten-Kolonie-stimulierendem Faktor" (G-CSF) erreicht werden. Dazu zählen die Arzneistoffe Filgrastim oder Lenograstim, die das Ausreifen von Immunzellen stimulieren. Auch Sonnenhut-Arten (*Echinacea*) haben als Presssaft oder Arzneidroge eine immunstimulierende Wirkung. Bei Erkrankungen, die durch einen Mangel an Antikörpern verursacht werden, kann man diese therapeutisch ersetzen.

2.7.6 Antikörper

Antikörper oder „Immunglobuline" (kurz „Ig") sind Proteine, die spezifisch an andere Moleküle (Antigene) binden können. Typische Antigene sind etwa die Proteine, die ein Krankheitserreger auf seiner Oberfläche trägt. Binden Antikörper an diese Proteine, kann ein Erreger entweder keine Körperzellen mehr infizieren (neutralisierende Antikörper) oder ist für andere Zellen des Immunsystems, wie etwa Fresszellen, markiert.

Antikörper werden von B-Lymphozyten produziert und kommen in verschiedenen Formen vor. IgA-Antikörper befinden sich in den Körperflüssigkeiten auf den Schleimhäuten, beispielsweise im Mund oder Darm. Da die Schleimhäute häufig als erstes mit Krankheitserregern in Kontakt kommen, bilden IgA-Antikörper eine erste Schutzbarriere. IgE-Antikörper befinden sich auf spezialisierten Zellen, den sogenannten Mastzellen. Binden diese IgE-Antikörper das passende Antigen, erhalten die Mastzellen dadurch das Signal, Histamin und andere Abwehrstoffe auszuschütten. Dies soll den Körper vor Parasiten wie Würmern schützen, ist aber auch die Ursache von Allergien (2.7.7). IgG-Antikörper richten sich gegen Bakterien und Viren. Sie zirkulieren frei im Blut und stellen den Hauptanteil der Antikörper dar.

Da Antikörper sehr spezifisch ihr Antigen binden können, werden sie auch therapeutisch genutzt. Dazu werden sie gentechnologisch hergestellt (monoklonale Antikörper) und injiziert. Je ähnlicher die künstlichen Antikörper den menschlichen Vorbildern sind, desto verträglicher werden sie. Dadurch ist es möglich, gezielt und verträglich einzelne krankheitsauslösende Stoffe im Körper auszuschalten (Tabelle 2.7-3). Trotzdem sind Nebenwirkungen möglich, beispielsweise allergische Reaktionen auf die doch körperfremden Proteine.

Therapeutisch werden Antikörper für unterschiedliche Erkrankungen eingesetzt. Bei entzündlichen Erkrankungen sind es Antikörper, die sich gegen Botenstoffe der chronischen Entzündungen wie TNFα oder Interleukine richten. Diese Antikörper haben auch immunsuppressive Wirkungen. Die Anwendenden sind dann anfälliger für Infektionen. Andere Antikörper binden an Integrine. Das sind Proteine, mit deren Hilfe Immunzellen in das entzündete Gewebe einwandern. Dies wird durch die Antikörper-Bindung verhindert. Eine andere Möglichkeit, die Lymphozyten zu hemmen, ist die Bindung von Antikörpern an verschiedene Oberflächenproteine der Immunzellen, sogenannte „Cluster of Differentiation" (kurz „CD").

Tabelle 2.7-3: Beispiele therapeutischer Antikörper, ihrer Antigene und Einsatzgebiete

Antikörper	Antigen	Einsatz				
		Rheumatoi-de Arthritis	Psoriasis (-Arthritis)	Colitis ulcerosa	Morbus Crohn	Multiple Sklerose
Adalimumab	TNFα	X	X	X	X	
Alemtuzumab	CD52					X
Certolizumab	TNFα	X	X			
Golimumab	TNFα	X	X	X		
Guselkumab	Interleukine		X			
Infliximab	TNFα	X	X	X	X	
Ixekizumab	Interleukine		X			
Natalizumab	Integrine					X
Ocrelizumab	CD20					X
Ofatumumab	CD20					X
Sarilumab	Interleukine	X				
Secukinumab	Interleukine		X			
Tocilizumab	Interleukine	X				
Ustekinumab	Interleukine		X	X	X	
Vedolizumab	Integrine			X	X	
Alirocumab	PCSK9	*Hypercholesterolämie* (📖 2.4.4)				
Benralizumab	Interleukine	*Asthma bronchiale* (📖 2.15.2)				
Denosumab	RANKL	*Osteoporose* (📖 2.4.5)				
Dupilumab	Interleukine	*Asthma bronchiale* (📖 2.15.2) *Atopische Dermatitis* (📖 2.16.3)				
Eptinezumab	CGRP	*Migräne* (📖 2.12.6)				
Erenumab	CGRP-Rezeptor	*Migräne* (📖 2.12.6)				
Evolocumab	PCSK9	*Hypercholesterolämie* (📖 2.4.4)				
Fremanezumab	CGRP	*Migräne* (📖 2.12.6)				
Galcanezumab	CGRP	*Migräne* (📖 2.12.6)				
Mepolizumab	Interleukine	*Asthma bronchiale* (📖 2.15.2)				
Omalizumab	IgE-Antikörper	*Asthma bronchiale* (📖 2.15.2)				
Reslizumab	Interleukine	*Asthma bronchiale* (📖 2.15.2)				
Romosozumab	Sclerostin	*Osteoporose* (📖 2.4.5)				
Tralokinumab	Interleukine	*Atopische Dermatitis* (📖 2.16.3)				

Erklärungsbedürftig!

Antikörper sind empfindliche Proteine. Sie müssen daher meist im Kühlschrank gelagert werden. Dabei muss darauf geachtet werden, dass sie nicht einfrieren. Die meisten sollten jedoch einige Zeit vor der Injektion aus dem Kühlschrank genommen und auf Raumtemperatur gebracht werden. So verursacht die Injektion weniger Schmerzen. Dafür muss auch der Umgang mit dem jeweiligen Injektor erklärt werden. Da Anwendungsabstände von einer Woche und mehr häufig sind, muss die Dosierung genau erklärt werden. Im besten Fall werden Wochentage, auch mit Datumsangaben, für die Anwendungen festgelegt.

2.7.7 Allergie und Anaphylaxie

Unser Immunsystem soll den Körper vor schädlichen Einflüssen schützen. Dies sind vor allem Krankheitserreger im Fall von Infektionen oder mutierte Zellen bei Krebserkrankungen. Richtet sich die Immunreaktion allerdings gegen einen harmlosen Stoff, der eigentlich toleriert werden sollte, so spricht man von einer „Allergie". Der Stoff, der die überschießende Reaktion auslöst, wird als „Allergen" bezeichnet. Häufige Allergene sind Pollen von Bäumen oder Gräsern, Lebensmittel, Insektengifte, Hautschuppen von Tieren oder der Kot der Hausstaubmilben. Auch gegen Arzneimittel wie gegen viele andere Stoffe kann eine Allergie entwickelt werden.

Allergien entstehen auf die gleiche Weise wie die Immunisierung gegen einen Krankheitserreger. Nach dem ersten Kontakt zum Allergen werden Antikörper produziert (2.7.2). Bei allergischen Reaktionen entstehen IgE-Antikörper. Diese setzen sich auf Mastzellen, die bei erneutem Kontakt zum Allergen Histamin ausschütten. Dieses bewirkt eine Schwellung von Haut und Schleimhäuten, Juckreiz, Rötungen und eine Quaddelbildung (Urtikaria). An der Nase wird die Schleimproduktion stimuliert, am Auge der Tränenfluss. Die Neigung, Allergien zu entwickeln, wird als „Atopie" bezeichnet. Zu den atopischen Erkrankungen, die mit der Bildung von IgE-Antikörpern in Zusammenhang stehen, gehören der Heuschnupfen, Asthma (2.15.2) und die atopische Dermatitis (2.16.3).

Die häufigste Form der Allergie ist die „allergische Rhinitis", also der „Heuschnupfen". Zu den Symptomen zählen Niesanfälle, Juckreiz, die Bildung wässrigen Sekrets und die Blockade der Nase (Obstruktion). Zusätzliche Symptome wie Juckreiz, Rötung und Tränenfluss betreffen das Auge. Andere Allergien zeigen sich zum Beispiel durch Schwellung der Schleimhäute im Bereich des Rachens oder als Durchfälle. Die Therapie besteht in der Gabe von Antihistaminika und Glucocorticoiden (2.6.3). Diese werden entweder peroral oder lokal angewendet, jeweils täglich für die Dauer der Allergiesaison. Kombinationen sind möglich. Für die perorale Anwendung werden vor allem → **Antihistaminika der zweiten Generation** genutzt. Gegenüber der ersten Generation besitzen sie kaum noch sedierende Eigenschaften. Lokal werden Azelastin, Ketotifen, Levocabastin und Olopatadin als Antihistaminika sowie Cromoglicinsäure als Mastzell-Stabilisator jeweils in Form von Augentropfen oder Nasensprays eingesetzt. Während die Antihistaminika innerhalb einer halben Stunde wirken, braucht Cromoglicinsäure bis zu 14 Tage, bis die Wirkung eintritt. Anders als bei Antihistaminika wird nicht das Histamin von den Histamin-Rezeptoren verdrängt, sondern nur dessen Freisetzung aus den Mastzellen unterdrückt. Für die Therapie der akuten Symptome ist dieser Arzneistoff daher nicht geeignet. Da er jedoch sehr gut verträglich ist, wird er auch bei kleinen Kindern und Schwangeren eingesetzt. Auch Glucocorticoide werden lokal in Form von Nasensprays bei Allergien angewendet. Die Wirkung tritt ebenfalls erst verzögert nach wenigen Tagen ein, ist dann jedoch stärker als die der Antihistaminika. Daher sind die Glucocorticoid-Nasensprays das Mittel der ersten Wahl bei allergischer Rhinitis. Die wichtigste Nebenwirkung ist eine Reizung der Nase, die auch Nasenbluten auslösen kann.

Aufgepasst!

Die meisten erwachsenen Personen in der Apotheke werden in ihrem Leben bereits ein abschwellendes Nasenspray (**2.9.1**) angewendet haben. Das birgt die Gefahr, dass aus Erfahrung wieder danach verlangt wird, obwohl eine Allergie die Ursache der Symptome ist. Daher sollte immer der Grund für den Wunsch nach einem abschwellenden Nasenspray erfragt werden. Wird bei Vorliegen einer Allergie stattdessen ein antiallergisches Nasenspray empfohlen, sollte immer über den erwartbaren Wirkeintritt informiert werden. Anderenfalls werden diese wirksamen Arzneimittel mit der innerhalb von Minuten einsetzenden Wirkung nur abschwellend wirkendender Nasensprays verglichen und vielleicht als weniger wirksam abgetan.

Um wieder weniger sensibel zu reagieren, kann für einige Allergene wie Pollen oder Hausstaubmilbenkot eine Immuntherapie („Hyposensibilisierung", „Desensibilisierung") durchgeführt werden. Hierbei werden die auslösenden Allergene entweder in individuellen Abständen in der Arztpraxis gespritzt (subkutane Immuntherapie, SCIT) oder als Sublingualtablette oder Tropfen täglich zuhause angewendet (sublinguale Immuntherapie, SLIT). Dabei wird eine Therapiedauer von mindestens drei Jahren angestrebt. In dieser Zeit sind weiterhin antiallergisch wirksame Nasensprays, Augentropfen und Tabletten erforderlich. Das erhöhte Risiko, dass sich aus einer allergischen Rhinitis ein Asthma bronchiale (**2.15.2**) entwickelt, kann nur durch die Immuntherapie gesenkt werden.

Eine potenziell lebensbedrohliche allergische Reaktion ist die Anaphylaxie. Hierbei reagiert der Körper so stark allergisch auf ein Allergen, dass Körperfunktionen entgleisen. Die Haut zeigt am ganzen Körper Quaddelbildung. Die Schleimhäute der Atemwege schwellen so stark an, dass ein Atemstillstand droht. Durch die starke Histaminfreisetzung wird den Betroffenen übel, die Blutgefäße weiten sich und der Blutdruck fällt stark ab. Es kann zu Bewusstseinsverlust und Kreislauf-Stillstand kommen. Der einzig wirksame Arzneistoff in dieser Situation ist Epinephrin (**2.6.3**). Dieses kann mittels Autoinjektor von den Betroffenen selbst in den seitlichen Oberschenkelmuskel verabreicht werden. Es stabilisiert den Kreislauf und wirkt den Histamin-Effekten entgegen. Aus diesem Grund sollten alle Personen, die von einer Anaphylaxie bedroht sein können, Epinephrin-Autoinjektoren bei sich führen und regelmäßig in der Anwendung unterwiesen werden. Dies ist häufig bei Personen der Fall, die auf Insektengifte allergisch reagieren. Um ein erneutes Aufflammen der anaphylaktischen Reaktion zu verhindern, werden anschließend Glucocorticoide und Antihistaminika in flüssiger Form eingenommen. Diese gehören zusammen mit zwei Epinephrin-Autoinjektoren in Notfall-Sets, die immer griffbereit gehalten werden sollten. Der zweite Autoinjektor ist für die Fälle vorgesehen, in denen der erste nicht auslöst oder eine zweite Dosis notwendig wird.

2.7.8 Impfungen

Impfungen sollen den Körper gegen Infektionskrankheiten schützen. Dabei kann in aktive und passive Immunisierungen unterschieden werden. Bei einer passiven Immunisierung werden die passenden Antikörper direkt verabreicht, bei einer aktiven Immunisierung bildet sie der Körper nach Gabe des Impfstoffs selbst. Der Effekt der passiven Immunisierung setzt sofort ein, ist aber durch den Abbau der verabreichten Antikörper zeitlich begrenzt. Der Impfschutz nach einer aktiven Immunisierung setzt erst nach circa zwei Wochen ein, hält aber deutlich länger, teilweise lebenslang an. Die Produktion von Antikörpern funktioniert dabei grundsätzlich wie bei der Abwehr von tatsächlichen Krankheitserregern (📖 2.7.2).

Die Impfstoffe, die für aktive Immunisierungen genutzt werden, können in Lebend- und Totimpfstoffe eingeteilt werden (Tabelle 2.7-4). Lebendimpfstoffe sind vermehrungsfähige Erreger, die jedoch keine krankmachende Wirkung mehr besitzen. Sie bieten in der Regel einen stärkeren und längeren Schutz als Totimpfstoffe und müssen selten aufgefrischt werden. Da sich die Erreger jedoch im Körper vermehren können, treten häufiger Nebenwirkungen auf. Totimpfstoffe bestehen aus abgetöteten Erregern (Ganzpartikel-Impfstoffe), aus gespaltenen Erregern (Spaltimpfstoffe) oder nur aus isolierten Bestandteilen der Erreger (Subunit-Impfstoffe). Sie sind meist verträglicher als Lebendimpfstoffe, müssen jedoch häufiger verabreicht werden, um einen Impfschutz aufzubauen. In der Regel werden in regelmäßigen Abständen Auffrischimpfungen verabreicht, um den Impfschutz aufrechtzuerhalten. Besondere Totimpfstoffe sind die mRNA-Impfstoffe, wie sie gegen COVID-19 eingesetzt werden. Sie enthalten nicht direkt die Antigene, gegen die Antikörper gebildet werden sollen, sondern nur deren „Bauplan" in Form von „messenger Ribonukleinsäure" (mRNA). Die mRNA wird erst in den Körperzellen in die gewünschten Antigene übersetzt. Vereinzelt wird auch nur gegen die Gifte (Toxine) von Bakterien geimpft (Toxoid-Impfstoffe). Nicht alle Impfungen werden als intramuskuläre Injektionen angewendet. Einige Impfstoffe wirken nach Anwendung in der Nase, zum Beispiel gegen Grippe, oder über den Verdauungstrakt (Schluckimpfungen), beispielsweise gegen Rotaviren.

Die Nebenwirkungen von Impfungen verlaufen meist mild und sind auf wenige Tage beschränkt. Neben Rötungen, Schwellungen und Schmerzen an der Einstichstelle können Kopf- und Gliederschmerzen oder Fieber auftreten. Im Fall von Lebendimpfstoffen können auch leichte Ausschläge oder Magen-Darm-Beschwerden hinzukommen. Diese Impfreaktionen sind jedoch normal und erwartbar. Schwere Nebenwirkungen sind hingegen selten, ebenso langfristige Impfschäden.

Tabelle 2.7-4: Beispiele für Impfungen mit Lebend- und Totimpfstoffen

Lebendimpfstoffe	Totimpfstoffe
Rotaviren	Wundstarrkrampf (Tetanus)
Masern	Diphtherie
Mumps	Keuchhusten (Pertussis)
Röteln	Haemophilus influenzae Typ b
Varizellen (Windpocken)	Kinderlähmung (Poliomyelitis)
	Hepatitis B
	Pneumokokken
	Meningokokken
	Humanes Papillomvirus (HPV)
	Gürtelrose (Herpes zoster)
	Grippe (Influenza)
	COVID-19

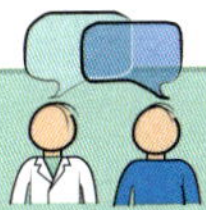

Erklärungsbedürftig!

Impfstoffe sind sichere Arzneimittel, mit denen der Körper lernen kann, Infektionen abzuwehren. Im besten Fall begleiten Impfungen einen Menschen daher das ganze Leben lang. Die Impfempfehlungen der Ständigen Impfkommission (STIKO, stiko-web-app.de) beginnen im frühen Kindesalter mit der Grundimmunisierung gegen viele Erkrankungen, setzen sich in der Jugend mit regelmäßigen Auffrischimpfungen fort und schließen ab 60 Jahren mit Impfungen gegen Erkrankungen ab, die im Alter gefährlicher werden. Auch in der Schwangerschaft werden einige Impfungen empfohlen. So können Antikörper von der Mutter auf das ungeborene Kind übergehen und dieses in den ersten Lebensmonaten schützen, wenn noch keine Impfungen verabreicht werden können.

stiko-web-app.de

2.8 Bakterielle Infektionen

Bakterien sind einzellige Organismen, die sich durch Zellteilung vermehren und eine Vielzahl von Formen aufweisen. Viele erscheinen als längliche Stäbchen oder als runde bis ovale Kokken, die sich in Haufen (Staphylokokken) oder Ketten (Streptokokken) anordnen. Die äußere Begrenzung der bakteriellen Zelle ist eine Zellmembran, auf der eine Zellwand aufgelagert ist. Die Zellwand verleiht Stabilität und schützt vor mechanischen Schäden. Bei grampositiven Bakterien besteht die Zellwand hauptsächlich aus einer dicken Peptidoglykan-Schicht, während bei gramnegativen Bakterien diese Schicht dünner und zusätzlich von einer weiteren Membran umgeben ist. Die Gramfärbung ist eine wichtige mikrobiologische Untersuchungsmethode. Die Bakterien werden dabei einem Farbstoff ausgesetzt, der die Peptidoglykan-Schicht anfärben kann. Ist diese Schicht ausreichend dick, um im Mikroskop erkennbar gefärbt zu sein, spricht man von „grampositiven Bakterien", ist sie es nicht, sind die Bakterien „gramnegativ". Wichtige grampositive Bakterien sind Streptokokken, Staphylokokken, *Clostridioides difficile* und Lactobazillen. Viele Darmbewohner sind gramnegative Bakterien wie *Escherichia coli* und Salmonellen sowie Meningokokken oder Gonokokken. Einige Bakterien bilden zusätzlich Kapseln aus Schleimstoffen (Polysacchariden) um die Zellwand. (Abbildung 2.8-1)

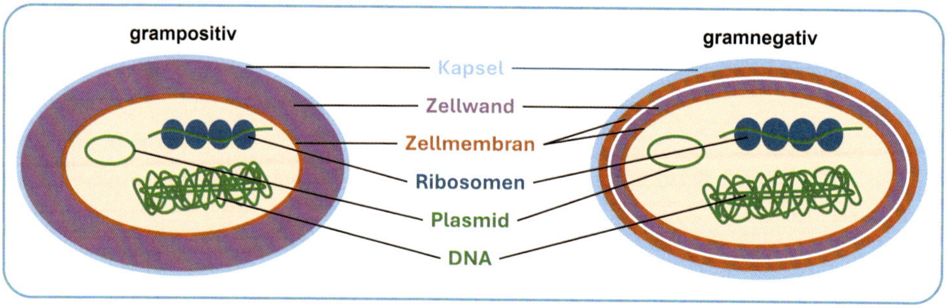

Abbildung 2.8-1: Schematischer Aufbau grampositiver und gramnegativer Bakterien

Die Zellmembran umgibt das Zytoplasma, das den Großteil des Zellinhalts ausmacht. Diese Membran dient als Barriere, die den Transport von Molekülen in die Zelle hinein und aus ihr heraus kontrolliert. Im Zytoplasma befinden sich verschiedene Strukturen, darunter Ribosomen, die für die Proteinsynthese notwendig sind, sowie die bakterielle DNA. Im Gegensatz zu Menschen, bei denen die DNA in einem Zellkern enthalten ist, liegt die bakterielle DNA frei im Zytoplasma vor. Sie enthält das genetische Material. Zusätzlich zu dieser DNA können Bakterien auch Plasmide enthalten. Dies sind kleine, ringförmige DNA-Moleküle mit zusätzlichen Genen, die den Bakterien Vorteile in bestimmten Umgebungen verschaffen können. Plasmide können zwischen Bakterien ausgetauscht werden und beispielsweise Gene für Resistenzen gegen Antibiotika übertragen.

2.8.1 Borreliose

Borreliose, auch „Lyme-Borreliose“, (benannt nach dem Ort Lyme Connecticut/USA), ist eine Erkrankung, die durch das Bakterium *Borrelia burgdorferi* ausgelöst wird. Dieses wird durch einen Zeckenstich übertragen. Eine Infektion zeigt sich typischerweise als „Wanderröte“, eine ringförmige Rötung ohne Schwellung um die Einstichstelle, die sich kreisförmig ausbreitet. Oft bleibt die Wanderröte das einzige Symptom der Infektion. Allerdings sind schwere Verläufe mit Beteiligung der Gelenke und des zentralen Nervensystems (Neuroborreliose) möglich.

Erklärungsbedürftig!

Ob nach einem Zeckenstich Borrelien übertragen wurden, lässt sich nicht untersuchen. Daher muss die Zecke nicht aufbewahrt werden. Auch eine antibiotische Prophylaxe ist nicht sinnvoll. Wichtiger ist es, die Einstichstelle nach Entfernung der Zecke zu desinfizieren und zu beobachten. Es ist möglich, dass sich die Rötung an der Einstichstelle zuerst zurückbildet und wenige Tage später die Wanderröte auftritt. Ist dies der Fall, kann man die Rötung mit einem Stift markieren und anhand der Markierung beobachten, ob sich die Rötung weiter ausbreitet. Bei Verdacht auf eine Borreliose muss eine ärztliche Abklärung erfolgen.

Die Therapie der Borreliose erfolgt standardmäßig mit den Antibiotika Amoxicillin oder Doxycyclin. Als Alternativen kommen Cefuroxim oder Azithromycin in Betracht. Es gibt keine Schutzimpfung gegen Borreliose.

2.8.2 Harnwegsinfektionen

Infektionen in den Harnwegen können eingeteilt werden in Infektionen der unteren Harnwege (Blasenentzündung, Zystitis) und der oberen Harnwege (Nierenbeckenentzündung, Pyelonephritis). Der häufigste Erreger ist *Escherichia coli*, der aus dem eigenen Darm in die Blase gelangt. Aufgrund der kürzeren Harnröhre ist dies bei Frauen leichter möglich als bei Männern.

Aufgepasst!

Die häufigste Ursache für eine Blasenentzündung ist der körpereigene Keim *Escherichia coli*, der zur natürlichen Flora im Darm gehört. In den Harnwegen kann er jedoch Entzündungen auslösen. Daher sollte darauf geachtet werden, dass keine Übertragung hierhin stattfindet. Vorbeugend helfen das Abwischen mit Toilettenpapier von vorne nach hinten sowie das Wasserlassen direkt nach dem Geschlechtsverkehr.

Die Symptome einer Zystitis sind Schmerzen beim Wasserlassen, starker Harndrang mit nur kleinen Urinmengen sowie Schmerzen im Unterleib. Gelegentlich ist Blut im Urin. Zusätzlich Schmerzen im seitlichen Rücken („Flankenschmerz") oder Fieber weisen eher auf eine Pyelonephritis hin. Harnwegsinfektionen werden als „unkompliziert" bezeichnet, wenn es keine relevanten Nierenfunktionsstörungen, Begleiterkrankungen oder anatomische Besonderheiten in den Harnwegen gibt. Infektionen bei Männern und Schwangeren sowie Hinweise auf eine Pyelonephritis sollten immer ärztlich abgeklärt werden und gelten oft als „kompliziert". Juckreiz und Ausfluss sollten immer ärztlich abgeklärt werden.

Die Symptome einer Harnwegsinfektion können mit Schmerzmitteln wie NSAR (2.12.3.1) behandelt werden. Um die Beschwerden schneller zum Abklingen zu bringen, kann zusätzlich eine antibiotische Therapie erfolgen. Zu den Mitteln der Wahl gehören Fosfomycin, Nitrofurantoin, Nitroxolin, Pivmecillinam und Trimethoprim. Fluorchinolone und Cephalosporine sind Mittel der zweiten Wahl und werden eher bei komplizierten Harnwegsinfektionen eingesetzt.

Eine unkomplizierte Zystitis bei Frauen kann hingegen häufig auch mit Arzneimitteln der Selbstmedikation therapiert werden. Diese enthalten beispielsweise Bärentraubenblätter, deren Inhaltsstoffe in den Harnwegen antibakteriell wirken. Arzneimittel mit Inhaltsstoffen zum Beispiel aus Goldrute, Hauhechel, Liebstöckel, Orthosiphon, Rosmarin und Tausendgüldenkraut können harntreibend und damit durchspülend sowie schmerzlindernd und entzündungshemmend wirken. Der Zucker D-Mannose hüllt Bakterien ein, sodass sie sich nicht in den Harnwegen festsetzen können. Die Aminosäure Methionin wird genutzt, um den Harn anzusäuern (pH-Wert < 6) und damit das Bakterienwachstum zu hemmen. Die Wirksamkeit einer Schutzimpfung gegen Harnwegsinfektionen ist umstritten.

Erklärungsbedürftig!

Aus Arbutin in Bärentraubenblättern wird im Körper Hydrochinon gebildet, das antibakteriell wirkt. Um Nebenwirkungen durch zu hohe Dosen an Hydrochinon zu vermeiden, sollten Arzneimittel mit Bärentraubenblättern nicht länger als eine Woche am Stück und nicht häufiger als fünfmal pro Jahr genutzt werden.

2.8.3 Lungenentzündung

Eine bakterielle Lungenentzündung oder „bakterielle Pneumonie" wird meist durch die Erreger *Streptococcus pneumoniae* (Pneumokokken), *Haemophilus influenzae* oder *Staphylococcus aureus* ausgelöst und gefährdet die lebensnotwendige Versorgung des Körpers mit Sauerstoff. Zu den typischen Symptomen gehören Husten und Atemnot, Schmerzen im Brustkorb und ein allgemeines Krankheitsgefühl. Nicht in jeden Fall wird Schleim abgehustet. Fieber kommt häufig vor, fehlt jedoch gerade bei älteren Erkrankten. Bei diesen zeigen sich aber häufiger neurologische Symptome wie getrübtes Bewusstsein und Verwirrtheit. Die antibiotische Therapie erfolgt mit Amoxicillin als erste Wahl. Doxycyclin,

Makrolide und Fluorchinolone stehen als Alternativen zur Verfügung. Gegen Pneumokokken und *Haemophilus influenzae* gibt es wirksame Schutzimpfungen.

2.8.4 Außenohrentzündung (Otitis externa)

Eine Entzündung der Haut und Unterhaut im äußeren Gehörgang wird „Otitis externa" genannt. Trommelfell und Ohrmuschel können auch betroffen sein. In den meisten Fällen ist eine bakterielle Infektion die Ursache einer Otitis externa. Eine solche wird durch Verletzungen, Stoffwechselerkrankungen, Hörgeräte und Ohrstöpsel sowie Wasser und andere reizende Stoffe im Gehörgang begünstigt. Da sie häufig nach dem Schwimmen auftritt, wird sie auch als „Schwimmbad-Otitis" bezeichnet. Es kommt zu einer Schwellung im Gehörgang, die mit einem Verlust der Schall-Leitung und damit einer Schwerhörigkeit einhergehen kann. Daneben treten starke Ohrenschmerzen, Juckreiz und Rötungen auf, auch ein Ausfluss aus dem Ohr (Otorrhoe) ist möglich.

Aufgepasst!

Der Gehörgang darf nicht mit Wattestäbchen gereinigt werden. Zum einen wird durch die Anwendung Ohrenschmalz tiefer in Richtung Trommelfell geschoben, zum anderen können Bakterien durch kleine Verletzungen besser ins Gewebe eindringen.

Die Therapie der Otitis externa besteht aus der Reinigung des Gehörgangs sowie der Anwendung von Ohrentropfen mit Antibiotika, Glucocorticoiden (**2.6.3**), Lokalanästhetika (**2.12.5**) und nichtsteroidalen Antirheumatika (**2.12.3.1**). Darüber hinaus werden Alkohole wie Ethanol und Glycerol in Ohrentropfen genutzt, um der Schwellung osmotisch Wasser zu entziehen. Sie sind auch unspezifisch antimikrobiell wirksam. Essigsäure wird in Ohrentropfen-Rezepturarzneimitteln verwendet, um durch den sauren pH-Wert das Bakterien-Wachstum zu hemmen. Ohrentropfen mit Alkoholen und Essigsäure können auch prophylaktisch, zum Beispiel nach dem Schwimmen, angewendet werden.

2.8.5 Mittelohrentzündung (Otitis media)

Eine Mittelohrentzündung (Otitis media) betrifft vor allem Kinder und äußert sich durch Ohrenschmerzen, Fieber und schlechten Allgemeinzustand. Die Ursache sind meist Viren, aber auch Bakterien, die durch die Verbindung zwischen Nase und Ohr (eustachische Röhre) aufsteigen und den Bereich hinter dem Trommelfell infizieren. Dort bildet sich Flüssigkeit (Paukenerguss), die das Hören beeinträchtigt und zu einer Vorwölbung des Trommelfells bis zum Riss führen kann. Die Therapie besteht in der Gabe schmerzhemmender und fiebersenkender Arzneimittel wie nichtsteroidale Analgetika (**2.12.3.1**) sowie abschwellender Nasentropfen und -sprays (**2.9.1**). Diese lassen auch die Schleimhäute der eustachischen Röhre abschwellen, die gestaute Flüssigkeit kann dann besser abfließen. Die Symptome werden meist von selbst nach wenigen Tagen besser. Sind Bakterien die Auslöser können zusätzlich Antibiotika wie Amoxicillin, Cephalosporine oder Makrolide verordnet werden. Ohrentropfen haben keinen Stellenwert in der Therapie. Insbesondere wenn das Trommelfell beschädigt ist, dürfen sie nicht angewendet werden. Es gibt keine spezifische Schutzimpfung gegen Mittelohrentzündungen.

2.8.6 Mandelentzündung und Scharlach

Bakterielle Infektionen im Mund-Rachen-Raum wie Mandelentzündungen (Tonsillitis) oder Scharlach werden vor allem durch sogenannte „β-hämolysierende Streptokokken der Gruppe A" verursacht – allen voran *Streptococcus pyogenes*. Es kommt zu Halsschmerzen mit Schluckstörungen, Schwellungen und Rötungen im Rachen, Schwellungen der benachbarten Lymphknoten und Fieber. Bei einer Tonsillitis können eitrige Belege auf den Rachenmandeln sichtbar werden, im Fall von Scharlach sind eine rotverfärbte Zunge („Himbeerzunge") sowie ein fleckiger Hautausschlag zu sehen. Das Antibiotikum der Wahl ist Phenoxymethylpenicillin (Penicillin V). Alternativ können Cephalosporine und Makrolide eingesetzt werden. Es gibt keine spezifische Schutzimpfung gegen Mandelentzündungen oder Scharlach.

2.8.7 Antibiotika

Antibiotika werden gegen bakterielle Infektionen eingesetzt. Auf andere Erreger wie Viren haben sie keinen Effekt. Beim Einsatz von Antibiotika können sowohl die schädlichen Bakterien als auch die natürliche Flora auf unseren Schleimhäuten geschädigt werden kann. Daher können bei allen Antibiotika Nebenwirkungen wie weicherer Stuhl bis Durchfälle (**2.1.10**) und lokale Pilzinfektionen (**2.10**) auftreten.

> ***Aufgepasst!***
>
> Ein Arzneimittel gegen bakterielle Infektionen nennt man „Antibiotikum" (Einzahl/Singular), mehrere dieser Arzneimittel „Antibiotika" (Mehrzahl/Plural). Der weit verbreitete Ausdruck „ein Antibiotika" ist insofern falsch und für Angehörige der Gesundheitsberufe unangemessen. „Antibiotikas" gibt es dementsprechend ebenfalls nicht. Gleiches gilt für andere Arzneimittelgruppen, z. B. ein Antidepressivum – mehrere Antidepressiva.

2.8.7.1 Penicilline

→ **Penicilline** gehören wegen ihrer besonderen chemischen Struktur zu den sogenannten „Betalaktam-Antibiotika". Sie hemmen die Bildung der bakteriellen Zellwand. Dieses tötet die Bakterien nicht direkt ab. Beim späteren Versuch sich zu vermehren und dabei zu teilen, sterben die Bakterien jedoch ab, weil die benötigten Stoffe für den Aufbau der neuen Zellwand nicht gebildet werden können. Da menschliche Zellen keine Zellwand besitzen, haben Penicilline auf diese Zellen keinen Effekt. Aus diesem Grund sind sie das Mittel der Wahl bei vielen Infektionen – auch in der Schwangerschaft. Einige Bakterien können jedoch Enzyme (Betalaktamasen) bilden, die Penicilline abbauen. Diese Erreger sind dann gegenüber Penicillinen resistent.

Die wichtigsten Penicilline im ambulanten Bereich sind Phenoxymethylpenicillin (Penicillin V) und Amoxicillin. Ersteres besitzt ein schmales Erregerspektrum gegen grampositive Bakterien wie Streptokokken. Amoxicillin besitzt bereits ein breiteres Spektrum. Um Betalaktamase-produzierende Bakterien behandeln zu können, werden Penicilline mit Betalaktamase-Hemmstoffen kombiniert. Ein wichtiger Betalaktamase-Hemmstoff ist Clavulansäure, die in Kombination mit Amoxicillin verwendet wird. Diese Kombination erweitert das Spektrum empfindlicher Bakterien deutlich, vor allem gegen *Staphylococcus aureus* und im gramnegativen Bereich. Ein besonderes Penicillin ist Pivmecillinam, das vor allem gegen gramnegative Erreger wie *Escherichia coli* wirksam ist.

Aufgepasst!

Wie bei anderen Arzneistoffen kann auch gegen Penicilline eine Allergie entwickelt werden. Treten Symptome wie Hautausschläge, Juckreiz oder Schwellungen der Atemwege kurz nach der ersten Einnahme auf, dann spricht vieles für eine echte Allergie. Amoxicillin kann jedoch auch um einige Tage verzögert Hautreaktionen auslösen, die nicht allergisch bedingt sind. Daher sollte nach einer solchen Reaktion der Verdacht auf eine Penicillin-Allergie allergologisch abgeklärt werden. Wird dies unterlassen und fälschlicherweise von einer Penicillin-Allergie ausgegangen, schließt man eine gut wirksame und verträgliche Antibiotika-Gruppe aus, die bei vielen Infektionen das Mittel der ersten Wahl ist.

2.8.7.2 Cephalosporine

Cephalosporine gehören wie Penicilline zur Gruppe der Betalaktam-Antibiotika. Hinsichtlich Wirkmechanismus und Nebenwirkungen sind sie sich daher sehr ähnlich. Auch Kreuzallergien bei einer Penicillin-Allergie sind möglich. Einige Cephalosporine besitzen ein breiteres Spektrum als Penicilline, insbesondere im gramnegativen Bereich. Die wichtigsten Cephalosporine im ambulanten Bereich sind Cefaclor (schmales Spektrum) sowie Cefuroxim und Cefpodoxim (jeweils breiteres Spektrum). Cefuroxim und Cefpodoxim werden in der Regel alle zwölf Stunden mit einer Mahlzeit eingenommen.

2.8.7.3 Makrolide und Clindamycin

→ **Makrolide** hemmen die Bildung bakterieller Proteine und damit das Wachstum der Bakterien. Aufgrund ihrer guten Verträglichkeit und werden sie häufig als Alternative für Penicilline eingesetzt. Allerdings hemmen Makrolide die Verstoffwechslung anderer Arzneimittel über CYP-Enzyme (📖 **1.2.4**), wodurch Wechselwirkungen möglich sind. Die wichtigsten Makrolide sind Azithromycin, Roxithromycin und Clarithromycin. Erythromycin wird nur noch selten, vor allem lokal auf der Haut angewendet.

Clindamycin wirkt wie die Makrolide über die Hemmung der bakteriellen Proteinbildung. Daher überschneiden sich häufig die Resistenzen bei Makroliden und Clindamycin. Als Alternative zu Penicillin wird Clindamycin häufig in der Zahnheilkunde eingesetzt. Die mehrmals tägliche Einnahme sollte aufrecht, also im Sitzen oder Stehen, mit einem Glas Wasser erfolgen, um sicherzustellen, dass der Arzneistoff schnell den Magen erreicht. Anderenfalls kann die Speiseröhre gereizt werden.

2.8.7.4 Tetracycline

→ **Tetracycline** hemmen ebenfalls die Bildung bakterieller Proteine und so das Bakterienwachstum. Sie können mit einer Mahlzeit eingenommen werden, die jedoch keine Milchprodukte beziehungsweise Mineralstoffe enthalten sollte. Diese verhindern durch Bildung eines Komplexes die Aufnahme der Antibiotika aus dem Darm (**3.1**). Deshalb sollte ein Abstand von einigen Stunden zwischen der Einnahme der Tetracycline und mehrwertigen Kationen eingehalten werden. Durch die Bindung an mehrwertige Kationen können sich Tetracycline bei der Zahnentwicklung in die Zähne einlagern. Dadurch kommt es zu Verfärbungen, die den Zahn auch empfindlicher machen können. Aus diesem Grund sollten sie nicht bei Kindern unter acht Jahren eingesetzt werden. Darüber hinaus können Tetracycline die Speiseröhre reizen, weshalb die Einnahme aufrecht mit einem Glas Wasser und nicht direkt vor dem Schlafen erfolgen sollte. Der wichtigste Vertreter dieser Gruppe ist Doxycyclin.

Erklärungsbedürftig!

Tetracycline können die Haut für Sonnenstrahlung empfindlicher machen. Es kann zu Sonnenbrand-ähnlichen Verbrennungen kommen. Daher sollte während der Therapie die direkte Sonneneinstrahlung und der Besuch von Solarien vermieden werden.

Weitere Substanzen aus der Gruppe der Tetracycline sind Minocyclin, das häufig gegen Akne (**2.16.2**) angewendet wird, sowie Tetracyclin als Teil der Quadruple-Therapie gegen *Helicobacter pylori* (**2.1.4**).

2.8.7.5 Fluorchinolone

→ **Fluorchinolone** sind eine Gruppe von Antibiotika mit breitem Spektrum, vor allem im gramnegativen Bereich. Sie hemmen die Vermehrung der bakteriellen DNA und damit das Wachstum der Bakterien. Wichtige Vertreter sind Ciprofloxacin, Levofloxacin und Moxifloxacin. Alle Stoffe dieser Gruppe sind in unterschiedlichem Ausmaß von einer Bindung an mehrwertige Kationen betroffen (**3.1**), weshalb die Einnahme von Milchprodukten und Mineralstoffen ebenfalls erst um einige Stunden versetzt erfolgen sollte.

Während der Anwendung von Fluorchinolonen kann es zu Entzündungen von Sehnen bis hin zu Sehnenrissen kommen. Diese Nebenwirkung tritt insbesondere an der Achillessehne und bei der gleichzeitigen Anwendung von Glucocorticoiden auf. Eine sportliche Betätigung sollte daher während der Anwendung unterbrochen werden. Auch gegenüber Sonnenstrahlung kann die Haut während der Anwendung empfindlicher werden. Sonnenbäder und Besuche in Solarien sollten daher nicht unternommen werden. Weitere schwere, aber seltene Nebenwirkungen sind möglich. Dazu zählen Störungen des Nervensystems einschließlich Krampfanfällen und Missempfindungen, das Auftreten von Herzrhythmusstörungen durch eine Verlängerung der QT-Zeit (📖 **3.4.2**) und Veränderungen an der Aorta. Sollten Missempfindungen, Sehstörungen, Herzklopfen oder plötzliche Bauch-, Brust- oder Rückenschmerzen auftreten, soll sofort ärztliche Hilfe gesucht werden. Aufgrund vielfältiger Nebenwirkungen werden Fluorchinolone trotz guter Wirksamkeit bei vielen Erkrankungen nur noch als Reserve-Antibiotika eingesetzt.

2.8.7.6 Weitere Antibiotika

Das Antibiotikum Trimethoprim wird allein und in Kombination mit dem Arzneistoff Sulfamethoxazol als Cotrimoxazol bei Infektionen der Atem- oder Harnwege eingesetzt. Während einer Einnahme von Cotrimoxazol sollte auf eine ausreichende Flüssigkeitsaufnahme und Urinausscheidung geachtet werden, um das Auskristallisieren der Substanz in der Niere und den Harnwegen zu vermeiden.

Fosfomycin ist eigentlich ein Reserve-Antibiotikum, das ähnlich den Penicillinen den Aufbau der bakteriellen Zellwand stört. Als Einmaldosis wird es jedoch auch bei Harnwegsinfektionen eingesetzt (📖 **2.8.2**). Um dabei möglichst lange in der Blase wirken zu können, sollte es im besten Fall vor dem Schlafengehen und nach dem Wasserlassen eingenommen werden. Da Nahrungsmittel die Aufnahme aus dem Darm beeinträchtigen können, sollte mindestens zwei Stunden vor und nach der Einnahme nichts gegessen werden.

Metronidazol ist ein wichtiges Antibiotikum, das beispielsweise bei Infektionen des Darms oder im Vaginalbereich eingesetzt wird. Auf der Haut wird es bei Rosazea (📖 **2.16.5**) eingesetzt. Es bildet Radikale, die das Wachstum von Bakterien stören. Es sollte mit einer Mahlzeit eingenommen werden. Während der Anwendung und in den anschließenden zwei Tagen sollte kein Alkohol konsumiert werden.

Nitrofurantoin und Nitroxolin provozieren DNA-Schäden, die das Wachstum der Bakterien hemmen. Sie werden bei Harnwegsinfektionen eingesetzt. Nitrofurantoin kann auch über einen längeren Zeitraum zur Prophylaxe eingesetzt werden. Dabei ist auf Nebenwirkungen an der Lunge wie Atemnot, Husten oder Schmerzen zu achten. Nitrofurantoin wird zu den Mahlzeiten, Nitroxolin soll vor den Mahlzeiten eingenommen werden.

Rifampicin ist ein Antibiotikum, das bei unterschiedlichen Infektionen einschließlich einer Tuberkulose eingesetzt werden kann. Die Einnahme muss vor einer Mahlzeit erfolgen. Rifampicin hat eine intensive rot-braune Farbe. Dies kann zu einer Verfärbung von Ausscheidungen wie Tränen, Schweiß, Stuhl oder Urin führen. Dadurch sind Verfärbungen von Kleidung und Kontaktlinsen möglich. Daneben werden unter Rifampicin-Therapie vermehrt CYP-Enzyme und Transportproteine gebildet (📖 **1.2.4**). Dadurch gibt es viele Wechselwirkungen mit anderen Arzneimitteln, die über diese Systeme verstoffwechselt und nun schneller abgebaut werden können.

Einige Antibiotika werden im ambulanten Bereich überwiegend lokal eingesetzt. Dazu gehören Fusidinsäure in Cremes bei oberflächlichen Hautinfektionen und Mupirocin als Nasensalbe zur Elimination einer Besiedlung mit Staphylokokken. Aminoglykoside, vor allem Gentamicin, werden in Cremes bei Hautinfektionen sowie in Augentropfen und -salben bei Infektionen am Auge eingesetzt. Tyrothricin ist das einzige Antibiotikum, das verschreibungsfrei erhältlich ist. Es findet in Wundpudern und -gelen Anwendung sowie in Lutschtabletten, deren Anwendung bei den meist viral bedingten Halsschmerzen jedoch nicht empfohlen wird.

2.9 Virale Infektionen

Viren sind mikroskopisch kleine infektiöse Partikel, viel kleiner als Bakterien. Sie sind keine lebenden Organismen, sondern bestehen aus einer Proteinhülle, die das genetische Material des Virus umschließt. Sie sind zur Vermehrung auf eine Wirtszelle angewiesen, außerhalb einer Wirtszelle sind Viren inaktiv. Ihr genetisches Material kann entweder aus DNA oder RNA bestehen. Die äußere Hülle von Viren, die als Kapsid bezeichnet wird, besteht aus Proteinen und dient dazu, das genetische Material des Virus zu schützen und zu transportieren. Einige Viren (behüllte Viren) haben zusätzlich eine Lipidhülle, die aus der Wirtszelle stammt. Diese Virushülle enthält Proteine, die für die Bindung an spezifische Rezeptoren auf der Oberfläche von Wirtszellen notwendig sind.

Die Vermehrung von Viren erfolgt durch einen komplexen Prozess, der mehrere Schritte umfasst. Zunächst muss ein Virus an die Oberfläche einer Wirtszelle binden. Dies geschieht durch spezifische Wechselwirkungen zwischen viralen Oberflächenproteinen und Rezeptoren auf der Wirtszelle. Nach der Bindung dringt das Virus in die Wirtszelle ein und nutzt die Mechanismen der infizierten Zelle zur Produktion von viralen Proteinen und zur Vermehrung seines genetischen Materials. Die neu gebildeten Virus-Bestandteile werden anschließend zusammengebaut, um neue infektiöse Viruspartikel zu bilden. Diese Partikel verlassen die Wirtszelle entweder durch Ausschleusen oder durch Zerstörung der Wirtszelle und können dann erneut Zellen infizieren.

2.9.1 Atemwegsinfektionen

Die meisten Atemwegsinfektionen sind viral bedingt, die möglichen Erreger vielfältig. Zu ihnen gehören Rhinoviren, aber auch Corona-Viren, Influenza-Viren und das respiratorische Synzytial-Virus (RSV). Die typischen Symptome sind Schnupfen (Rhinitis), teilweise mit Beteiligung der Nasennebenhöhlen (Sinusitis), Husten (Bronchitis) und Halsschmerzen (Pharyngitis). Sie werden auch als „Erkältung" oder als „grippaler Infekt" zusammengefasst, dürfen aber nicht mit einer echten Virusgrippe (Influenza) gleichgesetzt werden. In den meisten Fällen heilen die Infektionen von allein aus. Komplizierte Verläufe mit Lungenentzündungen oder überschießenden Immunreaktionen sind jedoch möglich und insbesondere für sehr junge oder ältere Personen sowie Vorerkrankte potenziell lebensbedrohlich. Treten hohes Fieber, starke Schmerzen oder Atemnot auf, müssen die Ursachen der Symptome ärztlich abgeklärt werden.

Die Behandlung erfolgt in den meisten Fällen rein symptomatisch im Rahmen der Selbstmedikation. Bei Kopf-, Hals- und Gliederschmerzen sowie Fieber kommen Nicht-Opioid-Analgetika (2.12.3) zum Einsatz. Gegen eine Rhinitis werden „Dekongestiva" eingesetzt. Das sind Nasentropfen, Nasensprays oder peroral angewendete Arzneimittel, die die Schleimhäute in der Nase abschwellen lassen. Die Arzneistoffe gehören zur Gruppe der α_1-Sympathomimetika. Diese stimulieren α_1-Rezeptoren des Sympathikus an den Blutgefäßen (2.5.3), führen so zu einer Verengung der Gefäße und dadurch zum Abschwellen der Schleimhäute. Lokal in der Nase werden meist Xylometazolin oder Oxymetazolin angewendet, Pseudoephedrin wird eingenommen. Da eingenommene Dekongestiva im ganzen Körper wirken und nicht nur in der Nase, können sie den Blutdruck erhöhen und die Durchblutung verringern. Bei unkontrolliertem Bluthochdruck (2.5.4), Nierenerkrankungen (2.5.13), Herzinsuffizienz (2.5.9) oder Durchblutungsstörungen wie Arteriosklerose (2.5.6), Herzinfarkt (2.5.8) oder Schlaganfall (2.5.11) sollten sie daher nicht eigesetzt werden.

Aufgepasst!

Die Anwendung abschwellender Nasensprays kann süchtig machen! Die Betroffenen brauchen die Wirkung, um gut atmen zu können. Sie wenden die lokalen Dekongestiva immer häufiger an. Als Reaktion darauf schwellen die Schleimhäute reflexhaft an. Die Atmung durch die Nase ist schlechter möglich als zuvor, das Nasenspray wird noch häufiger angewendet und ein Teufelskreis entsteht. In schweren Fällen kann durch das dauerhafte Verengen der Blutgefäße die Nasenschleimhaut unterversorgt werden. Sie trocknet aus, neigt zu Blutungen und kann in den schlimmsten Fällen absterben und faulen. Damit die Schleimhäute nicht unterversorgt werden und sich nicht an den abschwellenden Reiz gewöhnen, sollten Dekongestiva nicht länger als eine Woche am Stück benutzt werden. Nasensprays auf Salzbasis, mit Antihistaminika oder mit Glucocorticoiden haben kein Risiko für diese Gewöhnungseffekte.

Zum Lösen des Schleims in Nase, Nasennebenhöhlen oder Bronchien können vor allem pflanzliche Arzneimittel eingesetzt werden. Zu den Arzneistoffen gehören Extrakte aus Efeu, Eukalyptus, Kapland-Pelargonie, Schlüsselblume und Thymian. Auch der synthetische Arzneistoff Ambroxol wird zum Schleimlösen eingesetzt. Er besitzt zusätzlich lokalanästhetische Eigenschaften, die bei Halsschmerzen genutzt werden. Acetylcystein (ACC) wird ebenfalls häufig von Erkrankten verlangt, wird jedoch in Leitlinien nicht empfohlen. Um Magenreizungen zu verhindern, sollte es zum Essen eingenommen werden. Antitussiva, also Hustenreiz stillende Arzneistoffe, sind Dextromethorphan, Pentoxyverin oder Levodropropizin sowie die verschreibungspflichtigen Stoffe Codein, Dihydrocodein und Noscapin (2.12.4). Sie sollen die Reizweiterleitung aus der Lunge ins Gehirn unterbrechen, um so den Hustenreflex zu unterdrücken.

Erklärungsbedürftig!

Erkrankte wünschen sich häufig eine schnelle Linderung bei Husten. Der Schleim in den Lungen soll sich lösen, das Husten stört aber vor allem nachts den erholsamen Schlaf. Eine gleichzeitige Anwendung von schleimlösenden und hustenreizstillenden Arzneimitteln ist jedoch nicht sinnvoll. Der abgelöste Schleim muss durch das Husten abtransportiert werden, sonst verbleibt er in der Lunge („Sekretstau"). Ein Kompromiss ist die Anwendung von Schleimlösern am Tag und eines Hustenstillers zur Nacht.

Bei Halsschmerzen kommen in Lutschtabletten und Sprays neben nichtsteroidalen Antirheumatika (2.12.3.1) auch Lokalanästhetika (2.12.5) zum Einsatz. Lokale Antiseptika oder lokale Antibiotika werden hingegen in Leitlinien nicht empfohlen. Die Arzneimitteltherapie kann mit Wasserdampf-Inhalationen, Gurgellösungen und Nasenspülungen unterstützt werden. Bei Reizhusten und Halsschmerzen können Gelbildner aus Eibisch, Isländisch Moos, Malve, Spitzwegerich oder Hyaluronsäure die gereizten Schleimhäute beruhigen.

Während alle oben genannten Viren die Symptome einer „Erkältung" auslösen können, führen einige Viren zu schwerer verlaufenden Erkrankungen. Eine echte Virusgrippe (Influenza) zeigt typischerweise einen schnellen Krankheitsbeginn mit Fieber und starkem Krankheitsgefühl. Bei Risikogruppen werden gegen eine Influenza die Neuraminidase-Inhibitoren Oseltamivir und Zanamivir eingesetzt. Bei Infektionen mit dem Corona-Virus SARS-CoV-2 und der daraus resultierenden Erkrankung COVID-19 kommt die Arzneistoffkombination Nirmatrelvir plus Ritonavir zum Einsatz. Für RSV-Infektionen gibt es keine spezifischen Arzneimittel. Gegen COVID-19, Influenza und RSV gibt es wirksame Schutzimpfungen.

2.9.2 Herpes-Infektionen

Infektionen mit Herpes-Viren zeigen sich als kleine, flüssigkeitsgefüllte Bläschen an der Lippe (Herpes labialis) oder im Genitalbereich (Herpes genitalis), die unter Krustenbildung abheilen. Die Viren können nach Erstinfektion im Körper, vor allem in Nervenzellen, verbleiben und von dort aus wiederholt Symptome auslösen. Die Auslöser eines erneuten Ausbruchs sind beispielsweise akute Infektionen, Sonnenlicht, Stress und Ekel. Neben den *Herpes simplex*-Viren gehört auch das *Varizella zoster*-Virus (VZV) als Auslöser der hoch ansteckenden Windpocken zu den Herpes-Viren. Es verbleibt nach der Erstinfektion im Körper, kann erneut ausbrechen und zeigt sich dann als Gürtelrose (Herpes zoster). Dabei kann eine sehr schmerzhafte Entzündung der Nerven (Zoster-Neuralgie) entstehen, die auch nach Abheilen des Herpes zoster bestehen bleiben kann. Die Behandlung von Herpes-Viren erfolgt lokal mit Aciclovir oder Penciclovir sowie systemisch mit Aciclovir oder Brivudin. Gegen Windpocken und Herpes zoster gibt es wirksame Schutzimpfungen.

2.9.3 Humanes Immundefizienz-Virus

Das humane Immundefizienz-Virus (HIV) ist ein Virus, das das Immunsystem des Menschen angreift, insbesondere die T-Helferzellen. Es zählt zu den sogenannten „Retroviren", die ihr eigenes Erbgut in das Erbgut des Menschen einbauen können. Dadurch können jederzeit neue Viren gebildet werden, auch wenn zuvor keine Viruspartikel im Körper mehr vorhanden waren. Aus diesem Grund ist eine HIV-Infektion aktuell nicht heilbar. HIV wird hauptsächlich durch ungeschützten Geschlechtsverkehr, den Austausch von infizierten Nadeln bei Drogenkonsum oder von Mutter zu Kind während der Geburt übertragen. HIV-infizierte Personen weisen nach der Infektion zunächst nur Grippe-ähnliche Symptome auf und leben dann lange ohne Symptome. Durch die schleichende Zerstörung der T-Helferzellen wird das Immunsystem jedoch immer weniger leistungsfähig. Sinkt die Anzahl unter einen bestimmten Wert, häufen sich Infektionen, die bei gesundem Immunsystem nicht auftreten. Auch einige Krebsarten treten nun gehäuft auf. Man spricht dann vom „Erworbenen Immunschwächesyndrom" (englisch „acquired immunodefiency syndrome", kurz AIDS). Unbehandelt verläuft die HIV-Infektion meist tödlich. Die Behandlung ist die antiretrovirale Therapie (ART), die aus einer Kombination von mindestens drei Inhibitoren verschiedener Virus-Enzyme besteht. Diese unterdrücken die Virus-Vermehrung im Körper. Durch die rechtzeitige, korrekte und lebenslange Anwendung einer ART können HIV-infizierte Personen die Virus-Konzentration im Körper auf ein nicht mehr nachweisbares Niveau senken. Sie erreichen dann eine nahezu normale Lebenserwartung und können das Risiko der Virus-Übertragung auf andere erheblich reduzieren. Gegen HIV gibt es keine Schutzimpfung, aber die Arzneistoffkombination Emtricitabin plus Tenofovir kann prophylaktisch bei einem erhöhten Ansteckungsrisiko angewendet werden (Präexpositionsprophylaxe, PrEP).

2.9.4 Humane Papillom-Viren und Warzen

Humane Papillom-Viren (HPV) sind eine Gruppe von Viren, die hauptsächlich über Haut-zu-Haut-Kontakt übertragen werden. Es gibt mehr als 100 verschiedene HPV-Typen, von denen einige für die Bildung von Warzen verantwortlich sind, die auf Haut und Schleimhäuten auftreten können. Diese Warzen können an verschiedenen Stellen des Körpers auftreten, einschließlich der Hände, Füße, Genitalien („Feigwarzen") und im Mundbereich. Einige HPV-Typen sind auch mit einem erhöhten Risiko für die Entwicklung von Gebärmutterhalskrebs, Analkrebs und anderen Krebsarten verbunden. Die Therapie von HPV-bedingten Warzen kann verschiedene Ansätze umfassen, darunter lokale Behandlungen mit Verhornungen lösenden Arzneimitteln (Keratolytika) oder Vereisung (Kryotherapie). Keratolytika enthalten beispielsweise Ameisensäure, Kaliumhydroxid, Salicylsäure oder Trichloressigsäure, die die verhornten Hautstellen auflösen, und werden als Lösungen oder Pflaster angewendet. Die Warzen können anschließend leicht abgetragen werden. Auch das zytostatisch wirkende 5-Fluorouracil (📖 2.17.1) kommt gegen Warzen zum Einsatz. Diese Behandlung wird teilweise mehrmals täglich bis über die Abheilung hinaus durchgeführt. Die nicht erkrankte Haut um die Warze sollte nicht mit behandelt werden und kann beispielsweise mit Salben geschützt werden. Gegen einige HPV-Typen gibt es eine wirksame Schutzimpfung.

2.9.5 Virustatika

Virushemmende Arzneistoffe (Virustatika) werden eingesetzt, um die Vermehrung von Viren im Körper zu unterbrechen. Da Viren zur Vermehrung auf den Stoffwechsel eines Wirts angewiesen sind, können Virustatika außerhalb des Körpers nicht wirken. Abhängig von ihrem Wirkmechanismus werden Virustatika in verschiedene Gruppen eingeteilt. Insbesondere bei der antiretroviralen Therapie (ART) gegen HIV kommen häufig Kombinationen zum Einsatz, um einer Resistenzbildung entgegenzuwirken.

2.9.5.1 Hemmung der Nukleinsäure-Synthese

Einige Arzneistoffe ahmen Bausteine von DNA oder RNA nach, werden bei der Vermehrung von viralen Enzymen in deren Erbgut eingebaut und führen so zu Schäden der viralen DNA oder RNA. Ein Einbau in das menschliche Erbgut erfolgt jedoch nicht. Aciclovir, dessen Prodrug Valaciclovir, Penciclovir und Brivudin stören die DNA-Synthese in Herpes-Viren, einschließlich Varizella-zoster-Viren. Aciclovir wird sowohl systemisch als auch in Salben auf der Haut und am Auge eingesetzt. Für eine lokale Therapie des Lippenherpes stehen freiverkäufliche Cremes mit Aciclovir oder Penciclovir zur Verfügung. Die Wirksamkeit ist am besten, wenn die Cremes bereits bei den ersten Anzeichen wie Kribbeln konsequent angewendet werden.

Erklärungsbedürftig!

Aciclovir wird typischerweise fünfmal täglich alle vier Stunden dosiert. Dies gilt sowohl für die Einnahme als Tablette als auch für das Auftragen der Creme. Eine Pause von acht Stunden am Stück bleibt für den Nachtschlaf. Penciclovir sollte alle zwei Stunden, jedoch mindestens sechsmal am Tag aufgetragen werden. Für das Auftragen der Creme kann ein Wattestäbchen oder ein sauberer Finger benutzt werden. Die Hände sollten vor und nach dem Auftragen gewaschen werden.

Humane Immundefizienz-Viren (HIV) bringen ihr Erbgut in Form von RNA in die menschliche Zelle, welche dort für die Vermehrung der Viren in DNA umgeschrieben werden muss. Diesen Vorgang übernimmt das Enzym reverse Transkriptase. Es wird vom Virus selbst mitgebracht und existiert im menschlichen Körper nicht. Dadurch wird es zu einem guten Angriffspunkt für eine verträgliche HIV-Therapie. Hemmstoffe der reversen Transkriptase, die die Vermehrung des Virus unterbrechen, sind beispielweise Abacavir, Emtricitabin, Lamivudin, Rilpivirin und Tenofovir. Nach der Übersetzung der RNA in DNA bauen HI-Viren diese in das menschliche Erbgut ein. Dazu bringen sie das Enzym Integrase mit. Auch dieses Enzym existiert in menschlichen Zellen nicht und wird im Rahmen der Therapie adressiert. Inhibitoren der Integrase sind die Arzneistoffe Bictegravir, Dolutegravir, Elvitegravir und Raltegravir.

2.9.5.2 Hemmung der viralen Proteinsynthese

Das virale Erbgut wird von den Enzymen in der Wirtszelle in neue Proteine übersetzt. Diese werden jedoch als aneinanderhängende Vorläufer-Proteine gebildet. Um in neue Virus-Partikel verpackt zu werden, müssen diese Vorläufer-Proteine in die funktionsfähigen Proteine zerschnitten werden. Diese Aufgabe übernehmen virale Proteasen. Werden diese gehemmt, können keine neuen Viren entstehen. Jedes Virus besitzt eigene Proteasen, sodass nicht ein Arzneistoff bei allen Viren gleichermaßen wirkt. Die HIV-Protease wird zum Beispiel durch die Arzneistoffe Darunavir und Ritonavir gehemmt, die Protease von SARS-CoV-2 hingegen von Nirmatrelvir. Letzteres wird jedoch mit Ritonavir kombiniert. Dieses verlängert durch Hemmung von CYP-Enzymen (📖 **1.2.4**) die Wirkdauer von Nirmatrelvir. Auch für HIV-Protease-Hemmer werden derartige CYP-Hemmstoffe verwendet. Dadurch kann jedoch auch die Wirkung anderer Arzneimittel verstärkt werden und es können viele Wechselwirkungen auftreten.

2.9.5.3 Hemmung der Freisetzung neuer Viren

Nach Vermehrung der viralen Proteine und des viralen Erbguts in der Wirtszelle werden die neuen Viren zusammengebaut und freigesetzt. Damit Influenza-Viren nicht an der Wirtszelle anhaften, aus der sie stammen, tragen sie das Enzym Neuraminidase. Dieses entfernt auf der Oberfläche der Wirtszelle die Strukturen, an die Influenza-Viren binden, um in eine Zelle einzudringen. Dadurch werden die neu gebildeten Viren freigesetzt und können weitere Zellen infizieren. Die Hemmung der Neuraminidase verhindert diesen Schritt und ist der Wirkmechanismus der Neuraminidase-Hemmer Oseltamivir und Zanamivir.

2.10 Pilzinfektionen

Pilze sind Mikroorganismen, die eine Vielzahl von Infektionen verursachen können, von oberflächlichen Hautinfektionen bis hin zu lebensbedrohlichen Infektionen des gesamten Körpers. Die häufigsten Infektionen beim Menschen werden durch Pilze aus der Gruppe der Hefen, der Dermatophyten (griechisch von „derma" für „Haut") oder der Schimmelpilze verursacht. Sie bestehen aus Zellen, die eine Zellwand und einen echten Zellkern besitzen. Die Zellwand von Pilzen ist ein wichtiger Bestandteil, der zur Struktur und Stabilität der Zelle beiträgt.

2.10.1 Mund- und Windelsoor

Infektionen mit dem Hefepilz *Candida albicans* im Mund (Mundsoor) treten häufig bei kleinen Kindern auf, deren schützende Mundflora noch nicht voll ausgebildet ist. Im Windelbereich (Windelsoor) entstehen sie oft in der aufgequollenen, entzündeten Haut bei einer Windeldermatitis. Erkranken ältere Kinder und Erwachsene, kann dies Anzeichen einer Immunschwäche sein und sollte ärztlich abgeklärt werden. Der Pilzbefall zeigt sich im Mund als weiß-grauer Belag auf entzündeten, teilweise blutigen Stellen auf der Zunge und der Wangenschleimhaut.

Für die Therapie stehen Lutschtabletten, Lösungen sowie Cremes und Gele mit antimykotischen Arzneistoffen wie den Polyen-Antimykotika sowie das Azol-Antimykotikum Miconazol zur Verfügung. Sie werden mehrmals täglich im Mund beziehungsweise im Windelbereich verteilt. Die Arzneistoffe können geschluckt werden, sollten aber vorher möglichst lange im Mund bleiben. Mit Ausnahme von Miconazol werden die Arzneistoffe nicht aus dem Magen-Darm-Trakt aufgenommen.

Aufgepasst!

Mundsoor kann eine Nebenwirkung der Therapie mit inhalativen Glucocorticoiden sein. Bleiben Reste der Glucocorticoide nach der Inhalation auf den Schleimhäuten zurück, schwächen sie dort lokal das Immunsystem und begünstigen so ein Pilzwachstum. Ein wichtiger Beratungshinweis für inhalative Glucocorticoide ist daher das Ausspülen des Mundes nach der Anwendung sowie die Inhalation direkt vor einer Mahlzeit.

2.10.2 Scheidenpilz

Scheidenpilz, auch bekannt als vaginale Candidiasis, ist eine häufige Infektion, die durch das übermäßige Wachstum von Hefepilzen in der Vagina verursacht wird, insbesondere durch *Candida albicans*. Dieser Pilz kann sich besonders bei einer schwachen Vaginalflora ausbreiten. Durch Antibiotika-Einnahme, Hormonveränderungen oder übertriebene Intimhygiene kann diese schützende bakterielle Besiedlung geschwächt werden.

Die Symptome eines Scheidenpilzes können Juckreiz, Brennen, Rötung, Schwellung, Schmerzen beim Wasserlassen und einen weißlich-klumpigen Ausfluss ohne Geruch umfassen. Ist der Ausfluss eher dünnflüssig und stark riechend, deutet dies auf eine bakterielle Infektion (Vaginose) hin, die ärztlich abgeklärt werden sollte. Es ist ratsam, ärztliche Hilfe zu suchen, wenn die Symptome zum ersten Mal auftreten, wenn sie trotz Selbstbehandlung nicht verschwinden, wenn sie häufig auftreten (mehr als viermal im Jahr), wenn eine Schwangerschaft besteht oder wenn andere gesundheitliche Probleme vorliegen, die eine medizinische Überwachung erfordern.

Für die Therapie stehen je nach Ausmaß der Infektion verschiedene Arzneistoffe der Azol-Antimykotika zur Verfügung. Clotrimazol kann beispielweise in Form von Vaginaltabletten oder -zäpfchen lokal angewendet werden. Fluconazol oder Itraconazol werden peroral eingenommen. Daneben werden seltener auch Nystatin, Ciclopirox oder Antiseptika wie Dequalinium, Hexetidin oder Octenidin lokal angewendet. Um den Ort der Entzündung erreichen zu können, werden die lokalen Arzneiformen vielfach mit Applikatoren in die Vagina eingeführt. Da neben der Vagina üblicherweise auch der äußere Genitalbereich betroffen ist, werden hierfür zusätzlich antimykotische Cremes empfohlen. Lokale Azol-Antimykotika können auch in der Schwangerschaft angewendet werden. Sexualpartnerinnen und -partner ohne Symptome müssen nicht mitbehandelt werden. Um einem Scheidenpilz bei einer

Antibiotika-Therapie vorzubeugen und die bakterielle Vaginalflora zu stärken, werden lokal angewendete Probiotika mit Milchsäure-Bakterien eingesetzt.

2.10.3 Hautpilz

Hautpilz, auch „Tinea“ genannt, ist eine häufige Pilzinfektion der Haut, die durch Dermatophyten verursacht wird. Die Pilze werden in warmen, feuchten Umgebungen durch direkten Hautkontakt oder indirekt über kontaminierte Gegenstände übertragen. Besonders häufig sind daher die Füße betroffen (Tinea pedis), deren Haut beim Aufenthalt in Schwimmbädern aufquillt, was das Eindringen des Pilzes erleichtert. Auch auf der Kopfhaut oder in Hautfalten wie im Intimbereich können sich Pilzinfektionen leicht ausbreiten. Die Symptome eines Hautpilzes können je nach betroffener Stelle variieren, aber typische Anzeichen sind Rötung, Juckreiz, Schuppung, Brennen und manchmal auch Haarausfall, wenn die Kopfhaut betroffen ist.

Die Therapiemöglichkeiten für Hautpilz-Infektionen umfassen lokale Antimykotika, die auf die betroffenen Hautstellen aufgetragen werden, sowie peroral einzunehmende Antimykotika für schwerere Infektionen. Wirksam sind die Azol-Antimykotika, Ciclopirox und Terbinafin. Lokal wirkende Cremes und Sprays stehen auch im Rahmen der Selbstmedikation zur Verfügung.

Ärztlicher Rat sollte gesucht werden, wenn die Symptome schwerwiegend sind, sich ausbreiten oder sich nicht innerhalb von zwei Wochen nach Beginn der Behandlung verbessern. Auch bei Verdacht auf eine Infektion mit Hautpilz im Gesicht, im Genitalbereich oder bei immungeschwächten Personen ist eine ärztliche Untersuchung ratsam.

Um Hautpilzbefall vorzubeugen, sollten Füße und Körperfalten nach der Reinigung gut abgetrocknet, gegebenenfalls sogar mit einem Haartrockner getrocknet werden. Die Wäsche sollte bei mindestens 60 °C oder mithilfe eines fungiziden Hygienewäschespülers gewaschen werden, um die Pilze abzutöten. Des Weiteren sollte auf ein gut belüftetes Schuhwerk im Alltag geachtet sowie in gemeinschaftlich genutzten Duschen Badesandalen getragen werden.

2.10.4 Nagelpilz

Nagelpilz (griechisch „Onychomykose“) ist eine häufige Pilzinfektion, die die Nägel an Händen oder Füßen betrifft und den Nagel langsam zerstört. Sie wird vor allem durch Dermatophyten verursacht. Der Pilz wächst meist von der umgebenden Haut aus Richtung Nagelmatrix, dem Bildungsort des Nagels. Die Symptome umfassen Verdickung, Verfärbung (gelblich, weißlich oder bräunlich), Verformung, brüchige Konsistenz und sogar die Ablösung des Nagels vom Nagelbett. Nagelpilz wird häufig von Hautpilz-Infektionen begleitet. Ohne eine Therapie heilt ein Nagelpilz nicht ab.

Die Behandlung von Nagelpilz kann herausfordernd sein und erfordert in der Regel so lange Geduld, bis der betroffene Nagel gesund nachgewachsen ist. Dies kann im Fall der Fußnägel bis zu einem Jahr dauern. Lokale Behandlungen mit Lacken können durchgeführt werden, wenn die Infektion maximal 50 Prozent des Nagels, nicht die Nagelmatrix und sowie nicht mehr als drei Nägel betrifft. Die Lacke enthalten die Arzneistoffe Amorolfin, Ciclopirox oder Terbinafin und können in wasserlöslicher oder unlöslicher Form zur Anwendung kommen. Sie können auch begleitend zu einer peroralen Therapie genutzt werden. Die Anwendung erfolgt abhängig vom Präparat täglich bis wöchentlich. Gegebenenfalls müssen vor einer Anwendung Teile des betroffenen Nagels abgefeilt werden. Für eine perorale Therapie stehen die Arzneistoffe Fluconazol, Itraconazol und Terbinafin zur Verfügung. Vor einer lokalen oder peroralen Therapie kann eine schmerzfreie Nagelentfernung mit 40-prozentiger Harnstoff-Salbe oder eine podologische Entfernung des erkrankten Nagelmaterials empfohlen werden.

2.10.5 Antimykotika

2.10.5.1 Azol-Antimykotika

→ **Azol-Antimykotika** werden wegen ihrer ähnlichen chemischen Struktur als eine Gruppe zusammengefasst und wirken gegen ein breites Spektrum von Pilzen wie Dermatophyten, Hefen und Schimmelpilze. Sie hemmen die Produktion von Ergosterol, einem überlebenswichtigen Bestandteil in der Zellmembran der Pilze. Einige Azol-Antimykotika wie Bifonazol, Clotrimazol, Econazol, Ketoconazol, Miconazol und Sertaconazol werden lokal als Cremes oder Lösungen eingesetzt. Andere wie Fluconazol, Itraconazol oder Voriconazol werden eingenommen. Letztere hemmen CYP-Enzyme im Körper, die viele Arzneistoffe wie Statine und Antikoagulanzien abbauen (📖 **1.2.4**). Bei der Einnahme von Azol-Antimykotika sind daher vielfältige Wechselwirkungen möglich, die berücksichtigt werden müssen. Auf möglicherweise verstärkte Nebenwirkungen oder schwächere Wirkung durch andere Arzneistoffe ist zu achten. Gegebenenfalls muss eine andere Therapie der Pilzinfektion gewählt werden.

2.10.5.2 Polyen-Antimykotika

Die nach ihrer chemischen Struktur → **Polyen-Antimykotika** genannten Arzneistoffe Amphotericin B und Nystatin binden an Ergosterol in der Zellmembran von Hefen und Schimmelpilzen und bilden dadurch Poren, aus denen der Inhalt der Pilzzellen austritt. Sie werden lokal auf Haut und Schleimhäuten eingesetzt. Die Arzneistoffe können geschluckt werden, sollten aber vorher möglichst lange im Mund bleiben. Eine Aufnahme aus dem Darm oder über die Haut erfolgt nicht, weshalb die Arzneistoffe auch bei Kindern und in der Schwangerschaft angewendet werden können.

2.10.5.3 Weitere Antimykotika

Der Arzneistoff Amorolfin wird lokal als Creme oder Lack eingesetzt. Er stört den Stoffwechsel und die Zellmembran der Pilze auf verschiedene Weise und wirkt gegen Dermatophyten, Hefen und Schimmelpilze. Ciclopirox wird ebenfalls lokal als Creme, Lack, Lösung, Shampoo oder Vaginalzäpfchen eingesetzt. Es stört wie Amorolfin verschiedene Abläufe in der Pilzzelle und wirkt gegen Dermatophyten, Hefen und Schimmelpilze. Terbinafin kann lokal als Creme oder Lack oder peroral als Tablette angewendet werden. Es hemmt wie Azol-Antimykotika die Ergosterol-Produktion in den Pilzzellen, jedoch durch Hemmung eines anderen Enzyms. Das Wirkspektrum erfasst ebenfalls Dermatophyten, Hefen und Schimmelpilze. Wechselwirkungen über CYP-Enzyme sind nicht zu erwarten, jedoch können Leberschäden während der Therapie auftreten. Daher sollten Leberwerte im Blut kontrolliert werden und die Therapie bei Veränderungen beendet werden.

2.11 Parasitäre Infektionen und Antiparasitika

Parasiten sind Organismen, die in oder auf einem anderen Lebewesen leben und sich von diesem Wirt ernähren, wodurch sie ihm Schaden zufügen können. Dazu gehören beispielsweise Würmer, Läuse, Mücken und Zecken. Einige Parasiten werden auch erst durch diese Organismen übertragen, zum Beispiele Plasmodien, die Erreger der Malaria. Die Überträger werden „Vektoren" genannt.

2.11.1 Würmer

Menschen können von Würmern infiziert werden, insbesondere im Darm. Die Aufnahme der Wurmeier erfolgt in der Regel über den Mund. Da kleine Kinder regelmäßiger als ältere Personen Gegenstände und Finger in den Mund stecken, sind sie häufiger betroffen. Der häufigste Erreger ist *Enterobius vermicularis*, der zu den Fadenwürmern (Nematoden) gehört. Andere Bezeichnungen dafür sind „Madenwürmer" oder „Oxyuren", die Erkrankung wird entsprechend als „Enterobiasis" oder „Oxyuriasis" bezeichnet. Das typische Symptom ist ein Juckreiz im Analbereich durch die Bewegungen der Würmer, der insbesondere in der Nacht auftritt. Dadurch können Schlafstörungen und in der Folge Konzentrationsstörungen am Tag entstehen. Durch das Aufkratzen der Haut im Analbereich können Bakterien in die Haut eindringen und dort Infektionen auslösen.

In vielen Fällen wird der Wurmbefall nicht bemerkt und heilt wegen der begrenzten Lebensdauer der Würmer von circa drei Monaten von selbst aus. Die weißen Würmer können jedoch im Stuhl oder in der Kleidung bemerkt werden. Ein wesentliches Risiko für einen längeren Befall ist die sogenannte „Autoinfektion". Dabei infizieren sich die Betroffenen fortlaufend selbst. Das Kratzen im Analbereich bietet kurzfristige Erleichterung gegen den Juckreiz. Dabei werden jedoch Wurmeier auf Finger, insbesondere unter die Fingernägel, in die Kleidung und gegebenenfalls in die Bettwäsche übertragen. Über diese können die Eier erneut in den Mund gelangen und den Darm erneut besiedeln.

Die Behandlung eines Wurmbefalls erfolgt mit „Anthelminthika" (griechisch „helmins" für „Wurm") genannten Arzneimitteln, die die Würmer im Körper abtöten oder sie ausscheidungsfähig machen. Der Arzneistoff Pyrvinium, der auch im Rahmen der Selbstmedikation zur Verfügung steht, hemmt die Glucose-Aufnahme der Madenwürmer, die daraufhin absterben. Pyrvinium ist hellrosa und kann daher zu harmlosen Verfärbungen des Stuhls führen. Auch die Kleidung kann verfärbt werden. Der verschreibungspflichtige Arzneistoff Pyrantel lähmt neben Madenwürmern auch andere Fadenwürmer, die daraufhin ausgeschieden werden können. Beide Arzneistoffe werden gegen Madenwürmer als Einmaldosis angewendet und werden kaum aus dem Darm in den Körper aufgenommen. Die Anwendung soll nach circa drei Wochen wiederholt werden.

Erklärungsbedürftig!

Zu den therapiebegleitenden Maßnahmen gehören eine gute Händehygiene, insbesondere nach dem Stuhlgang und vor dem Essen. Des Weiteren sollten Fingernägel möglichst kurz geschnitten werden, auf Nägelkauen bei Kindern ist zu achten. Bettwäsche sollte nach der Behandlung gewechselt und wie die Kleidung ausreichend heiß gewaschen werden. Handtücher sollten nur von einer Person benutzt werden. Weitere Personen im gleichen Haushalt und Sexualpartnerinnen und -partner sollten gegebenenfalls mitbehandelt werden.

Der Befall mit anderen Würmern wie Bandwürmern (Zestoden) oder Saugwürmern (Trematoden) ist seltener und kann abhängig vom Erreger schwerwiegend, teils sogar tödlich verlaufen. Dazu gehören die durch Fuchs- und Hundebandwurm ausgelösten Echinokokkosen, die mit Albendazol oder Mebendazol therapiert werden. Gegen bestimmte Faden- und Saugwürmer kommen auch die Arzneistoffe Ivermectin beziehungsweise Praziquantel zum Einsatz.

2.11.2 Kopfläuse

Läusebefall beim Menschen wird auch „Pedikulose" genannt und tritt am häufigsten auf dem Kopf auf. Die Übertragung der Läuse erfolgt durch direkten Kontakt mit infizierten Personen oder Gegenständen wie Kämmen, Kleidung oder Bettwäsche. Durch den engen Kontakt beim Spielen treten Läuse besonders häufig bei Kindern auf. Die Läuse halten sich in der Regel nahe der Haut auf, aus der sie regelmäßig Blut saugen. Bereits nach wenigen Tagen ohne Blutsaugen sterben die Läuse ab. Das typische Symptom des Läusebefalls ist der Juckreiz auf der Kopfhaut. Selten können durch das Kratzen Infektionen entstehen.

Erklärungsbedürftig!

Rund um das Thema Kopfläuse gibt es viele Mythen. Läuse sind kein Anzeichen mangelnder Hygiene. Durch Haarewaschen können sie nicht beseitigt werden. Wegen der kurzen Überlebensdauer ohne Blutmahlzeit ist es ausreichend, möglicherweise befallene, körpernah getragene Gegenstände für einige Tage separiert aufbewahrt werden.

Die Behandlung besteht aus der Anwendung von Lösungen zum Abtöten der Läuse sowie dem Auskämmen von Läusen und deren Eiern (Nissen). Die Lösungen enthalten Pyrethrum-Extrakt aus der Insektenblume oder entsprechende künstlich hergestellte Stoffe wie Permethrin. Diese Arzneistoffe stören die Nervenfunktion und führen über Lähmung zum Tod der Läuse. Daneben gibt es Medizinprodukte und Shampoos mit den Silikonölen Cyclometicon und Dimeticon sowie Kokosöl oder Neem-Extrakt, die die Atmung der Läuse blockieren und diese ersticken. Bei der Anwendung der Produkte sollte darauf geachtet werden, dass die Haare in Kopfhautnähe gut benetzt sind. Manche Präparate werden auf trockene, andere auf feuchte Haare aufgetragen. Die korrekte Einwirkzeit muss beachtet werden. Zusätzlich erfolgt das Auskämmen mit einem Läuse- und Nissenkamm. Die Behandlung wird in der Regel nach acht bis zehn Tagen wiederholt. Enge Kontaktpersonen sollten ebenfalls auf Läuse kontrolliert und bei Bedarf behandelt werden. Einige Präparate enthalten Alkohole oder Cyclometicon und sind daher leicht entflammbar.

2.11.3 Krätzmilben

Die „Krätze", auch als „Skabies" bekannt, ist eine parasitäre Hauterkrankung, die durch die Krätzmilbe *Sarcoptes scabiei* verursacht wird. Diese winzigen Milben graben sich in die obere Schicht der Haut, um sich zu vermehren. Die Ausscheidungen der Milbe verursachen teilweise erst nach Wochen den typischen starken Juckreiz und Hautausschläge. Die Krätzmilben werden durch direkten Hautkontakt mit infizierten Personen übertragen, selten auch durch gemeinsam genutzte Kleidung, Bettwäsche oder Möbel.

Die Symptome umfassen intensiven Juckreiz sowie Hautausschläge, die aus kleinen, roten, erhabenen Bläschen oder Pusteln bestehen. Typische Orte für den Ausschlag sind zwischen den Fingern und Zehen, an Handgelenken, Ellenbogen, Achselhöhlen, Gesäß, Genitalien und um die Brustwarzen herum. Kopf und Nacken sowie Hand- und Fußsohlen werden bei Erwachsenen meist nicht befallen, bei kleinen Kindern hingegen schon. Die Milben selbst sowie ihre feinen, dunklen Gänge sind nur schwer mit bloßem Auge zu erkennen.

Erklärungsbedürftig!

Die Permethrin-haltigen Arzneimittel müssen grundsätzlich vom Unterkiefer abwärts am ganzen Körper aufgetragen werden. Kopf und Gesicht können bei Erwachsenen ausgespart werden, wenn dort keine Anzeichen auf einen Befall vorhanden sind. Bei Kindern werden diese Bereiche mitbehandelt, nur um Augen und Mund wird kein Arzneimittel aufgetragen. Anschließend muss auf eine ausreichende Einwirkzeit geachtet werden. Die Arzneimittel müssen direkt erneut aufgetragen werden, wenn Hände und andere Körperstellen während der Einwirkzeit gewaschen wurden. Die Fingernägel sollten kurz geschnitten sein.

Da sich die Milben in den oberen Hautschichten aufhalten, kann die Therapie meist mit lokal wirksamen Antiscabiosa erfolgen. Zu den Arzneistoffen gehören Benzylbenzoat, Crotamiton und Permethrin, wobei letzteres das Mittel der ersten Wahl darstellt. Es wirkt lähmend und abtötend auf die Milben und ihre Eier. Die einmalige Anwendung ist meist ausreichend. Falls notwendig wird die Behandlung nach 14 Tagen wiederholt. Die Wirkmechanismen von Benzylbenzoat und Crotamiton sind unbekannt, die Anwendung erfolgt wiederholt an aufeinanderfolgenden Tagen. Alternativ zur lokalen Therapie kann der Arzneistoff Ivermectin eingenommen werden. Die Therapie besteht aus einer vom Körpergewicht abhängigen Einmaldosis, die vor einer Mahlzeit eingenommen wird. Der Arzneistoff lähmt die Parasiten und tötet sie ab. Gegen die Ausschläge bei Milbenbefall können Glucocorticoide (2.6.3) lokal angewendet werden.

Personen, die engen Kontakt zu Erkrankten hatten, sollten auch ohne Symptome gleichzeitig behandelt werden. Hierzu zählen Personen, die länger als fünf Minuten eher großflächigen Hautkontakt mit den Erkrankten hatten oder die in einem gemeinsamen Bett schlafen. Andere Personen, die beispielsweise nur Kontakt über Händeschütteln zu den Erkrankten hatten, sollten sich vorsichtshalber bis zu sechs Wochen nach Kontakt auf typische Symptome hin beobachten. Kleidung und andere Kontaktgegenstände sollten mindestens zehn Minuten bei 50 °C oder mehr gewaschen werden. Ist dies nicht möglich, sind sie mindestens drei Tage von Menschen zu separieren.

2.11.4 Malaria

Malaria ist eine Infektionskrankheit, die durch den einzellige Parasiten *Plasmodium* verursacht wird. Diese Plasmodien werden durch den Stich infizierter weiblicher *Anopheles*-Mücken auf den Menschen übertragen. Das typische Symptom sind Fieberschübe, die bei einigen Ausprägungen der Erkrankung sehr regelmäßig im Abstand weniger Tage auftreten. Sie führten zu „Wechselfieber" als alternative Bezeichnung der Erkrankung. Bei gefährlicheren Ausprägungen treten sie unregelmäßig auf. Infektionen finden in Deutschland nicht statt, meist werden sie aus dem Ausland, vor allem aus Afrika mitgebracht. Die Beratung zur Prophylaxe und Therapie findet daher meist im Rahmen einer Reiseberatung statt.

Prophylaktische Maßnahmen umfassen den Schutz vor Mückenstichen (Expositionsprophylaxe), beispielsweise durch geeignete, lange Kleidung, die Verwendung von Mückennetzen und den Einsatz der Repellentien Diethyltoluamid (DEET) oder Icaridin, sowie die Arzneimitteltherapie (Chemoprophylaxe). Mittel der Wahl ist die feste Arzneistoffkombination aus Atovaquon plus Proguanil. Sie wird während des gesamten Aufenthalts in einem Malaria-Risikogebiet einmal täglich mit einer Mahlzeit eingenommen, jedoch schon zwei Tage zuvor gestartet und bis sieben Tage nach dem Aufenthalt weiterhin eingenommen. Die Arzneistoffe hemmen die Nukleinsäure-Synthese in den Plasmodien, sodass das Wachstum der Parasiten gehemmt wird. Ohne Zulassung werden in seltenen Fällen die Arzneistoffe Doxycyclin und Mefloquin für die Prophylaxe, zum Beispiel bei Schwangeren, gewählt.

Die Zeit zwischen Infektion und dem Auftreten erster Symptome (Inkubationszeit) beträgt circa eine Woche. Tritt nach sieben Tagen nach Aufenthalt in einem Risikogebiet Fieber auf, muss an eine Malaria gedacht werden und unmittelbar ärztliche Hilfe gesucht werden. Ist dies nicht möglich, so kann eine notfallmäßige Selbstbehandlung (Stand by-Therapie) durchgeführt werden. Diese besteht aus drei altersabhängigen Einzeldosen von Atovaquon plus Proguanil an drei aufeinanderfolgenden Tagen zu einer Mahlzeit. Wird ein Malaria-Risikogebiet bereist, sollte auf jeden Fall ein Fieberthermometer mitgeführt werden.

2.12 Entzündung und Schmerz

2.12.1 Entzündung

Eine Entzündung (lateinisch „Inflammation“) ist die Reaktion des Immunsystems auf einen Reiz. Dieser Reiz kann wie bei Ablagerungen in den Gefäßen aus dem Körper selbst kommen oder beispielsweise bei Verletzungen von außen auf den Körper einwirken. Eine Entzündung ist dabei nicht mit einer Infektion gleichzusetzen, wobei Infektionen in der Regel eine Entzündungsreaktion auslösen. Typische Symptome einer akuten Entzündung sind Rötungen, Schwellungen, Schmerzen und Wärme an der entzündeten Stelle sowie eine eingeschränkte Funktion des betreffenden Körperteils.

Damit die Zellen des Immunsystems die gereizte Stelle erreichen können, schüttet der Körper Botenstoffe, sogenannte „Mediatoren“ aus. Einer dieser Mediatoren ist Histamin, das beispielsweise bei der Entzündungsreaktion im Rahmen einer Allergie (2.7.7) ausgeschüttet wird. Durch seine Wirkung auf die Blutgefäße werden diese geweitet, die Körperstelle wird besser durchblutet. Dies kann als Rötung, Schwellung, Wärme sowie gelegentlichen Juckreiz bemerkt werden.

Weitere Entzündungsmediatoren sind die Prostaglandine. Auch sie beeinflussen die Blutgefäße und steigern zusätzlich die Schmerzwahrnehmung. Im Gehirn vermitteln sie die Entstehung von Fieber. Die Produktion von Prostaglandinen findet im Körper über die Enzyme Cyclooxygenase (COX) 1 und 2 statt. Neben der Beteiligung an der Entzündungsreaktion stimulieren Prostaglandine die Produktion von schützendem Magenschleim und fördern die Durchblutung der Niere. Bei Kindern im Mutterleib wird das „Ductus arteriosus“ genannte Blutgefäß durch die Prostaglandin-Wirkung offengehalten. Diese Verbindung am Herzen bewirkt, dass ein Großteil des Blutes an den noch nicht entfalteten Lungen des Kindes vorbeifließt.

Die Therapie einer entzündlichen Reaktion orientiert sich daran, ob die Ursachen der Entzündung bekannt sind und gegebenenfalls spezifische Arzneimittel zur Verfügung stehen oder ob die Symptome gelindert werden können. Zu den entzündungshemmenden Arzneimitteln gehören nichtsteroidale Antirheumatika (**2.12.3.1**) und Glucocorticoide (**2.6.3**) sowie einige Immunsuppressiva (**2.7.5**) und Antikörper (**2.7.6**).

2.12.2 Schmerzen

Schmerzen sind komplexe Empfindungen, die eine wichtige Warnfunktion für den Körper haben und auf Gewebeschädigungen oder Störungen im Körper hinweisen. Sie können anhand ihrer Ursache in nozizeptive und neuropathische Schmerzen sowie anhand der Dauer in akute und chronische Schmerzen eingeteilt werden.

Schmerz wird über „Nozizeptoren“ genannte Rezeptoren registriert, die schädigende Einflüsse durch Druck, Temperatur oder Verletzungen wahrnehmen können. Prostaglandine steigern im Rahmen einer Entzündung die Schmerzwahrnehmung über Nozizeptoren. Neuropathische Schmerzen (griechisch, übersetzt etwa „Nervenleiden“) hingegen entstehen durch eine Fehlfunktion des Nervensystems und können sich brennend, stechend oder elektrisierend anfühlen. Sie können auf Nervenverletzungen, Erkrankungen wie Diabetes oder Schlaganfälle oder auf andere neurologische Erkrankungen zurückzuführen sein.

Akute Schmerzen treten plötzlich auf und sind oft ein Warnsignal für eine Verletzung oder Krankheit. Sie sind in der Regel zeitlich begrenzt und bilden sich nach Behebung des zugrundeliegenden Problems zurück. Chronische Schmerzen hingegen halten länger an und existiert dann häufig unabhängig von einer auslösenden Reizung. Chronische Schmerzen werden zum Teil als eigenständige Erkrankung angesehen.

Die Therapie von Schmerzen richtet sich nach ihrer Ursache und ihrem Schweregrad. Das Stufenschema der Weltgesundheitsorganisation (World Health Organization, kurz WHO) zur Schmerztherapie ist ein weit verbreitetes Konzept, das die Behandlung von Schmerzen in drei Stufen unterteilt. Stufe eins umfasst die Nicht-Opioid-Analgetika (**2.12.3**). Bei stärkeren Schmerzen werden ab Stufe zwei Opioide (**2.12.4**) und gegebenenfalls zusätzlich Nicht-Opioid-Analgetika eingesetzt. In Stufe zwei kommen zunächst schwache Opioide, in Stufe drei bei stärksten Schmerzen dann starke Opioide zum Einsatz. Zusätzlich können Antidepressiva (**2.2.6**) oder Arzneimittel gegen Epilepsie (**2.2.7**) zur Behandlung neuropathischer Schmerzen eingesetzt werden. (Abbildung 2.12-1)

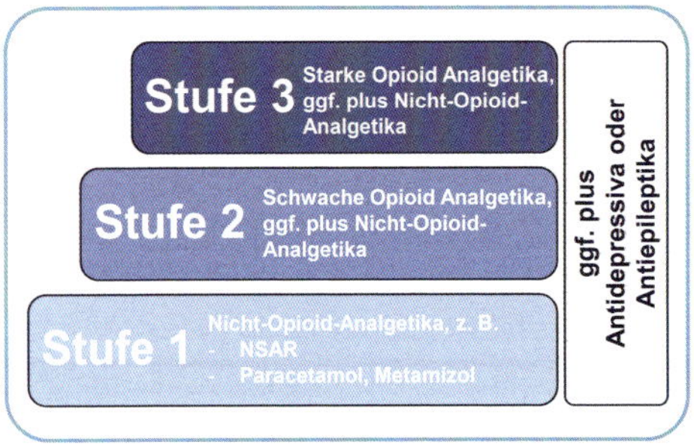

Abbildung 2.12-1: Stufenschema der WHO für die Schmerztherapie

Aufgepasst!

Schwache und starke Opioide sollten nicht miteinander kombiniert werden, da die starken Opioide ansonsten in ihrer Wirksamkeit eingeschränkt werden. Positive Effekte sind durch die Kombination nicht zu erwarten. Fallen derartige Kombinationen im Beratungsgespräch auf, sollte ärztliche Rücksprache gehalten werden.

2.12.3 Nicht-Opioid-Analgetika

Um Schmerzen zu lindern, werden Analgetika eingesetzt. Nach ihrem Wirkmechanismus können sie in Opioide und Nicht-Opioid-Analgetika eingeteilt werden. Die wichtigsten Vertreter der Nicht-Opioid-Analgetika sind die Gruppe der nichtsteroidalen Antirheumatika (NSAR), Paracetamol und Metamizol, von denen viele auch für die Selbstmedikation zur Verfügung stehen.

Aufgepasst!

Nicht-Opioid-Analgetika können bei einem Übergebrauch, das heißt an mehr als 10 bis 15 Tagen pro Monat, selbst Kopfschmerzen auslösen. Diese Kopfschmerzen werden dann wiederum mit der Analgetika-Einnahme behandelt. Ein häufiger Analgetika-Gebrauch ist daher kritisch zu hinterfragen.

2.12.3.1 Nichtsteroidale Antirheumatika

Die → **nichtsteroidalen Antirheumatika** (NSAR) sind Arzneimittel, die namensgebend als Schmerzmittel im Rahmen der Rheumatherapie gegen Entzündungen eingesetzt werden und keine „Steroide", also Glucocorticoide (2.6.3), sind. In diese Arzneistoffgruppe gehören beispielsweise Acetylsalicylsäure (ASS), Benzydamin, Diclofenac, Flurbiprofen, Ibuprofen, Indometacin und Naproxen. Sie hemmen die Cyclooxygenase und damit die Produktion der Prostaglandine. Peroral eingenommen haben sie schmerzstillende (analgetische), entzündungshemmende (antiphlogistische) und fiebersenkende (antipyretische) Wirkungen. Die gute Wirksamkeit geht mit einer Reihe von Nebenwirkungen einher. Durch die gehemmte Prostaglandin-Produktion steigt der Blutdruck, die Nierendurchblutung verschlechtert sich und die Produktion des schützenden Magenschleims ist verringert. Insbesondere bei längerer Einnahme können ein behandlungsbedürftiger Bluthochdruck (2.5.4), eine Niereninsuffizienz (2.5.13) und Magenschleimhaut-Reizungen (2.1.4) entstehen. Herz- und Niereninsuffizienz sowie Probleme mit Magenblutungen oder -geschwüren gehören daher auch zu den Erkrankungen, bei denen NSAR nicht eingesetzt werden sollen. Eine Ausnahme bildet Acetylsalicylsäure in einer Dosierung von 100 mg pro Tag zur Thrombozytenaggregationshemmung (2.3.4), die so niedrig dosiert nicht analgetisch, antiphlogistisch oder antipyretisch wirksam ist. NSAR können die Wirkung von Antihypertensiva (2.5.4) abschwächen, jedoch das Risiko von Blutungen in Kombination mit Antikoagulanzien erhöhen (2.3.6). Eine wichtige Wechselwirkung ist der „triple whammy" (englisch „dreifacher Schlag", 3.4.4), die Kombination von ACE-Hemmern oder Sartanen mit Diuretika und NSAR. Die Nierenfunktion kann unter der Kombination so stark abnehmen, dass ein akutes Nierenversagen eintritt.

Aufgepasst!

Viele Herz-Kreislauf-Erkrankte müssen langfristig Acetylsalicylsäure (ASS) zur Thrombozytenaggregationshemmung einnehmen. Bei Schmerzen sollen häufig zusätzlich andere Nicht-Opioide-Analgetika eingesetzt werden. Die Arzneistoffe Ibuprofen, Metamizol und Naproxen schirmen die COX jedoch für ASS ab. Die ASS-Einnahme muss daher mindestens 30 Minuten vor der Einnahme dieser Analgetika erfolgen, sonst kann ASS nicht wirken. Ist die Analgetika-Einnahme bereits erfolgt, muss acht Stunden mit der ASS-Einnahme gewartet werden. Die zeitversetzte Einnahme ist jedoch nur mit schnellfreisetzenden ASS-Tabletten möglich. Werden magensaftresistent überzogene „protect"-Darreichungsformen von ASS genutzt, kann der Freisetzungszeitpunkt des Arzneistoff nicht vorhergesagt werden. In diesem Fall oder falls die Analgetika längerfristig und regelmäßig über den Tag angewendet werden sollen, müssen Alternativen besprochen werden. Die Arzneistoffe Diclofenac und Paracetamol sind von dieser Wechselwirkung nicht betroffen.

Auch der Arzneistoff Mesalazin und dessen Prodrug Sulfasalazin, die bei chronisch entzündlichen Darmerkrankungen (2.1.12) und rheumatoiden Erkrankungen (2.12.7) eingesetzt werden, können zu den NSAR gezählt werden. Eine besondere Gruppe der NSAR sind die Coxibe. Die Arzneistoffe Celecoxib und Etoricoxib hemmen selektiv die COX-2, also eines der beiden Enzyme, die Prostaglandine produzieren. Da für den Erhalt der Magenschleimhaut und die Thrombozytenaggregation überwiegend COX-1 verantwortlich ist, sind sie besser magenverträglich und hemmen nicht die Thrombozytenaggregation (2.3.4). Allerdings steigt bei der Einnahme das Risiko für Herz-Kreislauf-Ereignisse wie Herzinfarkte (2.5.8).

2.12.3.2 Paracetamol

Paracetamol ist ein Nicht-Opioid-Analgetikum, das schmerzstillende und fiebersenkende Eigenschaften besitzt. Die Wirkweise ist nicht vollständig aufgeklärt. Vermutet wird eine Hemmung der Prostaglandin-Synthese im Gehirn, jedoch nur im schwächeren Umfang im Rest des Körpers. Deshalb kann keine entzündungshemmende Wirkung erwartet werden. Anders als unter Einnahme von NSAR steigt der Blutdruck nicht an, die Nierenfunktion wird nicht beeinträchtigt. Auch das Blutungsrisiko unter Paracetamol ist gering. Bei Überdosierungen oder bei einem gleichzeitig vorherrschenden chronischen Alkoholmissbrauch kann die Leber geschädigt werden. Paracetamol ist das Mittel der Wahl bei Schmerzen und Fieber bei Kleinkindern und in der gesamten Schwangerschaft. Auch Ibuprofen kann in der Schwangerschaft angewendet werden, jedoch nur in den ersten zwei Dritteln. Im letzten Drittel der Schwangerschaft würde die Anwendung von Ibuprofen und anderen NSAR zu einem vorzeitigen Verschluss des Ductus arteriosus führen.

2.12.3.3 Metamizol

Der Arzneistoff Metamizol wirkt wie Paracetamol analgetisch und antipyretisch ohne antiphlogistische Eigenschaften zu haben. Es besitzt zudem entkrampfende Eigenschaften auf die Muskulatur an Gefäßen oder Harnwegen. Diese Wirkung kann beispielsweise bei Schmerzen in Folge von Nierensteinen genutzt werden. Wird das Mittel jedoch zu schnell als Injektion verabreicht, kann es aufgrund der entspannenden Wirkung an den Gefäßen zu einem Blutdruckabfall kommen. Eine Nebenwirkung, deren Häufigkeit nicht abschließend abgeschätzt werden kann, die aber vermutlich sehr selten auftritt, ist die Agranulozytose. Bei dieser Erkrankung ist die Anzahl weißer Blutkörperchen (2.3.1) stark verringert, das Risiko potenziell lebensbedrohlicher Infektionen entsprechend erhöht. Personen, die regelmäßig Metamizol anwenden, sollen auf die Anzeichen einer Agranulozytose achten. Dazu gehört das gleichzeitige Auftreten von Fieber, Halsschmerzen und Schleimhautveränderungen wie Aphthen (2.1.2).

Erklärungsbedürftig!

Ein Abbauprodukt des Metamizols besitzt eine rote Farbe. In hohen Dosen eingesetzt, kann Metamizol den Urin rot verfärben. Diese Verfärbung ist harmlos, könnte aber für eine Harnwegsinfektion gehalten werden.

2.12.4 Opioide

→ **Opioide** sind eine Gruppe von starken Schmerzmitteln, die sowohl natürliche als auch synthetische Arzneistoffe umfasst. Natürliche Opioide wie Morphin und Codein werden aus dem Schlafmohn gewonnen und auch als „Opiate" bezeichnet. Opioide werden zur Schmerzlinderung eingesetzt, insbesondere bei starken oder chronischen Schmerzen, besitzen jedoch keine fiebersenkenden oder entzündungshemmenden Eigenschaften. Des Weiteren wirken sie sedierend und hustenreizhemmend. Opioide wirken im zentralen Nervensystem. Dort binden sie an Opioidrezeptoren und blockieren die Übertragung von Schmerzsignalen und verändern die Wahrnehmung des Schmerzes im Gehirn. Die körpereigenen Endorphine binden ebenfalls an diese Rezeptoren. Anhand ihrer Wirkstärke werden die Arzneistoffe in „schwache" und „starke" Opioide eingeteilt (Tabelle 2.12-1).

Tabelle 2.12-1: Auswahl schwacher und starker Opioide (alphabetische Reihenfolge)

Schwache Opioide	Starke Opioide
Codein	Buprenorphin
Dihydrocodein	Fentanyl
Tilidin	Hydromorphon
Tramadol	(Levo-)Methadon
	Morphin
	Oxycodon
	Tapentadol

Obwohl Opioide effektiv bei der Schmerzlinderung sind, können sie eine Reihe von Nebenwirkungen auslösen. Viele Personen erleben anfänglich Müdigkeit oder Sedierung sowie Übelkeit und Erbrechen, obwohl diese Nebenwirkungen oft nachlassen, wenn sich der Körper an das Arzneimittel gewöhnt hat. Opioide verlangsamen auch die Darmbewegungen und hemmen den Wassereinstrom in den Darm, was zu Obstipation (📖 2.1.11) führen kann. Diese Nebenwirkung bleibt während der Therapie erhalten und muss dauerhaft mit Laxantien behandelt werden. Diese Wirkung wird bei Loperamid, das ebenfalls zu den Opioiden gehört, ohne analgetisch wirksam zu sein, zur Therapie der Diarrhö (📖 2.1.10) genutzt. Die Substanz zeigt eine Wirkung im Darm, gelangt jedoch nicht ins Gehirn. Außerdem können Opioide die Atmung verlangsamen oder flach machen (Atemdepression), insbesondere bei höheren Dosen oder wenn sie mit anderen Hemmstoffen oder Alkohol kombiniert werden. In schweren Fällen kann ein Atemstillstand eintreten. Die Wirkung auf die Atmung wird im Fall des Codeins oder Dihydrocodeins bei Reizhusten (📖 2.9.1) ausgenutzt. Bei längerer Anwendung kann eine Toleranz gegenüber Opioiden entwickelt werden. Es werden höhere Dosen benötigt, um die gleiche Schmerzlinderung zu erzielen. Dies kann zu einer körperlichen Abhängigkeit führen, bei der Entzugssymptome auftreten, wenn das Arzneimittel abrupt abgesetzt wird.

Erklärungsbedürftig!

Opioide, zu denen beispielsweise auch Heroin (Diacetylmorphin) zählt, können süchtig machen. Allerdings ist eine Sucht bei einer ärztlich kontrollierten Therapie mit Opioiden eher unwahrscheinlich. Bei einer echten Sucht werden die euphorisierend wirkenden Substanzen unkontrolliert und in steigenden Dosen konsumiert. Häufig werden sie gespritzt, um einen stärkeren „Kick" zu erhalten. Die ärztliche Therapie erfolgt hingegen nach einem strikten Schema. Die Substanzen werden nur in den Dosen verschrieben, die eine ausreichende Schmerzlinderung ermöglichen. Die Anwendung erfolgt nach Möglichkeit peroral und in festen Zeitabständen. Zudem werden häufig Retard-Formulierungen und transdermale „Schmerzpflaster genutzt, die den Arzneistoff für einen „Kick" nicht schnell genug freisetzen, aber eine langanhaltende Schmerzlinderung ermöglichen. Nach einer Therapie können die Opioide ärztlich begleitet ausgeschlichen und abgesetzt werden.

Personen, die Opioide missbräuchlich benutzen und abhängig von Opioiden sind, können im Rahmen einer Ersatztherapie (Substitution) mit Opioiden versorgt werden. Die ärztlich begleitete Therapie hat das Ziel, die Betroffenen von illegalen, möglicherweise verunreinigten Drogen zu lösen, in ihrem Alltag zu stabilisieren und im besten Fall zu entwöhnen. Zu diesem Zweck stehen vor allem die Substanzen Buprenorphin, (Levo-)Methadon und Morphin zur Verfügung. Sie werden in der ärztlichen Praxis oder einer Apotheke unter Aufsicht eingenommen oder bei entsprechender Zuverlässigkeit den Betroffenen für einige Tage ausgehändigt. Bei Personen, die Opioide missbräuchlich benutzen, besteht die Gefahr der Überdosierung. Zum Schutz vor akuten und potenziell lebensbedrohlichen Überdosierungen kann ein Naloxon-haltiges Nasenspray verschrieben werden. Der Arzneistoff verdrängt als Antagonist Opioide von ihren Rezeptoren und hebt so deren Wirkung auf. Peroral eingenommen, zeigt Naloxon jedoch keine Wirkung im Gehirn. Es wird aber in peroralen Arzneiformen mit Opioiden kombiniert, um lokal im Darm die Nebenwirkungen der Opioide abzuschwächen. Durch die Kombination wird auch verhindert, dass die Opioide aus den Arzneimitteln missbräuchlich injiziert werden. Denn in diesen Fällen gelangt auch Naloxon in die Blutbahn und ins Gehirn und verhindert die gewünschte euphorisierende Wirkung.

2.12.5 Lokalanästhetika

Um die Ausbildung und Weiterleitung von Reizen über Nerven zu verhindern, werden Lokalanästhetika eingesetzt. Diese verhindern die Bildung elektrischer Ströme entlang der Nerven und hemmen so die Wahrnehmung von beispielsweise Schmerzen. Als oberflächlich wirksame Lokalanästhetika werden zum Beispiel Lidocain oder Benzocain eingesetzt. Articain findet häufig Anwendung in der Zahnheilkunde. Weitere Anwendungsbereiche sind die örtliche Betäubung der Injektionsstelle bei Spritzenphobie oder bei Halsschmerzen. Einige weitere Substanzen weisen ebenfalls lokalanästhetische Eigenschaften auf. Dazu gehören unter anderem Ambroxol (2.9.1), Benzydamin (2.12.3.1) oder Polidocanol.

2.12.6 Migräne

Migräne ist eine neurologische Erkrankung, die sich häufig in Form von einseitigen, pulsierenden Kopfschmerzen äußert. Körperliche Aktivität verstärkt die Schmerzen. Begleitend können Übelkeit und eine Empfindlichkeit für Lärm und Licht auftreten. Einige Betroffene berichten von Ausfallerscheinungen (Aura), die dem Migräne-Kopfschmerz vorausgehen und sich als visuelle Veränderungen, sensorische Veränderungen oder Sprachstörungen äußern können. Zu den häufigsten Auslösern (Triggern) gehören Stress, hormonelle Veränderungen, Schlafmangel, laute Geräusche und intensive visuelle Reize. Werden bestimmte Trigger vermutet, ist es sinnvoll ein Migräne-Tagebuch zu führen, um diese zu erfassen.

Aufgepasst!

Als Migräne wird von Laien häufig jede Art von Kopfschmerz bezeichnet. Dies ist bei der Beratung zu hinterfragen. Ein Spannungskopfschmerz, der sich typischerweise durch einen beidseitig drückenden Schmerz ohne Aura äußert, kommt häufiger vor und ist keine Migräne. Dieser Kopfschmerz kann mit Nicht-Opioid-Analgetika therapiert werden. Spezielle Arzneimittel gegen Migräne dürfen, zum Teil ohne ärztliche Verschreibung, nur nach einer Migräne-Diagnose angewendet werden.

Die Therapie der Migräne erfolgt mit Nicht-Opioid-Analgetika (**2.12.3**) sowie bei nicht ausreichender Wirksamkeit mit → **Triptanen**. Diese stimulieren Serotonin-Rezeptoren an den Gefäßen in der Hirnhaut und verengen die krankhaft geweiteten Blutgefäße. Aufgrund der gefäßverengenden Wirkung sind Blutdruckanstieg, Engegefühl in der Brust und im Hals sowie Kältegefühle und Missempfindungen in den Gliedmaßen mögliche Nebenwirkungen der Triptan-Therapie. Bei unkontrolliertem Bluthochdruck (**2.5.4**), Durchblutungsstörungen wie pAVK (**2.5.7**) und Herzerkrankungen sowie nach Schlaganfall (**2.5.11**) und Herzinfarkt (**2.5.8**) dürfen Triptane nicht angewendet werden. Triptane können nach ihrer Anwendungsart, ihrem Wirkeintritt und ihrer Wirkdauer unterschieden werden (Tabelle 2.12-2). Naratriptan und Frovatriptan besitzen zwar einen langsameren Wirkeintritt, jedoch auch eine längere Wirkdauer. Sie wirken am besten, wenn sie früh nach Einsetzen des Kopfschmerzes angewendet werden. Ist eine Dosis nicht ausreichend oder zu kurz wirksam, kann eine weitere Dosis in ausreichendem Abstand angewendet werden. Setzt keine Triptan-Wirkung ein, ist ein Nachdosieren in der Regel ebenfalls wirkungslos. Kombinationen von Triptan und NSAR sind möglich.

Tabelle 2.12-2: Wirkeintritt der Triptane

Schneller Wirkeintritt	Mittelschneller Wirkeintritt	Langsamer Wirkeintritt
Eletriptan (peroral) Rizatriptan (peroral)* Sumatriptan (nasal, subkutan) Zolmitriptan (nasal)	Almotriptan (peroral)* Sumatriptan (peroral)* Zolmitriptan (peroral)	Frovatriptan (peroral) Naratriptan (peroral)*

* im Rahmen der Selbstmedikation verfügbar

Bei Unwirksamkeit anderer Arzneimittel kommen Atogepant und Rimegepant und Lasmiditan zum Einsatz. Sie haben keine gefäßverengende Wirkung. Atogepant und Rimegepant wirken als Antagonisten am Rezeptor für das Calcitonin Gene-Related Peptide (CGRP), das für die Gefäßerweiterung und Entzündungsreaktion bei einer Migräne verantwortlich gemacht wird. Lasmiditan verhindert die Ausschüttung einer Gruppe von Proteinen, den sogenannten „Neuropeptiden“, zu denen auch CGRP gehört. Es kann die Aufmerksamkeit, die beispielsweise für das Bedienen von Fahrzeugen und Maschinen notwendig ist, bis zu acht Stunden lang beeinträchtigen.

Gegen die Übelkeit bei Migräne können die Prokinetika Metoclopramid oder Domperidon (2.1.5) angewendet werden. Ihre Einnahme vor der Schmerzmittel-Anwendung ist sinnvoll, weil sie den Wirkeintritt der Analgetika beschleunigen.

Bei häufigen Migräne-Anfällen stehen prophylaktische Maßnahmen zur Verfügung. Diese umfassen neben Ausdauersport und Entspannungstechniken die Anwendung der Betablocker Propranolol und Metoprolol (2.5.4), des Antidepressivums Amitriptylin (2.2.6) und der Anfallssuppressiva Topiramat oder Valproinsäure (2.2.7). Die Antikörper (2.7.6) Eptinezumab, Fremanezumab und Galcanezumab gegen CGRP sowie Erenumab gegen den CGRP-Rezeptor sind ebenfalls Möglichkeiten der Migräne-Prophylaxe. Magnesium wird ebenfalls häufig verlangt und wird wegen des geringen Nebenwirkungspotenzials häufig vor anderen Prophylaxe-Maßnahmen ausprobiert, auch wenn Studien bisher keinen eindeutigen Nutzen nachweisen konnten.

2.12.7 Rheumatoide Arthritis

Die rheumatoide Arthritis ist eine Autoimmunerkrankung, bei der es zur Entzündung und Schädigung der Gelenke kommt. Die Gelenke sind warm, geschwollen und schmerzen. Insbesondere morgens sind sie steif und werden erst nach einiger Zeit wieder beweglich. Die Erkrankung ist jedoch nicht auf die Gelenke beschränkt. Durch die verminderte Bewegung werden die Muskeln kraftlos, aber auch die Entzündungsprozesse schwächen den Körper.

Erklärungsbedürftig!

Die rheumatoide Arthritis wird vielfach mit einer Arthrose verwechselt. Dabei handelt es sich jedoch um eine Verschleißerscheinung in den Gelenken, die nicht auf eine Entzündung der Gelenke zurückzuführen ist. Die Gelenke schmerzen insbesondere bei Bewegungen.

Das Ziel der Therapie ist das Erreichen und Erhalten einer Beschwerdefreiheit (Remission). Dies wird zunächst durch die Gabe von Glucocorticoiden (2.6.3) erreicht, die jedoch über die folgenden Wochen wieder ausschleichend abgesetzt werden. Um den Krankheitsverlauf langfristig positiv zu beeinflussen, werden sogenannte „disease-modifying antirheumatic drugs“ (DMARDs) eingesetzt. Als DMARD der ersten Wahl gilt → **Methotrexat**

(MTX) peroral oder als Injektion. Der auch als Zytostatikum (2.17.1) gebräuchliche Arzneistoff hemmt die Folsäure-Wirkung auf die Synthese neuer DNA- und RNA-Bausteine und dadurch die Bildung neuer Immunzellen (2.7.5). Da MTX auch auf andere schnellteilende Zellen wirkt, müssen regelmäßige Blutbildkontrollen erfolgen. Insbesondere in den ersten Tagen nach der MTX-Gabe können zudem Reizungen der Schleimhäute im Mund und Rachen sowie Übelkeit, Erbrechen und Durchfall auftreten. Des Weiteren sind Schäden an Lunge und Leber möglich.

Aufgepasst!

Die Einnahme von MTX bei rheumatoider Arthritis erfolgt nur einmal pro Woche. Auf diese Dosierung muss explizit hingewiesen werden, da ansonsten **lebensbedrohliche Überdosierungen** möglich sind. Des Weiteren wird häufig Folsäure verschrieben, um die MTX-Wirkung gezielt zu steuern. Die Einnahme der Folsäure erfolgt in der Regel 24 Stunden nach der MTX-Gabe. Eine weitere Zufuhr von Folsäure, zum Beispiel über Vitamin-Präparate, sollte nicht erfolgen und könnte die MTX-Wirkung abschwächen!

Kann die Therapie nicht mit MTX durchgeführt werden, kommen die Arzneistoffe Leflunomid und Sulfasalazin zum Einsatz. Leflunomid hemmt als Immunsuppressivum (2.7.5) ebenfalls die Synthese neuer DNA- und RNA-Bausteine. Der Wirkmechanismus von Sulfasalazin ist nicht vollständig geklärt, aber wahrscheinlich ähnlich dem eines NSAR (2.12.3.1). Die Immunsuppressiva Azathioprin und Ciclosporin A werden nur noch in Ausnahmefällen eingesetzt. Ist die Wirkung eines Arzneistoffs nicht ausreichend, können Kombinationen eingesetzt werden. Weitere Therapiestufen bestehen im Einsatz von Januskinase (JAK)-Inhibitoren wie Baricitinib oder Tofacitinib (2.7.5) oder Antikörpern wie Adalimumab oder Tocilizumab (2.7.6). Auch diese Arzneistoffe werden bevorzugt mit MTX kombiniert. Gegen die Schmerzen bei der Erkrankung werden symptomatisch nichtsteroidale Antirheumatika (2.12.3.1) eingesetzt. Sie haben jedoch keinen Einfluss auf den Fortschritt der Erkrankung.

2.13 Auge

2.13.1 Aufbau und Funktion

Die Augen sind wichtige Sinnesorgane, die es uns ermöglichen, Licht und damit unsere Umgebung wahrzunehmen. Die Umwandlung von Licht in elektrische Impulse, die an das Gehirn weitergeleitet werden, findet in der Netzhaut (lateinisch „Retina“) statt. Dies ist eine dünnwandige Schicht aus spezialisierten Nervenzellen, die sich an der Rückseite des Auges befindet. Zwei wichtige Punkte können auf der Netzhaut ausgemacht werden: der gelbe Fleck (lateinisch „Macula lutea“) und der blinde Fleck. Der gelbe Fleck ist der Ort mit der höchsten Dichte farbwahrnehmender Lichtrezeptoren. Der blinde Fleck hingegen, ist der Austrittspunkt des Sehnervs. Hier sind keine Rezeptoren für Licht vorhanden. (Abbildung 2.13-1)

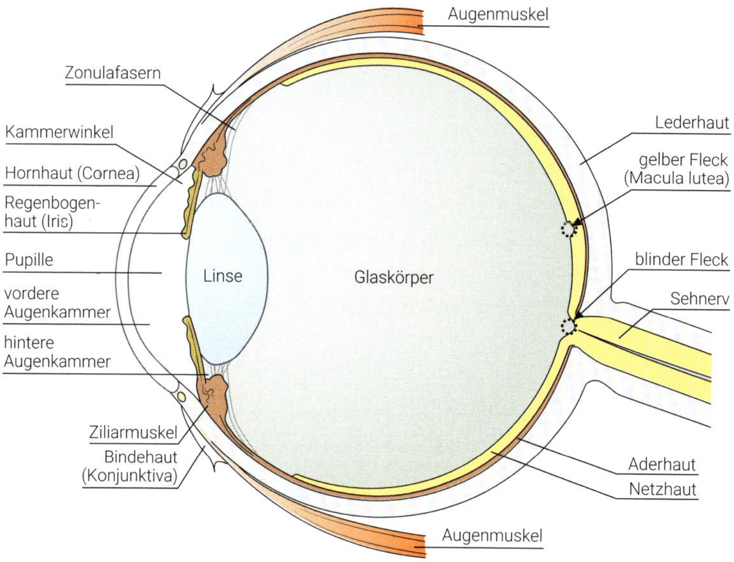

Abbildung 2.13-1: Aufbau des Auges

Hinter der Netzhaut liegt die Aderhaut, eine Schicht von Blutgefäßen, die die Netzhaut mit Sauerstoff und Nährstoffen versorgt. Vor der Netzhaut befindet sich der transparente Glaskörper, der überwiegend aus Wasser und gelartiger Hyaluronsäure besteht und die Form des Auges aufrechterhält. Die Linse des Auges liegt vor diesem Glaskörper. Sie ist mit Fasern am sogenannten „Ziliarkörper" aufgehängt. Die Muskeln des Ziliarkörpers können über die Fasern die Form der Linse und damit die Lichtbrechung beeinflussen. So wird ein scharfes Sehen in unterschiedlichen Entfernungen möglich. Die Regenbogenhaut (lateinisch „Iris"), die wiederum vor der Linse liegt, reguliert den Lichteinfall ins Auge. Sie enthält Farbpigmente, sodass Licht nur durch die Öffnung in der Iris-Mitte, die Pupille, auf die Netzhaut trifft.

Das Auge wird nach außen von einer schützenden Hornhaut (lateinisch „Cornea") abgeschlossen. Die Haut, die Hornhaut und die Innenseite der Augenlider verbindet, wird „Bindehaut" oder „Konjunktiva" genannt. Der Raum zwischen Hornhaut und Regenbogenhaut wird als „vordere Augenkammer" bezeichnet, zwischen Regenbogenhaut und Linse als „hintere Augenkammer". In der hinteren Augenkammer wird vom Ziliarkörper das sogenannte „Kammerwasser" produziert. Das Kammerwasser fließt durch die Pupille in die vordere Augenkammer und dort durch den Kammerwinkel ab, der von Regenbogenhaut und Hornhaut gebildet wird. Es versorgt die Linse und die Hornhaut mit Nährstoffen. Um lichtdurchlässig zu sein, enthalten sie keine Blutgefäße und ihre Nährstoffversorgung ist vom Kammerwasser abhängig.

2.13.2 Glaukom

Das Kammerwasser, das im Ziliarkörper produziert wird, erhält den Druck im Auge und damit dessen Form und die Brechung des Lichts aufrecht. Wird jedoch zu viel Kammerwasser produziert oder fließt es nicht schnell genug ab, dann kann der Druck im Auge ansteigen. Der erhöhte Augeninnendruck schädigt langfristig den Sehnerv. Der blinde Fleck im Auge, der Austrittspunkt der Sehnerven, wird ausgehöhlt, es kommt zu Einblutungen und schließlich zu Ausfällen des Sehvermögens. Diese fortschreitende Schädigung der Nerven wird „Glaukom" oder „Grüner Star" genannt und kann zu einer Erblindung führen. Ein erhöhter Augeninnendruck ist jedoch nicht die einzige Ursache für ein Glaukom. Auch bei normalem Augeninnendruck kann sich ein Glaukom entwickeln, zum Beispiel bei Durchblutungsstörungen des Sehnervs. Risikofaktoren für die Entwicklung eines Glaukoms sind ein fortgeschrittenes Lebensalter, eine genetische Veranlagung und mittelstarke bis starke Kurzsichtigkeit. Die Anwendung von Glucocorticoiden (**2.6.3**) oder anticholinerg wirksamen Arzneistoffen (**3.4.1**) lokal am Auge oder mit Wirkung auf den ganzen Körper kann den Augeninnendruck ansteigen lassen.

Die Arzneimitteltherapie besteht insbesondere in der Gabe von Augentropfen, die den Augeninnendruck senken. Sie enthalten Prostaglandin-Analoga, Betablocker (**2.5.4**), α_2-Agonisten (**2.5.4**), Carboanhydrase-Hemmer oder pupillenverengende Arzneimittel (Miotika). Kombinationen verschiedener Arzneistoffe sind möglich. Prostaglandine (**2.12.1**) verbessern im Auge den Abfluss des Kammerwassers. Um diese Wirkung zu verstärken, werden strukturell ähnliche → **Prostaglandin-Analoga** eingesetzt, die die Wirkung der Prostaglandine an ihrem Rezeptor nachahmen. Als Nebenwirkungen können Rötung und Jucken der Bindehaut, ein verstärktes Wimpern-Wachstum und eine Verdunklung der Regenbogenhaut durch Farbpigment-Bildung auftreten. Auch die umgebende Haut der Augenlider kann durch Bildung weiterer Farbpigmente nachdunkeln und verstärkt dunkle Härchen bilden. Die Betablocker Betaxolol, Levobunolol und Timolol senken die Produktion des Kammerwassers. Nebenwirkungen der Therapie sind vor allem Reizungen und Infektionen am Auge sowie ein trockenes Auge (**2.13.5**). Die α_2-Agonisten Brimonidin und Clonidin senken die Kammerwasser-Produktion und steigern den Abfluss. Ihre Anwendung kann zu Mundtrockenheit, verringertem Blutdruck mit Schwindel und gereizten Augen mit Brennen und Fremdkörpergefühl führen.

Erklärungsbedürftig!

Über die Anwendung am Auge können Arzneistoffe direkt ins Blut aufgenommen werden. Sie umgehen dabei den Abbau in der Leber und können auch in niedrigeren Dosen als in peroralen Arzneiformen zu Nebenwirkungen führen. Dazu zählen beispielsweise ein verlangsamter Herzschlag oder eine Hypotonie bei Betablockern und α_2-Agonisten. Bei Asthma und anderen Lungenerkrankungen mit eingeschränkter Atemfunktion müssen Betablocker und Prostaglandin-Analoga wegen möglicher Atemwegsverengungen mit Vorsicht angewendet werden.

Die Carboanhydrase ist ein Enzym, das Hydrogencarbonat aus dem Blut in Wasser umwandelt. Im Auge ist es an der Produktion des Kammerwassers beteiligt. Die Carboanhydrase-Hemmer Brinzolamid und Dorzolamid senken daher die Kammerwasser-Produktion. Die Nebenwirkungen der Therapie bestehen vor allem in Reizungen und Rötungen am Auge sowie in Geschmacksstörungen. Als „Miotika" werden Arzneistoffe wie Pilocarpin bezeichnet, die die Pupille verkleinern (griechisch „Miosis"). Diese Wirkung kann durch die Stimulation des Parasympathikus (2.2.2) erreicht werden. Wird der Abfluss des Kammerwassers durch einen verengten Kammerwinkel zwischen Hornhaut und Regenbogenhaut eingeschränkt, kann der Einsatz von parasympathomimetisch wirkenden Miotika den Winkel wieder öffnen. Das Gegenstück zu den Miotika sind die pupillenerweiternden (griechisch „Mydriasis") Arzneistoffe. Diese „Mydriatika" wie Atropin, Cyclopentolat oder Tropicamid werden beispielsweise zur Diagnostik am Auge eingesetzt, da eine erweiterte Pupille die Betrachtung des Augenhintergrunds besser ermöglicht.

2.13.3 Konjunktivitis

Eine Konjunktivitis ist die Entzündung der Bindehaut. Die Symptome sind Rötung, Juckreiz und ein Fremdkörpergefühl. Das Auge tränt vermehrt und insbesondere am Morgen bilden sich dadurch Verkrustungen. Die Ursachen für die Entzündungen können Bakterien (2.8) und Viren (2.9) sein, aber auch Allergene (2.7.7) und andere Reizungen durch Staub, Rauch oder Wind.

Sind Bakterien wie Staphylokokken oder Streptokokken die Auslöser der Entzündung, zeigen sich die Verkrustungen meist eitrig gelb. Es können Augentropfen und Salben mit Antibiotika (2.8.7), insbesondere Aminoglykoside und Fluorchinolone eingesetzt werden. Virale Infektionen treten beispielsweise im Rahmen einer Atemwegsinfektion auf und betreffen häufig beide Augen. Meist heilen diese von allein ab. Auch Herpes-Infektionen und Gürtelrose am Auge sind möglich. Sie können auch auf die Hornhaut übergehen und müssen ärztlich behandelt werden. Zu diesem Zweck können antivirale Arzneistoffe (2.9.5) peroral oder in Form von Augengelen und Augensalben eingesetzt werden. Sind Allergene der Auslöser der Konjunktivitis, wird eine antiallergische Therapie begonnen (2.7.7). Andere Reizungen der Bindehaut können beispielsweise mit Dexpanthenol- oder Vitamin A-haltigen Arzneimitteln gelindert werden, die das Abheilen der Reizungen beschleunigen. Bei schweren Entzündungen können auch Glucocorticoide (2.6.3) am Auge angewendet werden.

Erklärungsbedürftig!

Antibiotische Arzneimittel sollten am Auge für eine gute Wirksamkeit ausreichend oft angewendet werden. Dies kann zum Beispiel auch eine sechsmal tägliche Anwendung von Augentropfen sein. Eine Kombination mit Augensalben ist möglich. Meist werden die Tropfen dann über den Tag verteilt und die Salben zur Nacht angewendet. Sollen Tropfen und Salbe gleichzeitig genutzt werden, werden zuerst die Tropfen und danach die Salbe mit einem Abstand von circa 15 Minuten angewendet.

Während infektiöse Konjunktivitiden meist ärztlich abgeklärt werden sollten, können nichtinfektiöse Entzündungen im Rahmen der Selbstmedikation behandelt werden. Neben pflegenden Augensalben mit Dexpanthenol und Vitamin A stehen antiseptische Augentropfen mit Hexamidin sowie entzündungshemmende Augensalben mit Bibrocathol und Augentropfen mit Salicylsäure zur Verfügung. Augentropfen mit Sympathomimetika (2.2.2) wie Naphazolin und Tetryzolin wirken rein symptomatisch. Sie besitzen gefäßverengende und damit entrötende und schleimhautabschwellende Eigenschaften. Eine Konjunktivitis sollte sich nach dem Versuch der Selbstmedikation innerhalb weniger Tage bessern, ansonsten sollte eine ärztliche Abklärung der Symptome erfolgen.

Ärztlicher Rat sollte auch eingeholt werden, wenn starke Schmerzen, Fieber oder Sehstörungen auftreten oder wenn immungeschwächte Personen oder kleine Kinder betroffen sind.

Erklärungsbedürftig!

Bakteriell und viral bedingte Konjunktivitiden sind ansteckend. Aus diesem Grund sollten die Augen nicht berührt werden. Andernfalls kann sich die Infektion auf das nicht betroffene Auge oder andere Personen ausbreiten. Nach Kontakt mit den Augen müssen die Hände gewaschen werden. Arzneimittel dürfen das Auge bei der Anwendung nicht berühren. Weitere hygienische Maßnahmen wie die getrennte Nutzung von Handtüchern und Bettwäsche sind sinnvoll, um weitere Infektionen im Haushalt zu vermeiden.

2.13.4 Lidranderkrankungen

Die Entzündung des Augenlids oder „Blepharitis“ (griechisch „blepharon“ für „Augenlid“) zeigt sich meist mit geröteten, geschwollenen Lidrändern, die jucken oder brennen. Zudem besteht ein Fremdkörpergefühl. Diese Symptome sind meist auf verstopfte Talg-Drüsen im Augenlid, die sogenannten „Meibom-Drüsen“, zurückzuführen. Ist die Funktion der Drüsen eingeschränkt, fehlt die vor Verdunstung schützende Fettschicht auf dem Tränenfilm (2.13.5). Beim Blinzeln reibt das Augenlid direkt auf der Augenoberfläche und reizt diese. Zusätzlich können Fettablagerungen die Wimpern verkleben. Die Ursachen für die gestörte Drüsenfunktion sind vielfältig. Neben der genetischen Veranlagung können auch Hauterkrankungen, Kosmetika sowie trockene Luft durch Heizungen und Klimaanlagen und Bildschirmarbeit die Symptome verstärken.

Die Blepharitis wird mit Lidreinigung, Lidpflege und Tränenersatzmitteln (2.13.5) behandelt. Auf Kosmetika und Kontaktlinsen sollte verzichtet werden. Mit wärmenden Masken (Temperatur circa 40 Grad Celsius) oder Rotlicht kann das Sekret in den Meibom-Drüsen verflüssigt werden. Mit einer Massage der Augenlider (immer vom Augenrand zum Lidspalt) werden die verstopften Drüsen anschließend ausgestrichen. Mit speziellen Reinigungstüchern können die Lidränder gereinigt werden. Tee-Zubereitungen sollten am Auge aus hygienischen Gründen nicht angewendet werden. Nach der Reinigung können Tränenersatzmittel nach Bedarf genutzt werden. Gegen die Entzündung stehen im Rahmen der Selbstmedikation Bibrocathol-haltige Augensalben oder Salicylsäure-haltige Augentropfen zur Verfügung.

Sind die Meibom-Drüsen dauerhaft verstopft, kann der gebildete Talg nicht abfließen und die Drüse sich chronisch entzünden. Dann bildet sich ein schmerzloses, knotenartiges „Hagelkorn“ (griechisch „Chalazion“), das sich langsam vergrößert. Ist die Drüse akut entzündet, ist meist eine Infektion mit Staphylokokken die Ursache. Das Augenlid ist gerötet, angeschwollen und schmerzt. Man spricht dann von einem „Gerstenkorn“ (lateinisch „Hordeolum“). Meist heilen beide Formen von selbst wieder aus. Die Anwendung von Wärme kann hierbei helfen.

Ist der Eiter aus dem Gerstenkorn nicht innerhalb weniger Tage abgeflossen oder treten starke Beschwerden auf, sollte ärztlicher Rat eingeholt werden. Dann können beispielsweise Antibiotika (2.8.7) verordnet werden.

2.13.5 Trockenes Auge

Bei einem „trockenen Auge“ oder „Keratokonjunktivitis sicca“ liegt eine Störung des Tränenfilms vor, der das Auge benetzt. Der Tränenfilm dient der Befeuchtung und Reinigung des Auges sowie der Nährstoffversorgung der Hornhaut. Der wässrige Teil des Tränenfilms wird in den Tränendrüsen gebildet, der Lipid-Anteil in den Meibom-Drüsen. Der Lidschlag verteilt den Film über das Auge. Ist der Tränenfilm gestört, können Reizungen der Hornhaut und Bindehaut entstehen. Das Auge ist gerötet, brennt und juckt. Zusätzlich entsteht ein Fremdkörpergefühl. Auch eine vermehrte Tränenbildung kann auf eine Störung des Tränenfilms zurückzuführen sein. (Abbildung 2.13-2)

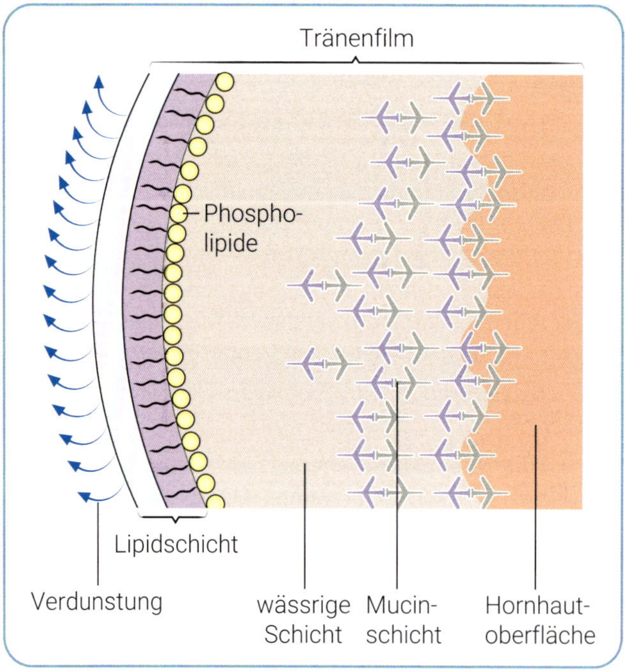

Abbildung 2.13-2: Aufbau des Tränenfilms

Der Tränenfilm besteht aus drei Schichten. Eine innere Schleimschicht (Mucin-Schicht) sorgt dafür, dass der Tränenfilm das Auge gut benetzen kann. Darüber liegt eine wässrige Schicht, die Nährstoffe, Sauerstoff und Proteine zur Abwehr von Erregern enthält. Abgeschlossen wird der Tränenfilm von einer äußeren Lipid-Schicht, die das Verdunsten der wässrigen Schicht darunter verhindern soll. Die Störungen des Tränenfilms können in zwei Arten eingeteilt werden. Entweder wird zu wenig Tränenflüssigkeit gebildet oder sie verdunstet zu schnell. Erkrankungen wie Diabetes mellitus (**2.4.2**) oder die Anwendung von Arzneimitteln wie Betablocker oder Diuretika (**2.5.4**) und Arzneistoffen mit anticholinergen Nebenwirkungen (**3.4.1**) stören die Bildung des Tränenfilms. Sind die Meibom-Drüsen verstopft oder entzündet, geben sie zu wenig Lipide ab, die das Verdunsten verhindern sollen. Insbesondere bei niedriger Luftfeuchtigkeit oder anderen Umweltbelastungen verdunstet der Tränenfilm dann zu schnell. Auch die Arbeit oder das Spielen an Computer-Bildschirmen begünstigt ein trockenes Auge, weil der Lidschlag seltener ausgeführt wird. Auch hormonelle Umstellungen oder das Tragen von Kontaktlinsen können sich negativ auf den Tränenfilm auswirken.

Erklärungsbedürftig!

Abhängig von der Ursache des trockenen Auges können einige Tipps bereits Linderung verschaffen. Eine gute Beleuchtung beim Lesen und Pausen während der Arbeit an Bildschirmen hilft ebenso wie eine ausreichende Luftfeuchtigkeit. Die Augen können zudem durch das Tragen einer Brille vor Zugluft und UV-Strahlung sowie Reizungen durch Kontaktlinsen geschützt werden.

Wird zu wenig Tränenflüssigkeit produziert, können Tränenersatzmittel unterschiedlicher Viskosität angewendet werden. Diese basieren meist auf unterschiedlichen Polymeren wie Cellulosen, Carbomeren, Hyaluronsäuren, Polyvinyl-Alkoholen oder Polyvinylpyrrolidon (PVP). Dadurch soll die Flüssigkeit verlängert am Auge gehalten werden. Verdunstet der Tränenfilm zu schnell können lipidhaltige Tränenersatzmittel gewählt werden. Die Augenlider sollten gereinigt werden (**2.13.4**), um eine gute Funktion der Meibom-Drüsen sicherzustellen. Konservierungsmittel wie Benzalkoniumchlorid können den Aufbau des Tränenfilms stören und das Auge reizen. Daher sollten insbesondere bei häufiger oder langfristiger Nutzung konservierungsmittelfreie Tränenersatzmittel gewählt werden.

2.14 Ohr

2.14.1 Aufbau und Funktion

Das Ohr ist das Sinnesorgan, das für das Hören verantwortlich ist. Seine Struktur besteht aus drei Teilen, die Schallwellen aufnehmen, in elektrische Impulse umwandeln und an das Gehirn weiterleiten. Das Außenohr besteht aus der Ohrmuschel und dem Gehörgang, der mit Haaren und Talgdrüsen ausgekleidet ist. Es nimmt Schallwellen auf und leitet sie an das Mittelohr weiter. Ein saurer pH-Wert und das von den Talgdrüsen gebildete Ohrenschmalz (griechisch „Cerumen") im Gehörgang schützen und reinigen das Außenohr. Das Mittelohr beginnt am Trommelfell, das die Schwingungen auf die drei Gehörknöchelchen in der Paukenhöhle überträgt. Die Paukenhöhle ist über die Ohrtrompete mit der Nase zum Druckausgleich verbunden. Die drei Gehörknöchelchen, die „Hammer", „Amboss" und „Steigbügel" genannt werden, sind die kleinsten Knochen des Menschen und übertragen die Schwingungen der Schallwellen auf das Innenohr. Im Innenohr werden diese von der Hörschnecke (lateinisch „Cochlea") aufgenommen und in elektrische Signale umgewandelt.

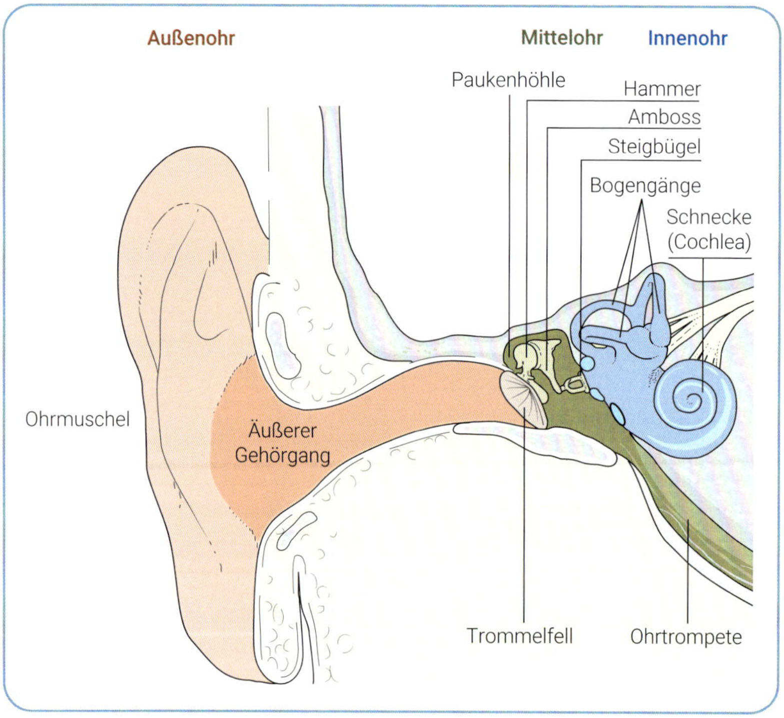

Abbildung 2.14-1: Aufbau des Ohres

Im Innenohr befindet sich auch das Gleichgewichtsorgan. Es besteht aus verschieden ausgerichteten Bogengängen, die Beschleunigung und Richtungsänderungen wahrnehmen können. Die Signale aus der Hörschnecke und dem Gleichgewichtsorgan werden über den Hörnerv an das Gehirn weitergeleitet. (Abbildung 2.14-1)

2.14.2 Hörsturz

Ein Hörsturz ist eine plötzlich eintretende, meist einseitige Schwerhörigkeit, die bis zur Taubheit reichen kann. Die Ursache ist keine Störung der Schall-Leitung im Außen- und Mittelohr, sondern eine Schallempfindungsstörung im Innenohr. In einigen Fällen kann ein Hörsturz durch Schwindelgefühle oder Ohrgeräusche begleitet werden.

Die Auslöser eines Hörsturzes sind unbekannt. Daher kann auch nicht in jedem Fall eine Therapie angeboten werden. Insbesondere, wenn der Hörsturz nur geringfügig ausgeprägt ist, kann zunächst eine spontane Rückbildung der Symptome abgewartet werden. Eine therapeutische Option stellen Glucocorticoide dar (2.6.3), die eingenommen oder direkt in die Paukenhöhle injiziert werden können.

2.14.3 Ohrgeräusche

Ohrgeräusche, auch „Tinnitus" (lateinisch für „Klingeln") genannt, sind wahrgenommene Geräusche, die jedoch nicht durch eine Geräuschquelle verursacht werden. Die Ursache ist eine Funktionsstörung des Innenohrs oder der Nerven. Auch ein Hörverlust kann gleichzeitig vorliegen. Die Belastung durch einen Tinnitus ist individuell sehr unterschiedlich. Bei leichten Ausprägungen ist die Lebensqualität nur wenig eingeschränkt, kann aber in schweren Fällen zu Angststörungen (2.2.3), Depressionen (2.2.6) und Schlafstörungen (2.2.12) führen. Allerdings können diese Erkrankungen auch der Auslöser für einen Tinnitus sein. Von einem chronischen Tinnitus wird ab einer Dauer von drei Monaten gesprochen.

Bei einem akut auftretenden Tinnitus, insbesondere wenn er mit einem plötzlichen Hörverlust einhergeht, werden Glucocorticoide (2.6.3) systemisch oder lokal im Ohr angewendet. Bei einem chronischen Tinnitus sollen durch Beratung und Psychotherapie Bewältigungsstrategien erlernt sowie bei gleichzeitigem Hörverlust Hörgeräte eingesetzt werden. Während gleichzeitig bestehende Erkrankungen wie Angststörungen und Depressionen mit Arzneimitteln therapiert werden, wird ein chronischer Tinnitus nicht mit Arzneimitteln behandelt. Trotzdem wird auch im Rahmen der Selbstmedikation nach Arzneimitteln mit Extrakten aus *Ginkgo biloba* gefragt. Dass diese Arzneimittel die Wirkung von Antikoagulanzien (2.3.6) verstärken und das Blutungsrisiko erhöhen könnten, muss bei diesen individuellen Therapieversuchen berücksichtigt werden.

2.15 Lunge

2.15.1 Aufbau und Funktion

Die Atmung ist ein grundlegender Prozess, der es uns ermöglicht, Sauerstoff aufzunehmen und Kohlendioxid abzugeben. Die Lunge ist das zentrale Organ für diesen Gasaustausch, der in den beiden Lungenflügeln stattfindet. Darüber hinaus reguliert die Lunge auch den pH-Wert des Bluts durch die Ausscheidung von Kohlenstoffdioxid.

Die Luft fließt beim Einatmen durch die Bronchien in die Lunge, die sich von der Luftröhre in die Lungen hinein verzweigen. Diese Bronchien teilen sich weiter in kleinere Bronchiolen und schließlich in winzige luftgefüllte Säcke, die als Alveolen bezeichnet werden. Die Alveolen sind der Ort des Gasaustauschs: Sauerstoff wandert durch ihre dünnen Wände in die Blutgefäße, während Kohlenstoffdioxid aus dem Blut in die Alveolen abgegeben wird, um ausgeatmet zu werden. (Abbildung 2.15-1)

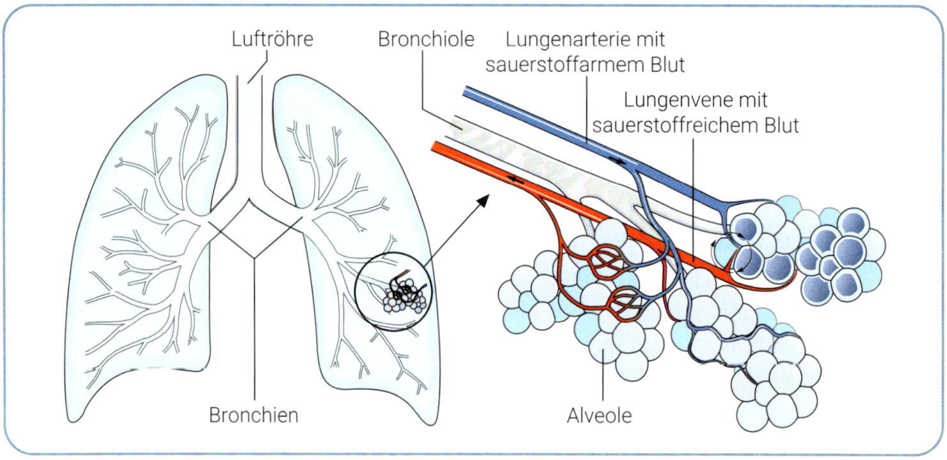

Abbildung 2.15-1: Aufbau der Lunge

2.15.2 Asthma bronchiale

Asthma bronchiale ist eine chronische Entzündung der Atemwege, deren Symptome Atemnot, Husten, Engegefühl in der Brust sowie ein pfeifendes Geräusch beim Ausatmen (Giemen) anfallsartig auftreten. Die Symptome sind häufig komplett reversibel, bilden sich also von allein oder durch eine therapeutische Maßnahme vollständig zurück. Hinzu kommt jedoch eine Überempfindlichkeit der Bronchien gegenüber Einflüssen wie Allergenen, Rauch oder kalter Luft, die Asthma-Anfälle auslösen können. Grundsätzlich kann Asthma bronchiale in zwei Formen unterschieden werden: allergisches Asthma und nicht-allergisches Asthma. Bei allergischem Asthma sind Allergene der Auslöser für die Symptome, nicht-allergisches Asthma kann etwa durch Infektionen oder Arzneimittel-Nebenwirkungen ausgelöst werden. Das allergische Asthma tritt häufig zusammen mit anderen Allergien wie Heuschnupfen (📖 **2.7.7**) und atopischer Dermatitis (📖 **2.16.3**) auf. Akute Verschlechterungen der Erkrankung, die über normale Schwankungen in der Krankheitsschwere hinausgehen, werden als „Exazerbationen" bezeichnet. Diese benötigen eine intensivierte Therapie und können in schweren Fällen ohne Behandlung tödlich verlaufen.

Die Kontrolle des Asthmas kann in drei Grade eingeteilt werden: „gut kontrolliert", „teilweise kontrolliert" und „unkontrolliert" (Tabelle 2.15-1). Diese Einteilung wird an den Asthma-Symptomen in den letzten vier Wochen festgemacht. Bei Kindern sind die Kriterien etwas strenger formuliert als bei Erwachsenen. Berichten Betroffene von entsprechenden Symptomen oder einer häufigen Nutzung ihrer Bedarfsmedikation, sollte eine ärztliche Überprüfung der Therapie angeraten werden.

Die Arzneimitteltherapie hat das Ziel, akute und chronische Symptome des Asthmas zu vermeiden und eine normale Alltagsaktivität ohne Einschränkungen zu ermöglichen. Sie besteht grundsätzlich aus einer antientzündlichen Dauermedikation mit Glucocorticoiden (📖 **2.6.3**) und einer Bedarfsmedikation mit → **β_2-Sympathomimetika**, die angewendet werden, wenn akute Anfälle auftreten. Seltener werden der Leukotrien-Rezeptor-Antagonist Montelukast, inhalative Parasympatholytika (📖 **2.15.3**) oder Antikörper (📖 **2.7.6**) zur Injektion verordnet. Die Therapie richtet sich nach der Schwere des Asthmas und kann in Stufen eingeteilt werden. In allen Stufen werden inhalative Darreichungsformen bevorzugt angewendet.

Tabelle 2.15-1: Einteilung der Asthmakontrolle in Grade nach Nationaler Versorgungs-Leitlinie Asthma (2024)

Erwachsene	Kinder
In den letzten vier Wochen: • Mehr als zweimal pro Woche tagsüber Asthma-Symptome • Aufwachen in der Nacht wegen Asthma-Symptomen • Häufiger als zweimal pro Woche Nutzung der Bedarfsmedikation* • Einschränkung der Aktivität wegen Asthma-Symptomen	In den letzten vier Wochen: • Tagsüber Asthma-Symptome • Aufwachen in der Nacht wegen Asthma-Symptomen • Nutzung der Bedarfsmedikation** • Einschränkung der Aktivität wegen Asthma-Symptomen

* Ausnahmen: Die Anwendung vor sportlicher Aktivität wird nicht gezählt. Bei gut kontrolliertem Asthma wird die ausschließlich bei Bedarf angewendete Kombination aus Formoterol und inhalativem Glucocorticoid nicht häufiger als viermal pro Woche genutzt und überschreitet nicht die Tageshöchstdosis von Formoterol.

** Ausnahme: Bei gut kontrolliertem Asthma wird die ausschließlich bei Bedarf angewendete Kombination aus Formoterol und inhalativem Glucocorticoid nicht häufiger als zweimal pro Woche genutzt.

Grade der Asthmakontrolle:
- Gut kontrolliertes Asthma: kein Kriterium zutreffend
- Teilweise kontrolliertes Asthma: ein bis zwei Kriterien zutreffend
- Unkontrolliertes Asthma: drei bis vier Kriterien zutreffend

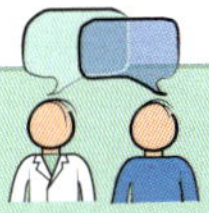

Erklärungsbedürftig!

Da die inhalative Anwendung bei der Asthma-Therapie bevorzugt wird, ist der Therapieerfolg entscheidend davon abhängig, dass die Inhalatoren richtig angewendet werden. Bei Erstverordnung sind die Betroffenen in der Anwendung zu schulen und auch bei Folgeverordnungen können Schulungsangebote die richtige Handhabung auffrischen. Bieten Sie aus diesem Grund bei der Verordnung von inhalativen Arzneiformen die pharmazeutische Dienstleistung „Erweiterte Einweisung in die korrekte Arzneimittelanwendung mit Üben der Inhalationstechnik" an (https://www.abda.de/pharmazeutische-dienstleistungen/).

https://www.abda.de/pharmazeutische-dienstleistungen/

Die β_2-Sympathomimetika erweitern über eine Stimulation des Sympathikus (2.2.2) die Bronchien und erleichtern schnell die Atmung. Es können kurzwirksame und langwirksame sowie schnell und langsam wirkende β_2-Sympathomimetika unterschieden werden. Salbutamol ist ein schnell wirkender, kurzwirksamer Arzneistoff dieser Gruppe. Formoterol wirkt hingegen schnell, aber auch langanhaltend. Eine zu häufige Anwendung der β_2-Sympathomimetika kann die β_2-Rezeptoren unempfindlicher für die Wirkung machen. Parasympatholytika besitzen die gleichen Effekte wie die β_2-Sympathomimetika, da sie den Gegenspieler des Sympathikus im vegetativen Nervensystem, den Parasympathikus (2.2.2) hemmen. Montelukast hemmt die Leukotrien-Wirkung in der Lunge. Leukotriene sind den Prostaglandinen (2.12.1) ähnliche Entzündungsmediatoren. Die Antikörper richten sich entweder gegen die Allergie vermittelnden IgE-Antikörper (2.7.6) oder gegen Interleukine (2.7.2), also die Botenstoffe, die Entzündungsreaktionen vermitteln.

In allen Stufen der Asthma-Therapie werden Glucocorticoide genutzt, um die Entzündung in der Lunge zu kontrollieren. In den meisten Fällen werden sie inhalativ angewendet, in schweren Fällen auch peroral. Viele Betroffene scheuen jedoch die Anwendung von Glucocorticoiden aus Sorge vor schweren Nebenwirkungen. Diese „Cortison-Angst“ kann man bei den inhalativen Glucocorticoiden nehmen. Sie wirken bei richtiger Inhalationstechnik nur in der Lunge und es sind keine Nebenwirkungen auf den restlichen Körper wie Gewichtszunahme zu erwarten. Arzneistoffreste, die nach der Inhalation an der Mundschleimhaut anheften, können allerdings lokal die Immunabwehr reduzieren, wodurch die Ansiedlung von Pilzen (Mundsoor, 2.10.1) begünstigt wird. Um das zu vermieden, sollte nach der Inhalation von Glucocorticoiden etwas gegessen, die Zähne geputzt oder der Mund ausgespült werden. So werden die Arzneistoffreste entfernt.

Aufgepasst!

Glucocorticoide sind die Basis einer Asthma-Langzeittherapie, nicht β_2-Sympathomimetika! Dies nehmen viele Erkrankte jedoch anders wahr, denn β_2-Sympathomimetika können im Bedarfsfall die Symptome schnell lindern. Glucocorticoide wirken zwar nicht innerhalb von Minuten, aber nur sie können langfristig zu einer Verbesserung der Symptome und einer weniger häufigen Nutzung der Bedarfsmedikation führen. Dazu müssen sie allerdings langfristig regelmäßig angewendet werden.

Auf jeder Stufe der Asthma-Therapie sollte eine Bedarfstherapie zur Verfügung stehen. Dies kann die alleinige Gabe eines schnell wirkenden β_2-Sympathomimetikums oder die Kombination von Formoterol mit einem inhalativen Glucocorticoid sein. Falls das Asthma gut kontrolliert ist, aber bei Anstrengung bekanntermaßen Symptome auftreten, kann zum Beispiel vor dem Sport auch bereits vorher ein schnell wirkendes β_2-Sympathomimetikum angewendet werden. Auf der niedrigsten Stufe der Asthma-Therapie kann diese Bedarfstherapie die einzige Maßnahme sein. In weiteren Stufen der Therapie wird die Langzeittherapie mit inhalativen Glucocorticoiden in steigender Dosierung sowie Kombinationen mit langwirksamen β_2-Sympathomimetika oder langwirksamen Parasympatholytika eingeführt. In der letzten Stufe können Antikörper oder perorale Glucocorticoide eingesetzt werden.

Bei allergischem Asthma sollten die auslösenden Allergene (2.7.7) identifiziert werden. Sind die Allergene bekannt, sollten diese gemieden und, falls möglich, eine Immuntherapie durchgeführt werden.

2.15.3 Chronisch obstruktive Lungenkrankheit

Die chronisch obstruktive Lungenkrankheit (englisch „chronic obstructive pulmonary disease“, kurz COPD) ist eine anhaltende Verengung der Atemwege (Obstruktion), die nicht vollständig durch Arzneimittel rückgängig gemacht werden kann. Sie wird häufig von einer chronischen Bronchitis begleitet. Die Betroffenen belastet ein anhaltender Husten mit Schleimproduktion und Atemnot bei Belastung. Eine erschwerte Ausatmung führt zu einer Überblähung des Lungengewebes (Lungenemphysem) mit gestörtem Gasaustausch. Akute Verschlechterungen (Exazerbationen) dieser chronischen Erkrankung sind möglich. Sie bedeuten eine Verschlechterung der Symptome über mindestens zwei Tage und bedürfen einer intensivierten Therapie.

Sowohl Asthma bronchiale als auch COPD sind häufige obstruktive Lungen-Erkrankungen, weisen jedoch wichtige Unterschiede auf. Asthma beginnt häufig bereits im Kindesalter und steht oft im Zusammenhang mit Allergien. Die Atemnot tritt anfallsweise auf und ist häufig vollständig reversibel. Glucocorticoide zeigen bei Asthma eine gute Wirksamkeit. Die COPD beginnt hingegen meist erst ab dem 60. Lebensjahr und schreitet dann kontinuierlich fort. Eine typische Ursache ist das Rauchen. Die Atemnot tritt bei Belastung auf und ist nicht vollständig reversibel. Glucocorticoide zeigen eine schlechtere Wirksamkeit als bei Asthma.

Die Arzneimitteltherapie umfasst vor allem langwirksame β_2-Sympathomimetika (2.15.2) sowie langwirksame → **Parasympatholytika**. Die Kombination beider Arzneistoffgruppen ist häufig. Inhalative Glucocorticoide (2.6.3) werden seltener eingesetzt. Zum Lösen des Schleims kann Acetylcystein (ACC) eingesetzt werden. Um die Nebenwirkungen wie Übelkeit oder Magenschmerzen abzumildern, sollte es zu einer Mahlzeit eingenommen werden.

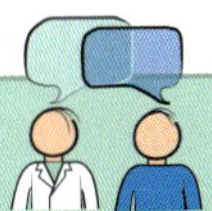

Erklärungsbedürftig!

Da die inhalative Anwendung bei der COPD-Therapie bevorzugt wird, ist der Therapieerfolg entscheidend davon abhängig, dass die Inhalatoren richtig angewendet werden. Bei Erstverordnung sind die Betroffenen in der Anwendung zu schulen und auch bei Folgeverordnungen können Schulungsangebote die richtige Handhabung auffrischen. Bieten Sie aus diesem Grund bei der Verordnung von inhalativen Arzneiformen die pharmazeutische Dienstleistung „Erweiterte Einweisung in die korrekte Arzneimittelanwendung mit Üben der Inhalationstechnik“ an (abda.de).

https://www.abda.de/pharmazeutische-dienstleistungen/

Falls das Rauchen von Tabakprodukten die Ursache für die Erkrankung ist, kann eine Verbesserung nur mit einem Rauchstopp (2.15.4) erreicht werden. Daneben soll ein angepasstes körperliches Training erfolgen. Weiterhin können Physiotherapie die Atmung und das Abhusten verbessern. Ist die Sauerstoffversorgung gefährdet, kann eine Langzeit-Sauerstofftherapie notwendig sein.

2.15.4 Tabakabhängigkeit

Tabakrauch enthält neben Nicotin eine Vielzahl an Substanzen mit krebserregender Wirkung, einem schädlichen Einfluss auf die Gesundheit der Lunge und Blutgefäße sowie auf die gesunde Entwicklung ungeborener Kinder. Diese Einflüsse werden jedoch beim Tabakrauchen nicht unmittelbar bemerkt. Langfristig entstehen jedoch Krebserkrankungen wie Lungenkrebs, Lungenerkrankungen wie COPD (2.15.3) oder Herz-Kreislauf-Erkrankungen wie Herzinfarkte (2.5.8), Schlaganfälle (2.5.11) oder Durchblutungsstörungen (2.5.7). Raucherinnen und Raucher haben deshalb eine um circa zehn Jahre geringere Lebenserwartung.

Das Abhängigkeitspotenzial beim Tabakrauchen wird vor allem auf Nicotin zurückgeführt. Nicotin wird aus dem Tabakrauch in der Lunge innerhalb von Sekunden über das Blut aus ins Gehirn transportiert. Dort löst es über die Neurotransmitter Dopamin und Serotonin vielfältige Effekte aus. Dazu gehört eine beruhigende, befriedigende, angstlösende Wirkung. Nervosität und Hungergefühl werden unterdrückt, Aufmerksamkeit und Konzentrationsfähigkeit gesteigert. Nicotin besitzt ebenfalls eine schwach antidepressive Wirkung. Zusätzlich wird Adrenalin aus der Nebennierenrinde (2.6.3) ausgeschüttet. Dadurch schlägt das Herz kurzfristig schneller und die Blutgefäße verengen sich. Langfristig nimmt die Empfindlichkeit für Nicotin im Gehirn ab, die Stimulation muss gesteigert werden. Zudem wird das Verlangen nach einer Zigarette durch bestimmte Situationen verstärkt. Wird das Rauchen etwa mit angenehmer Gesellschaft oder einer Pause von der Arbeit verbunden, lösen diese Situationen wiederum das Verlangen nach einer Zigarette aus. Andersherum werden durch das Rauchen die Entzugssymptome vermieden. Dazu zählen Stress, Ruhelosigkeit und Angst sowie Konzentrationsschwäche, Appetitssteigerung und depressive Stimmungslage. Von einer Abhängigkeit kann gesprochen werden, wenn das starke bis zwanghafte Verlangen nach Tabakkonsum besteht, der Zeitpunkt und die konsumierte Menge nicht mehr vollständig kontrolliert werden können und Entzugssymptome nach Konsumreduktion auftreten. Eine Abhängigkeit kann sich auch in einer Toleranzentwicklung zeigen, für die gleiche Wirkung werden dann immer höhere Dosen benötigt. Zudem werden andere Interessen vernachlässigt oder der Konsum sogar bei erlebten schädlichen Folgen fortgesetzt.

Für den Versuch eines Rauchstopps sind verschiedene Ansätze geeignet. Dazu zählen verhaltenstherapeutische Maßnahmen im Rahmen einer Psychotherapie sowie eine Arzneimitteltherapie. Kombinationen der beiden Ansätze sind sinnvoll und sollten insbesondere bei starker Abhängigkeit empfohlen werden. Die Arzneimitteltherapie wird mit Nicotin selbst, dem Antidepressivum Bupropion (2.2.6) und Vareniclin durchgeführt, einem partiellen Agonisten an dem Rezeptor, der auch durch Nicotin stimuliert wird. Vareniclin bindet stärker als Nicotin an diesen Rezeptor und verdrängt dieses. So werden zwar geringe Nicotin-Wirkungen durch Vareniclin ausgelöst, diese können jedoch durch das Rauchen nicht weiter gesteigert werden. Die Belohnungswirkung des Rauchens bleibt aus, die Entzugssymptome werden jedoch abgemildert.

Die Nicotin-Ersatztherapie kann mit verschiedenen Darreichungsformen auch im Rahmen der Selbstmedikation durchgeführt werden. Während Nicotin-Pflaster eine gleichmäßige-Nicotin-Versorgung ermöglichen, bieten Inhalatoren, Kaugummis, Lutschtabletten und Sprays mehr Kontrolle über die Nicotin-Zufuhr. Sie wirken jedoch nicht so schnell wie eine Zigarette. Falls eine Darreichungsform nicht ausreicht, können Kombinationen empfohlen werden. Die Dosierung wird in der Regel am aktuellen Tabakkonsum vor Therapiebeginn festgelegt und wird über die Dauer einiger Wochen fortschreitend reduziert.

Erklärungsbedürftig!

Nicotin-Kaugummis werden nicht wie andere Kaugummis kontinuierlich gekaut. Stattdessen werden sie gekaut, bis ein scharfer bis brennender Geschmack im Mund entsteht. Dann werden sie in die Wangentasche geschoben, bis der Geschmack nachlässt. Anschließend wird erneut gekaut, bis der Geschmack erneut entsteht. Dies kann für circa 30 Minuten wiederholt werden. Während der Anwendung sollte nichts gegessen oder getrunken werden, um die Aufnahme von Nicotin nicht zu verringern.

Nicht selten werden mehrere Anläufe für einen dauerhaften Rauchstopp unternommen. Eine mangelnde Motivation, das Auftreten von Entzugssymptomen oder Stress sind Gründe für einen Rückfall. Auch nach einem langfristigen Rauchstopp verbleibt ein geringes Restrisiko für einen Rückfall. Des Weiteren wird ein Rauchstopp häufig von einer Gewichtszunahme begleitet. Während des Versuchs, das Rauchen zu beenden, die Kalorienaufnahme zu reduzieren, sollte nicht empfohlen werden. Dies kann sich negativ auf den Erfolg des Rauchstopps ausüben und ist nicht wirksam. Bei körperlichen Entzugssymptomen und Gewichtszunahme können eher psychotherapeutische Maßnahmen oder eine Ernährungsberatung empfohlen werden. Wird kein vollständiger Rauchstopp erreicht, sollte eine möglichst vollständige Umstellung auf eine rauchfreie Nicotin-Ersatztherapie angestrebt werden. So können zumindest die negativen Auswirkungen der weiteren Inhaltsstoffe des Zigarettenrauchs minimiert werden. Elektronische Zigaretten sollten zu diesem Zweck nicht angeboten werden.

Aufgepasst!

Zigarettenrauch kann den Abbau von einigen Antidepressiva wie Amitriptylin oder Sertralin, Antipsychotika wie Clozapin und Olanzapin und Benzodiazepinen wie Diazepam und Lorazepam stimulieren. Nach einer Reduktion des Tabakkonsums muss dann auf eine Dosisreduktion dieser Arzneistoffe geachtet werden.

2.16 Haut

2.16.1 Aufbau und Funktion

Die Haut ist das größte Organ des Menschen. Sie schützt den Körper vor äußeren Einflüssen wie zum Beispiel vor dem Austrocknen, reguliert die Körpertemperatur über das Schwitzen, nimmt über den Tastsinne Eindrücke wahr und produziert Vitamin D. Die Haut kann von außen nach innen in drei Schichten unterteilt werden: Epidermis, Dermis und Subkutis (Abbildung 2.16-1).

Die Epidermis (griechisch, übersetzt etwa „auf der Haut") ist die abschließende Schicht der Haut. Sie besteht hauptsächlich aus „Keratinozyten" genannten Hornzellen und besitzt keine Blutgefäße. Die Keratinozyten vermehren sich in der untersten Schicht der Epidermis. Durch die neuen Zellen wandern sie immer weiter nach außen und verhornen dabei zunehmend. In der äußersten Schicht der Epidermis sind sie flache Hautschuppen ohne Zellkern. So bilden sie eine lipophile Schutzschicht gegen Austrocknung und sind der Besiedlungsort der hauteigenen Flora. Diese Hautflora und der auf der Haut herrschende pH-Wert von circa 5,5 verhindern die Besiedlung mit fremden Erregern. In der Epidermis liegen auch die „Melanozyten". Das sind Zellen, die unter Einfluss von ultravioletter Strahlung (UV-Licht) das Farbpigment Melanin produzieren, das unsere Haut vor dieser Strahlung schützt und sie braun erscheinen lässt.

Die Dermis, die sich unter der Epidermis befindet, besteht vor allem aus Bindegewebe, dass der Haut die Elastizität und Festigkeit verleiht. In dieser Hautschicht liegen die versorgenden Blutgefäße, Haarwurzeln und Talgdrüsen sowie Nervenenden für den Tastsinn und Immunzellen.

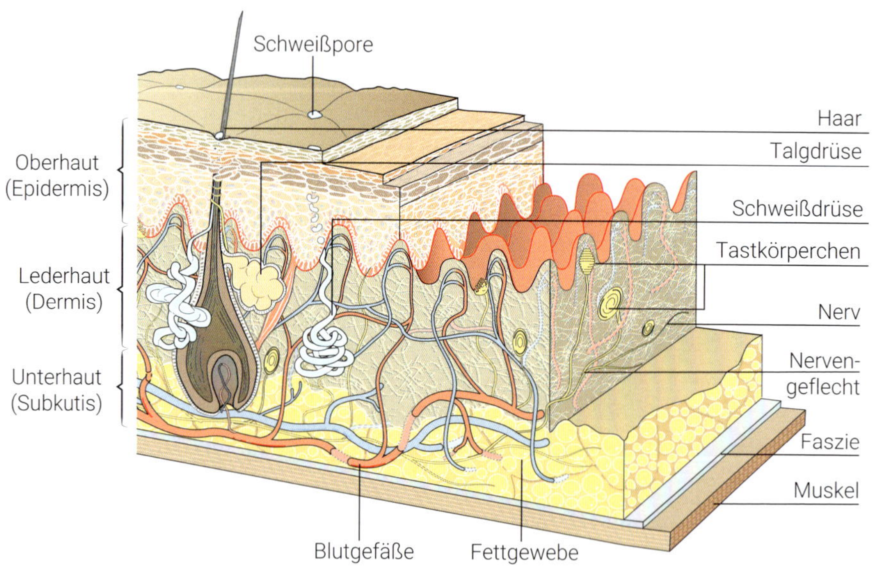

Abbildung 2.16-1: Aufbau der Haut

Unter der Dermis liegt die Subkutis. Diese auch „Unterhaut“ genannte Hautschicht besteht überwiegend aus Fettgewebe und isoliert den Körper gegen Verlust von Körperwärme. Viele Injektionen von Arzneimitteln werden „subkutan“, also ins Unterhautfettgewebe durchgeführt.

2.16.2 Acne vulgaris

Die Acne vulgaris (lateinisch für „gewöhnliche Akne“) ist eine häufige Hauterkrankung, bei der sich die Talgdrüsen in der Haut entzünden. Die Ursache der Entzündung ist meist eine Verstopfung der Talgdrüsen durch eine übermäßige Produktion von Hornzellen. Diese Verstopfung wird auch als „(geschlossener) Komedo“ bezeichnet. Gelangen Talg und Hornmaterial an die Hautoberfläche, reagieren sie dort mit dem Luftsauerstoff und verfärben sich zu dunklen „Mitessern“ (offener Komedo). Öffnen sich die Komedonen nicht, können sie sich zu knotigen (Papeln) oder eitrigen (Pusteln) Entzündungen weiterentwickeln. Auch Bakterien wie *Propionibacterium acnes* können sich in den verstopften Talgdrüsen ansiedeln und zu Entzündungen führen. Während Mitesser meist folgenlos abheilen, ist bei Pusteln und Papeln die Bildung von Narben möglich. Akne zeigt sich vor allem an Körperstellen mit vielen Talgdrüsen wie dem Gesicht oder am Rücken. Sie tritt vor allem in der Pubertät auf, wenn Hormonumstellungen zu einer gesteigerten Talgproduktion (Seborrhoe) und Verhornung (Hyperkeratose) führen. Andere Auslöser für die Entzündungen können starke Sonnenstrahlung in Kombination mit fetthaltigen Sonnenschutzmitteln („Mallorca-Akne“), ungeeignete kosmetische Mittel oder Arzneimittel wie Glucocorticoide („Steroid-Akne“) sein. In den meisten Fällen endet die Erkrankung nach der Pubertät.

Bei Akne besteht häufig der Wunsch nach einer Behandlung. Diese umfasst eine angepasste Hautpflege sowie die Anwendung von Keratolytika, Antibiotika und Retinoiden. Ob eine Anpassung der Ernährung einen Effekt auf die Erkrankung hat, ist unklar, kann aber individuell versucht werden. Die Hautpflege besteht vor allem aus hydrophilen Produkten, da lipophile Produkte durch zusätzliche Verstopfung der Talgdrüsen „komedogen“, also „Komedonen erzeugend“ wirken können. Die Reinigung sollte die Haut möglichst wenig reizen und etwa mit seifenfreien Produkten ohne Duftstoffe und mit einem hautangepassten pH-Wert erfolgen. Salicylsäure wirkt auf der Haut keratolytisch, löst also Verhornungen ab, die die Talgdrüsen verstopfen. Benzoylperoxid wirkt antibakteriell und reguliert die Talg- und Hornbildung.

> ***Aufgepasst!***
>
> Benzoylperoxid hat eine bleichende Wirkung. Es darf nicht mit Haaren wie dem Kopfhaar, Augenbrauen oder Barthaaren in Kontakt kommen. Es kann auch farbige Kleidung bleichen.

Gegen bakterielle Infektionen der Talgdrüsen werden Antibiotika (2.8.7) eingesetzt. Doxycyclin und Minocyclin werden bevorzugt peroral, Clindamycin und Erythromycin vor allem lokal auf der Haut eingesetzt. → **Retinoide** sind Stoffe, die sich chemisch von Vitamin A ableiten. Sie werden wie Adapalen oder Tretinoin lokal oder wie Isotretinoin peroral angewendet, unterdrücken die Talgdrüsen-Aktivität und sind entzündungshemmend. Acitretin und Alitretinoin sind ebenfalls peroral angewendete Retinoide, die jedoch bei Psoriasis (2.16.4) und anderen Hauterkrankungen eingesetzt werden.

Erklärungsbedürftig!

Alle Retinoide sind teratogen, schädigen also die gesunde Entwicklung eines Kindes im Mutterleib. Aus diesem Grund dürfen Schwangere keine Retinoide anwenden beziehungsweise eine Therapie muss bei Bekanntwerden einer Schwangerschaft abgebrochen werden. Bei Einnahme von Retinoiden müssen aus diesem Grund monatliche Schwangerschaftstests erfolgen, Frauen im gebärfähigen Alter darf nur die notwendige Menge für 30 Tage verordnet werden und Verschreibungen sind nur sieben Tage inklusive Ausstellungsdatum gültig.

Azelainsäure ist kein Retinoid. Lokal angewendet beeinflusst sie die Funktion der Keratinozyten und verhindert die Besiedlung mit relevanten Bakterien. Als Nebenwirkung der Anwendung zeigen sich meist vorübergehende Hautreizungen. Kombinationen mehrerer Arzneistoffe in der Therapie der Akne sind üblich. Die Regeneration der Haut verläuft jedoch langsam. Ein Erfolg wird häufig erst nach einigen Wochen sichtbar.

2.16.3 Atopische Dermatitis

Die atopische Dermatitis (veraltet auch „Neurodermitis“) ist eine chronische, nicht ansteckende Entzündung der Haut, von der insbesondere Kinder betroffen sind. Bis zum Erwachsenenalter wird ein Großteil der Kinder symptomfrei. Ursache ist die Aktivierung von Immunzellen, unter anderem über IgE-Antikörper, die zu einer anhaltenden Barriere-Störung der Haut führt, die auf diese Weise austrocknet. Es bilden sich rötliche, schuppende Hautstellen mit starkem Juckreiz. Durch die gestörte Schutzfunktion können Allergene leichter in die Haut eindringen und die Symptome verstärken. Zusätzlich besteht die Gefahr bakterieller Infektionen. Als atopische Erkrankung wird die Erkrankung oft von Allergien (2.7.7) und Asthma (2.15.2) begleitet.

Die Basistherapie der atopischen Dermatitis besteht in einer konsequenten Hautpflege, um den Feuchtigkeitsgehalt der Haut zu steigern und die Schutzfunktion zu verbessern. Bei der Körperreinigung ist auf schonende, zum Beispiel seifenfreie Reinigungsmittel zu achten. Nach dem Duschen oder Baden sollte die Haut mit feuchtigkeitsspendenden Produkten, sogenannten „Emollienzien“, gepflegt werden. Diese enthalten oft Zusätze von Harnstoff oder Glycerol. Sind Auslöser für Krankheitsschübe wie Allergene, hautreizende Stoffe oder Tabakrauch bekannt, sollten diese gemieden werden.

Erklärungsbedürftig!

Die Dosierung von Dermatika kann mithilfe der Finger-Tip-Unit (kurz FTU, englisch für „Fingerspitzen-Einheit") erfolgen. Eine FTU ist ein Salbenstrang, der auf einem Finger zwischen letztem Fingergelenk und Fingerspitze Platz findet. Diese Menge (circa 0,5 Gramm) reicht für die Behandlung einer Körperfläche von zwei Handflächen der gleichen Person inklusive Finger.

In der lokalen Behandlung der atopischen Dermatitis werden Glucocorticoide (2.6.3) und die Immunsuppressiva Tacrolimus und Pimecrolimus aus der Gruppe der Calcineurin-Inhibitoren (2.7.5) gegen die Entzündungen eingesetzt. In Hautbereichen wie dem Gesicht, Hautfalten und dem Anogenital-Bereich werden die vergleichsweise nebenwirkungsarmen Calcineurin-Inhibitoren bevorzugt angewendet. Sofern akute Entzündungen ausgeheilt sind, kann einem Wiederaufflammen mit einer „proaktiven Therapie" vorgebeugt werden. Dabei werden Glucocorticoide oder Calcineurin-Inhibitoren in größeren Abständen, in der Regel nur zweimal pro Woche angewendet. Gegen den Juckreiz kann lokal Polidocanol (2.12.5) versucht werden, lokal wirkende Antihistaminika werden jedoch nicht empfohlen.

In schwereren Fällen wird eine systemisch wirkende Therapie durchgeführt, jedoch immer in Kombination mit lokal wirksamen Arzneimitteln. Glucocorticoide werden nur im Rahmen einer Kurzzeittherapie eingenommen. Des Weiteren werden Immunsuppressiva (2.7.5) wie Ciclosporin, Antikörper (2.7.6) und JAK-Inhibitoren (2.7.5) eingesetzt.

2.16.4 Psoriasis

Die Psoriasis oder „Schuppenflechte" ist eine Autoimmunerkrankung (2.7.3), die sich in Schüben vor allem an der Haut zeigt. Die gegen den eigenen Körper gerichteten Entzündungsreaktionen regen die Keratinozyten in der Epidermis zum Wachstum an. Dadurch wird die Hornschicht dicker und tote Hornzellen können nicht schnell genug abgestoßen werden. Sie lösen sich dann unter sichtbarer Schuppung, weshalb die betroffenen Stellen häufig silbrig glänzen. Die juckenden, stark schuppenden Entzündungen, lassen sich gut von der gesunden Haut abgrenzen und werden „Plaques" genannt. Die Symptome können sehr belastend sein und bei gut sichtbaren Entzündungen zu Ausgrenzung der Betroffenen führen. Die Erkrankung ist jedoch nicht ansteckend. Die Nägel können sich verformen und verfärben. Neben der Haut in Form der Plaque-Psoriasis, auch Psoriasis vulgaris genannt, können auch andere Organe wie Augen und das Gefäßsystem sowie Gelenke (Psoriasis-Arthritis) von den Entzündungen betroffen sein.

Aufgepasst!

Von medizinischen Laien wird häufig eine trockene, schuppige Haut auch als „Schuppenflechte“ bezeichnet, ohne dabei eine echte Psoriasis zu meinen.

Bei leichten Formen der Psoriasis werden lokal wirkende Arzneimittel in Form von Cremes, Emulsionen, Salben und Schäumen eingesetzt. Dazu gehören Dithranol, Glucocorticoide (**2.6.3**), Teer und Vitamin D-Analoga. Dithranol unterdrückt das Zellwachstum. Dies betrifft sowohl die zu schnell wachsenden Keratinozyten als auch Zellen des Immunsystems. In die entzündeten Hautstellen der Psoriasis dringt es schneller ein als in gesunde Haut, weshalb die umgebende gesunde Haut wenig gereizt wird. Das Auftragen erfolgt in Abhängigkeit von der Konzentration nach einem „Minuten-Schema“, bei der das Arzneimittel nach einer individuellen Einwirkzeit wieder von der Haut entfernt wird. Neben Reizungen in Form von Rötungen, Juckreiz und Brennen kann es zu Braunfärbung der behandelten Stellen kommen, die jedoch im Rahmen der Hauterneuerung wieder verblasst. Arzneimittel mit Steinkohlenteer sind antientzündlich, juckreizstillend und hemmen die Zellteilung. Während der Anwendung wird die Haut empfindlicher für Sonnenlicht. Die Arzneimittel sollen daher bevorzugt abends aufgetragen werden. Zusätzlich sollte auf einen ausreichenden Sonnenschutz geachtet und Besuche in Solarien vermieden werden. Die Inhaltsstoffe des Steinkohlenteers stehen im Verdacht, bei langjähriger Anwendung Mutationen und Krebs (**2.17.1**) auslösen zu können. Daher sollten diese Produkte nicht von Schwangeren und Stillenden sowie bei sehr jungen Kindern angewendet werden. Bei einer ärztlich begleiteten Therapie ist das Risiko jedoch gering, weshalb die Betroffenen nicht diesbezüglich verunsichert werden sollten.

Erklärungsbedürftig!

Dithranol und Steinkohlenteer können Kleidung verfärben. Diese muss während der Therapie, zum Beispiel durch Bedecken der behandelten Hautstellen geschützt werden.

Arzneistoffe wie Calcipotriol und Tacalcitol gehören zu den Vitamin D-Analoga. Diese mit Vitamin D_3 chemisch verwandten Stoffe hemmen die zu schnelle Vermehrung der Keratinozyten und fördern damit den gesunden Aufbau der Haut. Vitamin D-Analoga werden häufig in Kombination mit Glucocorticoiden eingesetzt. Während einer großflächigen Anwendung muss auf den Calcium-Haushalt geachtet werden. Durch die Vitamin D-ähnliche Wirkung kann die Calcium-Konzentration im Blut ansteigen. Dies muss besonders dann beachtet werden, wenn gleichzeitig Calcium- oder Vitamin D-Präparate eingenommen werden.

Bei mittelschweren und schweren Formen werden systemisch wirkende Arzneimittel wie das Retinoid Acitretin (📖 2.16.2) und Immunsuppressiva (📖 2.7.5) wie Apremilast, Ciclosporin, Methotrexat sowie Fumarate (📖 2.2.9) eingesetzt. Apremilast ist ein PDE-Hemmer (📖 2.5.12), der jedoch das Enzym Phosphodiesterase 4 hemmt, das für die Funktion von Immunzellen benötigt wird.

Des Weiteren werden Antikörper (📖 2.7.6) gegen Entzündungsmediatoren wie Interleukine und TNFα eingesetzt. Auch eine Phototherapie mit UV-Licht ist möglich. Vor der Bestrahlung kann die Haut auch mit sensibilisierenden Arzneistoffen, sogenannten „Psoralenen", behandelt werden. Diese Therapie wird auch als „Psoralen plus UVA"-Therapie oder kurz „PUVA" bezeichnet. Bei Gelenkbeteiligung werden auch JAK-Inhibitoren (📖 2.7.5) eingesetzt. Neben der Arzneimitteltherapie wird auch eine „Basistherapie" mit Hautpflege-Produkten empfohlen, die die Geschmeidigkeit der Haut erhalten.

2.16.5 Rosazea

Rosazea (auch „Couperose") ist eine nicht ansteckende, chronische Entzündung der Haut. Am häufigsten sind Wangen und Nase sowie andere Teile des Gesichts betroffen. Hier zeigen sich in Anfangsstadien Hautrötungen (Erytheme). Diese treten anfallsweise mit einem Wärmegefühl (englisch „Flush") auf oder sind dauerhaft durch die Haut als erweiterte Blutgefäße, sogenannte „Teleangiektasien", sichtbar. Die Gefäßerweiterungen werden meist durch Trigger wie UV-Licht, Stress, Hitze, Kälte, Alkohol oder scharfe Gewürze im Essen ausgelöst. Aus diesem Grund sollten in allen Stadien der Erkrankung bekannte Trigger vermieden werden. In weiteren Stadien der Erkrankung werden die Symptome vor allem durch die zugrundeliegende Entzündung bestimmt. Es treten Knoten (Papeln) und Pickel (Pusteln) auf, die an eine Akne (📖 2.16.2) erinnern. Es fehlen jedoch die Akne-typischen Komedonen. Schließlich können im Endstadium die Talgdrüsen und das Bindegewebe der Haut mit einem überschießenden Wachstum (Hyperplasie) regieren und knollenartige Verdickungen bilden. Hiervon sind vor allem Männer im Bereich der Nase (griechisch „Rhinophym") betroffen. Neben der Haut können auch die Augen von einer Rosazea betroffen sein. Diese zeigt sich mit trockenen Augen, Bindehaut- und Lidrandentzündungen.

Neben dem Vermeiden von Triggern und dem UV-Schutz gehört zur Basistherapie der Rosazea eine angepasste Hautpflege, denn die Erkrankung geht oft mit Trockenheit der Haut, Juckreiz und Spannungsgefühlen einher. Für die symptomatische Therapie der Rötung kann ein Gel mit α_2-Blocker Brimonidin (📖 2.13.2) aufgetragen werden. Es verengt vorübergehend die Blutgefäße und vermindert so die Rötungen. Metronidazol (📖 2.8.7) und Ivermectin (📖 2.11) werden häufig lokal bei Rosazea eingesetzt. Beide Substanzen wirken antientzündlich und zeigen zudem Effekte gegen Parasiten wie Milben, die Rosazea-Symptome triggern können. Auch Azelainsäure (📖 2.16.2) wird wegen der entzündungshemmenden und normalisierenden Wirkung auf Keratinozyten bei Rosazea lokal angewendet. Bei schweren Formen der Erkrankung werden Antibiotika (📖 2.8.7) wie Doxycyclin und Makrolide eingesetzt, die gut gegen Papeln und Pusteln wirksam sind, jedoch weniger gegen die Hautrötungen wirken. Bei schwersten Formen werden verschiedene Therapiemöglichkeiten kombiniert. Zusätzlich stehen andere Verfahren wie Laserbehandlungen oder intensiv gepulstes Licht (IPL) zur Verfügung.

2.17 Krebs

2.17.1 Definition und Therapie

Krebs ist eine Erkrankung, die durch unkontrolliertes Zellwachstum gekennzeichnet ist. Im Allgemeinen entsteht Krebs durch genetische Veränderungen (Mutationen) im Erbgut von gesunden Zellen. Diese Mutationen führen dazu, dass die betroffenen Zellen nicht mehr den normalen Regulationen des Körpers unterliegen und sich unkontrolliert teilen. Mutationen können durch eine Vielzahl von Faktoren verursacht werden, darunter Umweltfaktoren wie Rauchen, Strahlung und chemische Stoffe, genetische Veranlagung sowie bestimmte Infektionen.

Krebserkrankungen gehen oft mit Neubildung von Geweben (griechisch „Neoplasien") einher. Diese können als Geschwulste (lateinisch „Tumor") erkannt werden. Krebsgeschwulste sind bösartige (lateinisch „maligne") Tumoren. Sie wachsen in der Regel schnell und in das umliegende Gewebe. Über die Blutbahn oder das Lymphsystem können sich Krebs-Zellen aus dem Ursprungsgewebe in anderen Geweben des Körpers festsetzen und dort Zweit-Tumoren, sogenannte „Metastasen", bilden.

Jedoch nicht alle Krebserkrankungen bilden Tumoren. Bei umgangssprachlich „Blutkrebs" genannten Leukämien (griechisch, übersetzt etwa „weißes Blut") weisen die Stammzellen der Blutbildung Mutationen auf. Dadurch werden vermehrt Leukozyten (📖 **2.3.1**) und ihre unreifen Vorstufen gebildet und ins Blut abgegeben, die Bildung von Erythrozyten und Thrombozyten nimmt hingegen ab. Wegen der eingeschränkten Funktionalität des Blutes sind Blässe, Blutungen sowie geschwollene Lymphknoten und eine Anfälligkeit für Infektionen typisch für Leukämien.

Aufgepasst!

Neben den malignen Tumoren der Krebs-Erkrankungen gibt es auch gutartige (lateinisch „benigne") Tumoren. Diese vergrößern sich jedoch langsamer, wachsen nicht in andere Gewebe ein und bilden keine Metastasen. Symptome werden hauptsächlich durch den Druck auf die umliegenden Gewebe ausgelöst.

Die Behandlung von Krebs-Erkrankungen hängt von der Krebsart, dem Stadium der Erkrankung und dem körperlichen Zustand der Erkrankten ab. Typische Behandlungsmöglichkeiten umfassen Operation, Strahlentherapie und die Arzneimitteltherapie (Chemotherapie). In vielen Fällen werden Kombinationen dieser Therapiemöglichkeiten eingesetzt. Eine Chemotherapie vor einer Operation („neoadjuvante" Therapie) soll den Tumor verkleinern und die Chancen einer erfolgreichen Tumorentfernung verbessern. Nach der Operation schließt sich häufig eine Bestrahlung oder Arzneimitteltherapie an. Diese „adjuvante Therapie" zielt auf die eventuell im Körper verbliebenen Krebs-Zellen ab und soll so vor einem erneuten Ausbrechen der Krebs-Erkrankung schützen.

Bei der Arzneimitteltherapie gegen das unkontrollierte Zellwachstum (Zytostatika-Therapie, Tabelle 2.17-1) besteht die besondere Herausforderung darin, dass nur die mutierten Zellen getroffen und gezielt beseitigt werden sollen. Gesunde Zellen sollen keinen Schaden erleiden. Viele Arzneistoffe erreichen diesen Effekt nur dadurch, dass die Zellteilung in Krebs-Zellen beschleunigt abläuft und diese deshalb besonders empfindlich für die zellschädigenden Wirkungen sind. Allerdings treffen diese unspezifischen Maßnahmen auch andere schnellteilende Zellen wie Schleimhäute und Haarwurzeln. Daraus ergeben sich die häufig bekannten Nebenwirkungen einer Krebs-Therapie wie Übelkeit, Erbrechen, Entzündungen im Mundraum, Durchfälle und Haarverlust.

Erklärungsbedürftig!

Da die Krebs-Therapie überlebenswichtig ist, muss die richtige Durchführung der Therapie und die Abstimmung der Arzneimittel auf die sonstige Arzneimitteltherapie in den Blick genommen werden. Aus diesem Grund können Apothekerinnen und Apotheker bei der Neuverordnung von oralen Antitumor-Arzneimitteln die pharmazeutische Dienstleistung „Pharmazeutische Betreuung bei oraler Antitumortherapie" anbieten (abda.de). Wird diese Dienstleistung in der Apotheke angeboten, sollten Betroffene darauf hingewiesen werden.

Tabelle 2.17-1: Arzneistoffe in der Krebstherapie

Arzneistoffgruppe (Beispiele)	Wirkmechanismus
Alkylanzien (Cyclophosphamid, Mitomycin, Temozolomid)	Alkylanzien übertragen Alkyl-Reste auf das Erbgut in den Krebs-Zellen und bilden Quervernetzung innerhalb der DNA. Die alkylierte DNA kann nicht mehr abgelesen werden und die Zellteilung ist gehemmt.
Antikörper (Bevacizumab, Rituximab, Trastuzumab)	Antikörper (**2.7.6**) werden in der Krebstherapie eingesetzt, um die Krebszellen spezifisch zu treffen. Dazu binden die Antikörper an Strukturen, die wie Rezeptoren für Wachstumsfaktoren vermehrt auf den Krebs-Zellen ausgebildet werden.
Antimetabolite (5-Fluorouracil, Capecitabin, Methotrexat)	Antimetabolite ahmen die chemische Struktur von wichtigen Ausgangsstoffen für die DNA-Synthese nach, die dadurch blockiert wird. Methotrexat wird bei der Krebs-Therapie in höheren Konzentrationen eingesetzt als in der Therapie rheumatischer Erkrankungen.

Fortsetzung Tabelle nächste Seite

https://www.abda.de/pharmazeutische-dienstleistungen/

Fortsetzung

Arzneistoffgruppe (Beispiele)	Wirkmechanismus
Hemmstoffe der Hormon-Produktion (Anastrozol, Bicalutamid, Enzalutamid, Letrozol, Leuprorelin)	Einige Tumoren wie Prostatakarzinome oder Brustkrebs wachsen hormonabhängig. Das bedeutet, dass die mutierten Krebszellen-ungewollt stark auf die natürlichen Hormone im Körper reagieren. Wird die Hormon-Produktion reduziert, fehlen diesen Tumoren wichtige Wachstumssignale.
Platin-Verbindungen (Carboplatin, Cisplatin, Oxaliplatin)	Platin-Verbindungen führen wie Alkylanzien zu Quervernetzungen der DNA-Stränge, die daraufhin nicht mehr abgelesen werden können. Dadurch wird die Zellteilung gehemmt.
Proteinkinase-Inhibitoren (Imatinib, Palbociclib, Ribociclib)	Proteinkinasen sind Enzyme, die Wachstumssignale in das Innere der Zelle weiterleiten. Sind die Mutationen bekannt, die die Krebs-Erkrankung auslösen, können die durch die Mutation dauerhaft aktiven Enzyme durch die Proteinkinase-Inhibitoren spezifisch gehemmt werden.
Taxane (Docetaxel, Paclitaxel)	Die Taxane stabilisieren eine Übergangsphase bei der Zellteilung. Durch sie kann das Erbgut der Mutterzelle nicht auf die sich bildenden Tochterzellen aufgeteilt werden und die Zellteilung wird gestört.
Topoisomerase-Hemmstoffe (Doxorubicin, Epirubicin, Irinotecan)	Die Topoisomerase ist ein wichtiges Enzym bei der Zellteilung, das die Form der DNA kurzfristig auflösen kann. Durch den Einsatz der Topoisomerase-Hemmstoffe ist dies nicht mehr möglich und die Zellteilung wird gehemmt.
T-Substanzen (Lenalidomid, Pomalidomid, Thalidomid)	T-Substanzen verhindern die Neubildung von Blutgefäßen, die Tumoren ab einer bestimmten Größe benötigen, um weiterhin wachsen zu können. Aufgrund der starken teratogenen Eigenschaften (**1.7**) dürfen die Substanzen nicht bei Frauen im gebärfähigen Alter ohne Empfängnisverhütung angewendet werden.

Erklärungsbedürftig!

Viele Krebs-Therapien müssen als Infusionen verabreicht werden. Allerdings stehen vermehrt Arzneistoffe zur Verfügung, die als Tabletten oder Kapseln auch ambulant angewendet werden können (sogenannte „Zytoralia"). Die Dosierungen sind häufig sehr individuell, weshalb eine genaue Erläuterung der Dosis und Einnahmeabstände wichtig ist. Außerdem müssen Wechselwirkungen mit Mahlzeiten und anderen Arzneimitteln genau betrachtet und gegebenenfalls ärztlich abgeklärt werden. Da die stark wirksamen Arzneimittel zuhause gelagert werden, muss darauf geachtet werden, dass andere Mitglieder im Haushalt keinen Kontakt zu diesen Arzneimitteln haben.

Viele Krebs-Erkrankungen lassen sich besser behandeln, wenn sie frühzeitig erkannt werden. Aus diesem Grund gibt es Vorsorge-Untersuchungen, die altersabhängig empfohlen werden (Tabelle 2.17-2).

Tabelle 2.17-2: Empfohlene Vorsorge-Untersuchungen

Alter	Frauen	Männer
Ab 20 Jahren	Gebärmutterhalskrebs (jährlich)	
Ab 30 Jahren	Brustkrebs (jährlich)	
Ab 35 Jahren	Gebärmutterhalskrebs (alle drei Jahre)	
	Hautkrebs (alle zwei Jahre)	Hautkrebs (alle zwei Jahre)
Ab 45 Jahren		Prostatakrebs (jährlich)
Ab 50 Jahren	Brustkrebs (alle zwei Jahre)	
	Darmkrebs (individuelle Abstände)	Darmkrebs (individuelle Abstände)

2.17.2 Brustkrebs

Der Brustkrebs (lateinisch „Mammakarzinom“) ist eine Tumorbildung in der weiblichen, seltener auch in der männlichen Brustdrüse. Da das Wachstum von Brustkrebs-Zellen häufig ungewollt stark auf körpereigene Estrogene reagiert, zielt ein Großteil der adjuvanten Therapie darauf ab, die Estrogen-Wirkung abzuschwächen. Zu diesem Zweck wird Tamoxifen, ein selektiver Estrogen-Rezeptormodulator (kurz SERM), eingesetzt. Dieser Arzneistoff sowie dessen wirksames Stoffwechselprodukt Endoxifen binden an Estrogen-Rezeptoren und verhindern so die Wirkung der körpereigenen Estrogene auf das Tumorwachstum. Sie besitzen jedoch auch selbst Estrogen-ähnliche Restwirkungen. Der Arzneistoff Fulvestrant ist ein reiner Estrogen-Rezeptorantagonist ohne eigene Estrogen-Wirkungen. Anastrozol, Exemestan und Letrozol hemmen das Enzym Aromatase (📖 2.6.4) und damit die Umwandlung von Androgenen in Estrogene. Die genannten Arzneistoffe hemmen einerseits das hormonabhängige Tumorwachstum, allerdings fehlen andererseits auch die gewünschten Effekte der Hormone. So sind Depressionen (📖 2.2.6), Osteoporose (📖 2.4.5), Hitzewallungen und Zyklusveränderungen bis zum Ausbleiben der Menstruation häufige Nebenwirkungen. Um die Wachstumssignale der Hormone in den Krebszellen zu unterdrücken, werden die Proteinkinase-Inhibitoren (📖 2.17.1) Palbociclib und Ribociclib eingesetzt. Häufige Nebenwirkungen dieser Arzneistoffe sind Blutbildveränderungen, Infektionen, Übelkeit, Durchfälle und Haarverlust.

2.17.3 Benignes Prostata-Syndrom und Prostatakrebs

Die Prostata ist ein Organ des Mannes, das einen Abschnitt der Harnröhre umschließt und einen Teil der Samenflüssigkeit für den Samenerguss (lateinisch „Ejakulation“) produziert. Mit zunehmendem Lebensalter vergrößert sich die Prostata durch vermehrte Bildung neuer Zellen (benigne Prostatahyperplasie, kurz BPH). Die Ursachen des Zellwachstums sind noch nicht abschließend bekannt, allerdings wird ein Testosteron-Einfluss angenommen. Durch die Vergrößerung kann es zu Blasenentleerungsstörungen kommen, da die Prostata nun die Harnröhre einengt. Häufig verbleibt Restharn in der Blase. Treten Symptome wie nächtlicher Harndrang (Nykturie), vermehrter Harndrang, Schmerzen oder das Gefühl einer unvollständigen Entleerung durch die Prostatahyperplasie auf, wird dies auch als „benignes Prostata-Syndrom" (BPS) bezeichnet. In der Regel schreitet ein BPS kontinuierlich fort.

Bei leichten BPS-Formen können pflanzliche Arzneimittel mit Extrakten aus Brennnessel, Kürbissamen, Pollen oder Sägepalme auch im Rahmen der Selbstmedikation eingesetzt werden. Sie enthalten Phytosterole, die hemmend auf die Bildung von Dihydrotestosteron (**2.6.4**) wirken sollen. Gegen die Testosteron-Wirkung können auch 5α-Reduktase-Hemmstoffe (**2.6.6**) wie Dutasterid oder Finasterid verordnet werden. Diese Arzneistoffe sollen ein Voranschreiten der Erkrankung verlangsamen. Um die Muskulatur in Prostata und Harnröhre zu entspannen und damit zu verkleinern, werden α_1-Blocker (**2.5.4**) wie Alfuzosin, Doxazosin und Tamsulosin verordnet. Sie verbessern den Harnfluss. Insbesondere Tamsulosin ist spezifisch für die α_{1A}-Rezeptoren in der Prostata. Da eine erweiternde Wirkung auf die Blutgefäße nicht ausgeschlossen werden kann, können die α_1-Blocker Nebenwirkungen wie Hypotonie (**2.5.5**) oder Schwindel hervorrufen.

Neben der gutartigen Vergrößerung im Rahmen eines BPS kann auch Prostatakrebs die Ursache der Symptome sein. Aus diesem Grund wird bei Prostata-Untersuchungen das Prostata-spezifische Antigen (PSA) bestimmt. PSA ist ein Protein, dass die Prostata bildet, um die Spermienflüssigkeit dünnflüssiger zu machen. In kleinen Mengen gelangt es auch ins Blut. Steigen die Werte an, kann dies ein Hinweis auf BPS oder Prostatakrebs sein. Die Therapiemöglichkeiten bei Krebs reichen abhängig vom Schweregrad von einer Arzneimitteltherapie bis zur operativen Entfernung der Prostata und Strahlentherapie. Um die Bildung von Sexualhormonen (**2.6.4**) zu senken und damit das Wachstum der Krebs-Zellen zu verlangsamen, werden GnRH-Analoga wie Leuprorelin eingesetzt. Diese Proteine wirken wie GnRH (**2.6.1**) kurzfristig stimulierend, jedoch langfristig unterdrückend auf die Bildung von Androgenen. Eine weitere Möglichkeit, die Androgen-Wirkung zu hemmen, ist der Einsatz von Antiandrogenen. Dazu zählen die Androgenrezeptor-Antagonisten wie Apalutamid, Bicalutamid und Enzalutamid sowie Abirateron, ein Hemmstoff der Androgen-Synthese. Häufige Nebenwirkungen der Arzneistoffgruppen wie Hitzewallungen, Brustwachstum, Schwitzen, Knochenbrüche und erektile Dysfunktion (**2.5.12**) lassen sich auf den entstehenden Hormon-Mangel zurückführen.

3 Übersichten für die Praxis

3.1 Interaktionen mit mehrwertigen Kationen

Tabelle 3.1-1: Interaktionen mit mehrwertigen Kationen

Arzneistoff	Bekannte interagierende Kationen						Abstand zu Kation	
	Al^{3+}	Bi^{3+}	Ca^{2+}	$Fe^{2+/3+}$	Mg^{2+}	Zn^{2+}	davor	danach
L-Thyroxin	X		X	X			2 h	/
Ciprofloxacin	X		X	X	X		1–2 h	mind. 4 h
Levofloxacin	X		(X)	X	X	X	mind. 2 h	mind. 2 h
Moxifloxacin	X			X	X	X	ca. 6 h	ca. 6 h
Doxycyclin	X	X	X	X	X	X	2–3 h	2–3 h
Alendronat			X				mind. ½ h	/
Risedronat	X		X	X	X		mind. ½ h	/

3.2 Abkürzungen für Darreichungsformen

Diese Tabelle zeigt eine Übersicht über offizielle Abkürzungen für Darreichungsformen, wie sie in Arzneimittel-Datenbanken und auf ärztlichen Verordnungen zu finden sind, und ihre offizielle Bezeichnung. Auf dem bundeseinheitlichen Medikationsplan wird die Bezeichnung jedoch nur in verkürzter Form abgedruckt. Die offizielle Liste wird fortlaufend aktualisiert, weshalb es Änderungen und Neuaufnahmen geben kann.

Tabelle 3.2-1: Abkürzungen für Darreichungsformen

Abkürzung	Bezeichnung	Medikationsplan
AEO	Ätherisches Öl	Öl
AMP	Ampullen	Amp
APA	Ampullenpaare	Amp
ASN	Augen- und Nasensalbe	Salbe
ASO	Augen- und Ohrensalbe	Salbe
ATO	Augen- und Ohrentropfen	Tropf
ATR	Augentropfen	AuTropf

Abkürzung	Bezeichnung	Medikationsplan
AUB	Augenbad	AuBad
AUC	Augencreme	AuCreme
AUG	Augengel	AuGel
AUS	Augensalbe	AuSalbe
BAD	Bad	Bad
BAL	Balsam	Balsam
BAN	Bandage	Bandage
BEU	Beutel	Beutel
BIN	Binden	Binden
BON	Bonbons	Bonbons
BPL	Basisplatte	Platte
BRE	Brei	Brei
BTA	Brausetabletten	BrTabl
CRE	Creme	Creme
DFL	Durchstechflaschen	Flasche
DIG	Digitale Gesundheitsanwendungen	
DIL	Dilution	Dilut
DIS	Depot-Injektionssuspension	DIS
DKA	Dragees in Kalenderpackung	Dragees
DOS	Dosieraerosol	Spray
DRA	Dragees	Dragees
DRM	Dragees magensaftresistent	Dragees
DSC	Dosierschaum	Schaum
DSS	Dosierspray	Spray
EDP	Einzeldosis-Pipetten	Pipette
EIN	Einreibung	Einreib
ELE	Elektroden	Elektr
ELI	Elixier	Elixier
EMU	Emulsion	Emul
ESS	Essenz	Essenz

Abkürzung	Bezeichnung	Medikationsplan
ESU	Erwachsenen-Suppositorien	Supp
EXT	Extrakt	Extrakt
FBE	Filterbeutel	Beutel
FBW	Franzbranntwein	Einreib
FDA	Filmdragees	Drag
FER	Fertigspritzen	Spritze
FET	Fettsalbe	Salbe
FLA	Flasche	Flasche
FLE	Flüssigkeit zum Einnehmen	Flüss
FLU	Flüssig	Flüss
FMR	Filmtabletten magensaftresistent	Tabl
FOL	Folie	Folie
FRB	Beutel mit retardierten Filmtabletten	FRB
FSE	Flüssigseife	Seife
FTA	Filmtabletten	Tabl
GEK	Granulat zur Entnahme aus Kapseln	Gran
GEL	Gel	Gel
GLI	Gas und Lösungsmittel zur Herstellung einer Injektions-/ Infusionsdispersion	GLI
GLO	Globuli	Globuli
GMR	Magensaftresistentes Granulat	Gran
GPA	Gelplatte	Platte
GRA	Granulat	Gran
GSE	Granulat zur Herstellung einer Suspension zum Einnehmen	Saft
GUL	Gurgellösung	Lösung
HAS	Handschuhe	Handsch
HKM	Magensaftresistente Hartkapseln	Kaps
HKP	Hartkapseln	Kaps
HPI	Hartkapseln mit Pulver zur Inhalation	InhKaps
HVW	Hartkapseln mit veränderter Wirkstofffreisetzung	Kaps

Abkürzung	Bezeichnung	Medikationsplan
IFA	Infusionsampullen	Amp
IFB	Infusionsbeutel	Beutel
IFD	Infusionsdispersion	InfDisp
IFE	Injektionslösung in einer Fertigspritze	Spritze
IFF	Infusionsflaschen	Flasche
IFK	Infusionslösungskonzentrat	Lösung
IFL	Injektionsflaschen	Flasche
IFS	Infusionsset	Set
IHA	Inhalationsampullen	InhAmp
IHP	Inhalationspulver	InhPulv
IIE	Injektions- oder Infusionslösung oder Lösung zum Einnehmen	Lösung
IIL	Injektions-, Infusionslösung	Lösung
IIM	Injektionslösung zur intramuskulären Anwendung	Lösung
IKA	Inhalationskapseln	InhKaps
ILO	Injektionslösung	Lösung
IMP	Implantat	Impl
INF	Infusionslösung	Lösung
INH	Inhalat	Inhalat
INI	Injektions-, Infusionsflaschen	Flasche
INL	Inhalationslösung	InhLös
INS	Instant-Tee	Tee
IST	Instillation	Instill
ISU	Injektionssuspension	Susp
IUP	Intrauterinpessar	Spirale
KAN	Kanülen	Kanüle
KAP	Kapseln	Kaps
KAT	Katheter	KAT
KDA	Kaudragees	KauDrag
KEG	Kegel	Kegel

Abkürzung	Bezeichnung	Medikationsplan
KER	Kerne	Kerne
KGU	Kaugummi	Kaug
KID	Konzentrat zur Herstellung einer Infusionsdispersion	Konz
KII	Konzentrat zur Herstellung einer Injektions- oder Infusionslösung	Konz
KKS	Kleinkinder-Suppositorien	Supp
KLI	Klistiere	Klist
KLT	Klistier-Tabletten	KlisTbl
KMP	Hartkapseln mit magensaftresistent überzogenen Pellets	Kaps
KMR	Kapseln magensaftresistent	Kaps
KOD	Kondome	Kondom
KOM	Kompressen	Kompr
KON	Konzentrat	Konz
KPG	Kombipackung	KombiPg
KRI	Kristallsuspension	KRI
KSS	Kinder- und Säuglings-Suppositorien	Supp
KSU	Kinder-Suppositorien	Supp
KTA	Kautabletten	KauTabl
LAN	Lanzetten	Lanz
LII	Lösung zur Injektion, Infusion und Inhalation	Lösung
LIQ	Liquidum	Flüss
LOE	Lösung	Lösung
LOT	Lotion	Lotion
LOV	Lösung für einen Vernebler	LOV
LSE	Lösung zum Einnehmen	Lösung
LTA	Lacktabletten	Tabl
LUP	Lutschpastillen	LUP
LUT	Lutschtabletten	LuTabl
MIL	Milch	Milch
MIS	Mischung	Misch

Abkürzung	Bezeichnung	Medikationsplan
MIX	Mixtur	Mixtur
MRG	Magensaftresistentes Retardgranulat	RetGran
MRP	Magensaftresistente Pellets	Pellets
MTA	Manteltabletten	Tabl
MUW	Mundwasser	MUW
NAG	Nasengel	NasGel
NAO	Nasenöl	NasÖl
NAS	Nasenspray	NasSpr
NAW	Wirkstoffhaltiger Nagellack	NAW
NDS	Nasendosierspray	NasSpr
NSA	Nasensalbe	NSalbe
NTR	Nasentropfen	NTropf
OCU	Ocusert	OCU
OEL	Öl	Öl
OHT	Ohrentropfen	OTropf
OVU	Ovula	Ovula
PAM	Packungsmasse	
PAS	Pastillen	Pastill
PEL	Pellets	Pellets
PEN	Injektionslösung in einem Fertigpen	Pen
PER	Perlen	Perlen
PFL	Pflaster	Pflast
PFT	Pflaster transdermal	Pflast
PHI	Pulver zur Herstellung einer Injektions-, Infusions- oder Inhalationslösung	Pulver
PHV	Pulver zur Herstellung einer Injektions- bzw. Infusionslösung oder Pulver und Lösungsmittel zur Herstellung einer Lösung zur intravesikalen Anwendung	Pulver
PIE	Pulver für ein Konzentrat zur Herstellung einer Infusionslösung, Pulver zur Herstellung einer Lösung zum Einnehmen	Pulver
PIF	Pulver für ein Konzentrat zur Herstellung einer Infusionslösung, Pulver zur Herstellung einer Lösung zum Einnehmen	Lösung

Abkürzung	Bezeichnung	Medikationsplan
PII	Pulver zur Herstellung einer Injektions- oder Infusionslösung	Pulver
PIJ	Pulver zur Herstellung einer Injektionslösung	Pulver
PIK	Pulver zur Herstellung eines Infusionslösungskonzentrates	Pulver
PIS	Pulver zur Herstellung einer Infusionssuspension	Pulver
PIV	Pulver zur Herstellung einer Injektions- bzw. Infusionslösung oder einer Lösung zur intravesikalen Anwendung	PIV
PKI	Pulver für ein Konzentrat zur Herstellung einer Infusionslösung	Pulver
PLE	Pulver zur Herstellung einer Lösung zum Einnehmen	Pulver
PLF	Pulver und Lösungsmittel zur Herstellung einer Infusionslösung	PLF
PLG	Perlongetten	PLG
PLH	Pulver und Lösungsmittel zur Herstellung einer Injektions- bzw. Infusionslösung	PLH
PLI	Pulver und Lösungsmittel zur Herstellung einer Injektionslösung	PLI
PLK	Pulver und Lösungsmittel für ein Konzentrat zur Herstellung einer Infusionslösung	PLK
PLS	Pulver und Lösungsmittel zur Herstellung einer Injektionssuspension	Pulver
PLV	Pulver und Lösungsmittel zur Herstellung einer Lösung zur intravesikalen Anwendung	PLV
PPL	Pumplösung	Lösung
PRS	Presslinge	PRS
PSE	Pulver zur Herstellung einer Suspension zum Einnehmen	Saft
PST	Paste	Paste
PUD	Puder	Puder
PUL	Pulver	Pulver
RED	Retard-Dragees	RetDrag
REK	Retard-Kapseln	RetKaps
RET	Retard-Tabletten	RetTabl
RGR	Retard-Granulat	RetGran
RKA	Rektal-Kapseln	RekKaps

Abkürzung	Bezeichnung	Medikationsplan
RMS	Retardmikrokapseln und Suspensionsmittel	Depot
RSC	Rektalschaum	Schaum
RSU	Rektalsuspension	RekSusp
RUT	Retard-überzogene Tabletten	RetTabl
SAF	Saft	Saft
SAL	Salbe	Salbe
SAM	Salbe zur Anwendung in der Mundhöhle	Salbe
SCH	Schaum	Schaum
SEI	Seife	Seife
SHA	Shampoo	Shampoo
SIR	Sirup	Sirup
SLZ	Salz	
SMF	Schmelzfilm	SMF
SMT	Schmelztabletten	SMT
SMU	Suppositorien mit Mulleinlage	Supp
SPA	Spritzampullen	Amp
SPF	Sprühflasche	Flasche
SPL	Spüllösung	Lösung
SPR	Spray	Spray
SPT	Transdermales Spray	Spray
SRI	Spritzen	Spritze
SSU	Säuglings-Suppositorien	Supp
STA	Stechampullen	Amp
STB	Stäbchen	Stäbch
STI	Stifte	Stifte
STR	Streifen	Streif
SUB	Substanz	Subst
SUE	Suspension zum Einnehmen	Susp
SUL	Sublingualspray, Lösung	SubSpr
SUP	Suppositorien	Supp

Abkürzung	Bezeichnung	Medikationsplan
SUS	Suspension	Susp
SUT	Sublingualtabletten	SubTabl
SUV	Suspension für einen Vernebler	Susp
SWA	Schwämme	Schwamm
TAB	Tabletten	Tabl
TAE	Täfelchen	Tafel
TAM	Trockenampullen	Amp
TEE	Tee	Tee
TEI	Tropfen zum Einnehmen	Tropfen
TES	Test	Test
TIN	Tinktur	Tinktur
TKA	Tabletten in Kalenderpackung	Tabl
TLE	Tablette zur Herstellung einer Lösung zum Einnehmen	LösTabl
TMR	Tabletten magensaftresistent	Tabl
TON	Tonikum	Tonikum
TPN	Tampon	Tampon
TPO	Tamponaden	Tamp
TRA	Trinkampullen	TrAmp
TRI	Trituration	TRI
TRO	Tropfen	Tropfen
TRS	Trockensubstanz mit Lösungsmittel	TRS
TRT	Trinktabletten	TrTabl
TSA	Trockensaft	Saft
TSD	Tabletten zur Herstellung einer Suspension zum Einnehmen für einen Dosierspender	TSD
TSE	Tablette zur Herstellung einer Suspension zum Einnehmen	SusTabl
TSS	Trockensubstanz ohne Lösungsmittel	TSS
TST	Teststäbchen	Test
TSY	Transdermales System	TSY
TTR	Teststreifen	Test

Abkürzung	Bezeichnung	Medikationsplan
TUB	Tube	Tube
TUE	Tücher	Tücher
TUP	Tupfer	Tupfer
TVW	Tablette mit veränderter Wirkstofffreisetzung	RetTabl
UTA	Überzogene Tabletten	Tabl
VAL	Vaginallösung	VagLös
VAR	Vaginalring	VagRing
VCR	Vaginalcreme	VagCrem
VER	Verband	Verband
VGE	Vaginalgel	VagGel
VKA	Vaginalkapseln	VagKaps
VLI	Vlies	Vlies
VOV	Vaginalovula	VagOvul
VST	Vaginalstäbchen	VagStäb
VSU	Vaginalsuppositorien	VagSupp
VTA	Vaginaltabletten	VagTabl
WAT	Watte	Watte
WGA	Wundgaze	Gaze
WKA	Weichkapseln	Kaps
WKM	Magensaftresistente Weichkapseln	Kaps
WUE	Würfel	Würfel
XDG	Duschgel	Gel
XDS	Deo-Spray	Spray
XFE	Festiger	Festig.
XGM	Gesichtsmaske	Maske
XHA	Halsband	
XHS	Haarspülung	Spül.
XNC	Nachtcreme	Creme
XPK	Körperpflege	Pflege
XTC	Tagescreme	Creme

Abkürzung	Bezeichnung	Medikationsplan
ZAM	Zylinderampullen	Amp
ZBU	Zahnbürste	Bürste
ZCR	Zahncreme	Zahncr.
ZGE	Zahngel	Zahngel
ZKA	Zerbeißkapseln	ZerbKps
ZPA	Zahnpasta	Zahnp.

3.3 Richtige Anwendung erklärungsbedürftiger Darreichungsformen

Die im Folgenden beschriebenen Vorgehensweisen geben kurz den grundsätzlichen Ablauf der Anwendung erklärungsbedürftiger Darreichungsformen wieder. Dieser kann abhängig vom jeweiligen Präparat oder der ärztlichen Verordnung individuell unterschiedlich ablaufen. Für die richtige Anwendung gilt jeweils die Packungsbeilage beziehungsweise die ärztliche Verordnung.

3.3.1 Augentropfen und Augensalben

1) Hände waschen: Hände gründlich mit Wasser und Seife waschen.
2) Schutzkappe entfernen.
   - Augentropfen: Falls angegeben, vorher schütteln.
3) Kopf nach hinten neigen und nach oben schauen. Die Anwendung vor einem Spiegel kann helfen.
4) Unteres Augenlid vorsichtig nach unten ziehen, um den Bindehautsack zu öffnen.
5) Arzneimittel in den Bindehautsack geben.
   - Augentropfen: Nahe am Auge halten, ohne es zu berühren, und einen Tropfen abgeben.
   - Augensalbe: Tube vorsichtig drücken, um einen kleinen Strang Salbe (meist ca. 0,5 bis 1 cm) abzugeben, ohne das Auge oder Augenlid zu berühren.
6) Auge für ein bis zwei Minuten schließen und leicht bewegen.
   - Augentropfen: Leicht mit einem Finger auf den inneren Augenwinkel drücken, um zu verhindern, dass die Tropfen in den Tränenkanal ablaufen.
7) Überschüssige Tropfen oder Salbe mit einem sauberen Tuch abwischen.
8) Schutzkappe aufsetzen, ohne die Spitze zu berühren.
9) Hände erneut gründlich waschen.

Nach der Anwendung von Augentropfen sollte mindestens 15 Minuten gewartet werden, bevor weitere Augentropfen oder Augensalben angewendet werden. Augensalben werden immer als letztes ins Auge gegeben. Nach der Anwendung einer Augensalbe sollte mindestens eine Stunde abgewartet werden, bevor eine weitere Salbe genutzt wird.

Nach der Anwendung von Augensalben kann die Sicht vorübergehend verschlechtert sein. Dann sollte abgewartet werden, bis die Sicht wiederhergestellt ist, bevor Autos gefahren oder Maschinen bedient werden. Falls Kontaktlinsen getragen werden, dürfen diese erst circa 15 Minuten nach der Anwendung von wirkstoffhaltigen oder konservierungsmittelhaltigen Augentropfen eingesetzt werden. Während der Anwendung von Augensalben sollten keine Kontaktlinsen getragen werden. Gleiches gilt während Infektionen am Auge oder Infektionen wie Lippenherpes, die auf das Auge übertragen werden können.

Können Augentropfen oder Augensalben nicht selbst angewendet werden, können weitere Personen helfen. Auch dann ist ein hygienisches und vorsichtiges Vorgehen wichtig, um keine Krankheitserreger ins Auge zu übertragen oder das Auge zu berühren. Falls das oben beschriebene Vorgehen, zum Beispiel bei Kindern nicht möglich ist, können die Schritte 3 bis 5 für Augentropfen auch alternativ so durchgeführt werden:

3) Auf den Rücken legen und Augen schließen.
4) Ein Tropfen wird in den inneren Augenwinkel abgegeben, ohne das Auge zu berühren.
5) Kurz das Auge öffnen, sodass der Tropfen ins Auge fließen kann.

3.3.2 Inhalatoren

3.3.2.1 Dosieraerosole

1) Inhalator auf Funktionsfähigkeit und Sauberkeit prüfen. Bei der ersten Anwendung oder nach längerer Anwendungspause Dosieraerosol mehrmals auslösen, bis ein gleichmäßiger Sprühnebel entsteht.
2) Falls erforderlich, Dosieraerosol schütteln.
3) Schutzkappe abnehmen.
4) Falls erforderlich, Dosieraerosol vorbereiten.
   - Atemzuginduziertes Dosieraerosol: z. B. Hebel spannen.
   - Spacer: Spacer auf das Mundstück des Dosieraerosols setzen.
5) Dosieraerosol senkrecht mit dem Mundstück nach unten halten.
6) Vollständig neben (!) den Inhalator ausatmen.
7) Mundstück des Dosieraerosols oder Spacers in den Mund nehmen und fest mit den Lippen umschließen, sodass keine Luft am Mundstück vorbei in den Mund strömen kann.
8) Kopf aufrecht halten, bestenfalls leicht nach hinten neigen.
9) Dosis auslösen:
   - Dosieraerosol: Langsam und langanhaltend einatmen und gleichzeitig Sprühstoß auslösen.

- Atemzuginduziertes Dosieraerosol: Der Sprühstoß wird automatisch vom Gerät ausgelöst, wenn der Luftstrom ausreichend stark ist. Dafür dürfen die Lüftungsschlitze am Inhalator nicht abgedeckt werden. Danach weiter einatmen.
- Spacer: Sprühstoß in Spacer auslösen und sofort langsam und tief einatmen.

10) Atem für 5 bis 10 Sekunden anhalten.
11) Langsam über die Nase ausatmen.
    - Alternative: Gegen die gespitzten, nur leicht geöffneten Lippen ausatmen (Lippenbremse).
12) Auf erfolgreiche Inhalation kontrollieren. Dies kann über einen wahrgenommenen Geschmack im Mund, ein Zählwerk am Inhalator, farbliche Markierungen oder Geräusche beim Auslösen des Sprühstoßes erfolgen.
    - Atemzuginduziertes Dosieraerosol: Wurde die Dosis nicht ausgelöst, sollte die Inhalation ohne erneute Vorbereitung ab Schritt 5 wiederholt werden.
13) Mundstück säubern und Schutzkappe aufsetzen.
    - Atemzuginduziertes Dosieraerosol: Falls erforderlich, Auslöseautomatik wie Hebel in Ausgangszustand versetzen.
14) Bei Glucocorticoid-haltigen Dosieraerosolen: Etwas Essen, Zähne putzen oder Mund ausspülen, um einem Mundsoor vorzubeugen.

3.3.2.2 Pulverinhalatoren

1) Inhalator auf Funktionsfähigkeit und Sauberkeit prüfen.
2) Schutzkappe abnehmen.
3) Falls erforderlich, Kapsel, Patrone oder Blisterstreifen einsetzen.
4) Falls erforderlich, Dosis z. B. durch Anstechen der Kapsel, Drücken des Ladeknopfes oder Verdrehen des Inhalators vorbereiten.
5) Vollständig neben (!) den Inhalator ausatmen.
6) Mundstück des Inhalators in den Mund nehmen und fest mit den Lippen umschließen, sodass keine Luft am Inhalator vorbei in den Mund strömen kann.
7) Kopf aufrecht halten, bestenfalls leicht nach hinten neigen.
8) Tief und zügig maximal einatmen.
9) Atem für 5 bis 10 Sekunden anhalten.
10) Langsam über die Nase ausatmen.
    - Alternative: Gegen die gespitzten, nur leicht geöffneten Lippen ausatmen (Lippenbremse).
11) Auf erfolgreiche Inhalation kontrollieren. Dies kann über einen wahrgenommenen Geschmack im Mund, ein Zählwerk am Inhalator, farbliche Markierungen, eine leere Kapselhülle oder Geräusche beim Auslösen des Sprühstoßes erfolgen.
    - Wurde die Dosis nicht oder nicht vollständig inhaliert, sollte die Inhalation mit der gleichen Dosis ab Schritt 5 wiederholt werden.

12) Leere Kapselhülle, Blisterstreifen oder Patronen entfernen und entsorgen.
13) Mundstück säubern und Schutzkappe aufsetzen.
14) Bei Glucocorticoid-haltigen Inhalatoren: Etwas Essen, Zähne putzen oder Mund ausspülen, um einem Mundsoor vorzubeugen.

Die richtige Anwendung von Inhalatoren muss geübt werden. Auch wenn bereits Erfahrungen mit anderen Inhalatoren gemacht wurden, sollte jeder neue Inhalator ausführlich erklärt und dessen Anwendung geübt werden. Den Betroffenen sollte daher die pharmazeutische Dienstleistung „Erweiterte Einweisung in die korrekte Arzneimittelanwendung mit Üben der Inhalationstechnik" (abda.de) angeboten werden. Eine ausführliche Beschreibung aller Inhalatoren (teilweise mehrsprachig) mit Erklärvideos stellt die Deutsche Atemwegsliga e. V. (atemwegsliga.de) online zur Verfügung.

https://www.abda.de/pharmazeutische-dienstleistungen/

atemwegsliga.de

3.3.3 Injektionen ins Unterhautfettgewebe

1) Falls erforderlich, Injektionsdevice auf Raumtemperatur bringen.
2) Geeignete Injektionsstelle auswählen (z. B. Bauch, Oberschenkel).
3) Hände gründlich mit Wasser und Seife waschen.
4) Schutzkappe entfernen.
5) Falls erforderlich, Injektionsdevice nach Packungsbeilage vorbereiten.
6) Mit einer Hand eine Hautfalte an der Injektionsstelle bilden.
7) Im 90-Grad-Winkel in die Hautfalte einstechen oder aufsetzen.
8) Dosis abgeben:
   - Pen: Auslöser betätigen, um die Injektion zu starten.
   - Spritze: Kolben der Fertigspritze langsam drücken, um die Injektion zu verabreichen.
9) Einige Sekunden warten, um sicherzustellen, dass die gesamte Dosis injiziert wurde.
10) Kanüle aus der Haut ziehen.
11) Falls erforderlich, äußere Schutzkappe auf Kanüle aufsetzen und Kanüle sicher entsorgen.
12) Hände erneut gründlich waschen.

Die Injektionsstellen für subkutane Injektionen sollten immer gewechselt werden, eine Injektion in die gleiche Stelle innerhalb eines Monats sollte vermieden werden. Hierzu kann zum Beispiel in ausreichenden Abständen um den Bauchnabel herum injiziert werden oder im Wechsel auf der linken und der rechten Bauchseite. Vor der Injektion sollte geprüft werden, ob Injektionslösungen klar und frei von Partikeln sind. Einige Injektionssuspensionen müssen vor der Injektion durch Schwenken und Rollen homogenisiert werden und sollten dann gleichmäßig milchig aussehen.

3.3.4 Nasensprays und Nasentropfen

1) Falls erforderlich, Nase durch Putzen freimachen.
2) Hände gründlich mit Wasser und Seife waschen.
3) Flasche schütteln, falls angegeben, und Schutzkappe entfernen.
4) Kopf richtig positionieren.
   - Nasenspray: Kopf leicht nach vorne neigen.
   - Nasentropfen: Kopf nach hinten neigen oder sich hinlegen und den Kopf über die Bettkante hängen lassen.
5) Ein Nasenloch mit einem Finger zuhalten.
6) Sprühdüse oder Tropfer in das offene Nasenloch einführen.
7) Dosis abgeben:
   - Nasenspray: Leicht einatmen und gleichzeitig den Sprühmechanismus betätigen. Kopf anschließend gerade halten oder leicht nach vorne halten und nicht schnüffeln, um das Abfließen in den Rachen zu verhindern.
   - Nasentropfen: Benötigte Anzahl von Tropfen einträufeln. Anschließend den Kopf nach hinten geneigt halten und nach links und rechts drehen, um die Verteilung der Tropfen zu fördern.
8) Vorgang im anderen Nasenloch wiederholen, falls erforderlich.
9) Sprühdüse oder Tropfer reinigen und Schutzkappe wieder auf die Flasche setzen.

Vor der ersten Anwendung eines Nasensprays kann es notwendig sein, einige Sprühstöße in die Luft abzugeben, bis das Steigrohr in der Flasche komplett gefüllt ist und ein gleichmäßiger Sprühnebel abgegeben wird. Dieses Vorgehen sollte auch dann wiederholt werden, wenn das Nasenspray eine Zeit nicht benutzt wurde.

Insbesondere für Nasensprays mit Glucocorticoiden hat sich die „Überkreuz-Sprühtechnik" bewährt. Dabei wird mit der rechten Hand ins linke Nasenloch und mit der linken Hand ins rechte Nasenloch gesprüht. Diese Technik stellt sicher, dass das Nasenspray auf die Schleimhäute der Nasenmuscheln gesprüht wird und nicht mittig auf die Nasenscheidewand. So kann Reizungen und Nasenbluten vorgebeugt werden.

3.3.5 Ohrentropfen

1) Hände gründlich mit Wasser und Seife waschen.
2) Ohrentropfen durch Halten in den Händen anwärmen.
3) Flasche schütteln, falls angegeben, und Schutzkappe entfernen.

4) Seitlich hinlegen oder den Kopf zur Seite neigen, sodass das betroffene Ohr nach oben zeigt.
5) Bei Erwachsenen das Ohrläppchen nach oben und hinten ziehen, bei Kindern das Ohrläppchen nach unten und hinten ziehen, um den Gehörgang zu öffnen.
6) Flasche nahe am Ohr halten, ohne es zu berühren. Benötigte Anzahl von Tropfen in den Gehörgang geben.
7) Kopf für einige Minuten in der Position halten, um zu verhindern, dass die Tropfen herauslaufen.
8) Schutzkappe auf die Flasche zurücksetzen, ohne die Tropferspitze zu berühren.

Der Gehörgang sollte nach der Anwendung der Ohrentropfen nicht dicht verschlossen werden. Dadurch würde sich Feuchtigkeit im Gehörgang sammeln, die Haut dort aufquellen lassen und Infektionen begünstigen. Um jedoch ein Herauslaufen zu verhindern und um zum Beispiel die Wäsche zu schützen, kann der Gehörgang leicht mit Watte verschlossen werden.

3.3.6 Säfte

3.3.6.1 Zubereitung von Trockensäften

1) Pulver gut aufschütteln.
2) Kaltes Leitungswasser abmessen und zugeben.
   - Messhilfe: Soll für die Zubereitung eine Messhilfe genutzt werden, wird mit der Messhilfe das benötigte Volumen Leitungswasser abgemessen und zum Pulver gegeben.
   - Markierung an der Flasche: Ist das benötigte Volumen mit einem Aufdruck auf der Flasche oder einer Rille im Glas der Flasche markiert, wird das Leitungswasser (fast) bis zur Markierung eingefüllt.
3) Flasche gut schütteln, bis keine Pulverrester mehr an der Wand und am Boden der Flasche zu sehen sind.
4) Falls erforderlich, bei Schaumbildung abwarten, bis sich der Schaum zurückgebildet hat.
   - Markierung an der Flasche: Falls erforderlich, erneut mit Leitungswasser bis zur Markierung auffüllen und gut schütteln.
5) Den zubereiteten Trockensafts nach Packungsbeilage entweder im Kühlschrank oder bei Raumtemperatur aufbewahren.

3.3.6.2 Einnahme von Säften

1) Falls, erforderlich, Saft kräftig schütteln.
2) Falls erforderlich, kurz warten, bis sich der Schaum zurückgebildet hat.
3) Dosis mit Dosierhilfe abmessen:
   - Messbecher oder Messlöffel: Saft in Messbecher oder auf Messlöffel gießen, in den Mund gießen und schlucken.

- Dosierspritze: Saft in Spritze aufziehen und gegen die Wangentasche spritzen. Nicht in den Hals spritzen, um ein Verschlucken zu verhindern.

4) Wasser nachtrinken.
5) Dosierhilfe und, falls erforderlich, Flasche reinigen.
6) Flasche dicht verschließen.
7) Den restlichen Saft nach Packungsbeilage entweder im Kühlschrank oder bei Raumtemperatur aufbewahren.

Aufgepasst!

Anders als viele andere Antibiotika-Säfte sollen Säfte mit Clarithromycin nicht im Kühlschrank aufbewahrt werden. Werden sie im Kühlschrank gelagert, schmecken sie bitter. Außerdem liegt der Arzneistoff überzogen mit einem dünnen Film als Granulat im Saft vor. Wird das Granulat zerkaut, schmeckt der Saft ebenfalls bitter. Der Geschmack entsteht auch, wenn Reste des Granulats im Saft beim Verschließen der Flasche im Gewinde zerrieben werden. Deshalb sollten Gewinde und Dosierhilfe nach der Gabe vorsichtig gereinigt werden.

3.3.7 Suppositorien

1) Hände gründlich mit Wasser und Seife waschen.
2) Zäpfchen aus der Verpackung nehmen.
3) Bei Bedarf Zäpfchen kurz mit Wasser anfeuchten oder in der Hand erwärmen, um das Einführen zu erleichtern. Salben oder Öle sollten nicht als Gleitmittel genutzt werden.
4) Auf die Seite legen und ein Bein anwinkeln.
5) Gesäßbacken auseinanderziehen.
6) Zäpfchen mit der spitzen Seite voran vorsichtig in den After einführen.
7) Zäpfchen mit dem Finger so weit wie möglich hineinschieben.
8) Einige Minuten in der Seitenlage bleiben, um zu verhindern, dass das Zäpfchen herausrutscht. Bei Kindern sollten die Gesäßbacken kurz zusammengedrückt werden.
9) Hände erneut gründlich waschen.

Zäpfchen sollten in einem entleerten Darm angewendet werden. Deshalb sollte bei Bedarf vor der Anwendung noch einmal auf die Toilette gegangen werden. Um das Herausrutschen aus dem After zu verhindern, können Zäpfchen entgegen Schritt 6 auch mit der stumpfen Seite voran eingeführt werden. Insbesondere bei Kindern verringert diese Technik den Druck auf den Schließmuskel und damit den Reflex, das Zäpfchen wieder herauszudrücken. Eine

Besonderheit gilt für Zäpfchen gegen Hämorrhoiden. Sie sollten abweichend von Schritt 7 nur so weit eingeführt werden, dass sie mit dem Finger noch ertastet werden können.

3.3.8 Transdermale therapeutische Systeme (TTS)

1) Hände gründlich mit Wasser und Seife waschen.
2) Altes TTS entfernen, falls vorhanden, und sicher entsorgen.
3) Neues TTS aus der Verpackung nehmen und Schutzfolie entfernen, ohne die klebende Seite zu berühren.
4) Geeignete Hautstelle auswählen (sauber, fettfrei, trocken, haarlos, nicht gereizt oder verletzt).
5) TTS auf die Haut auflegen und für circa 30 Sekunden fest andrücken.
6) Sicherstellen, dass das TTS glatt und fest anliegt.
7) Hände erneut gründlich waschen.

Wichtig für das Haften der transdermalen therapeutischen Systeme (TTS) ist die Auswahl der richtigen Körperstelle. Grundsätzlich geeignet sind Rücken, Oberschenkel oder Oberarm. Auch das Kleben auf die Brust ist für hormonfreie TTS möglich. Die Körperstelle sollte zuvor nur mit Wasser gereinigt werden und unverletzt sein. Körperpflegeprodukte sollten hier nicht aufgetragen werden. Kann ein TTS aufgrund von Körperbehaarung nicht aufgeklebt werden, kann diese zuvor mit einer Schere gekürzt werden. Die Körperstelle sollte nicht rasiert werden, um kleinste Verletzungen der Haut zu vermeiden. Wurde zuvor ein TTS entfernt, sollte das folgende TTS nicht auf die gleiche Körperstelle geklebt werden. Entfernte TTS enthalten erhebliche Arzneistoffreste. Sie sollten daher mit den Klebefläche aufeinander geklebt und für Kinder und andere Personen unzugänglich entsorgt werden. Erhöhte Temperaturen etwa durch Sonneneinstrahlung, Fieber oder ein Saunabesuch können die Freisetzung des Arzneistoffs aus dem TTS beschleunigen und eine Überdosierung verursachen.

Aufgepasst!

TTS mit Opioiden werden umgangssprachlich auch als „Schmerzpflaster" bezeichnet. Weil sie den Arzneistoff durch die Haut gleichmäßig ins Blut abgeben, müssen sie nicht wie Wundpflaster direkt auf die schmerzende Stelle geklebt werden. Das Kleben auf beschädigte Haut beeinflusst die Freisetzung aus dem Pflaster, weshalb TTS nur auf intakte Haut geklebt werden dürfen. Eine Verwechslung mit anderen Pflastern muss ausgeschlossen werden, denn eine versehentliche Anwendung von Opioid-haltigen TTS kann tödlich verlaufen.

3.4 Besondere Neben- und Wechselwirkungen

3.4.1 Anticholinerge Nebenwirkungen

Über Acetylcholin werden die Effekte des Parasympathikus (📖 2.2.2) vermittelt. Fehlt die Acetylcholin-Wirkung, zum Beispiel wegen einer Blockade der Rezeptoren für Acetylcholin durch Arzneistoffe, kann es zu sogenannten „anticholinergen Nebenwirkungen" kommen.

Arzneimittel mit anticholinergen Eigenschaften gehören unter anderem zu folgenden Arzneistoffgruppen:

- H_1-Antihistaminika der ersten Generation (📖 2.1.5)
- Antipsychotika (📖 2.2.11)
- urologische Spasmolytika (📖 2.2.10)
- trizyklische Antidepressiva (📖 2.2.6)

Werden mehrere Arzneistoffe mit anticholinergen Effekten kombiniert, steigt die Wahrscheinlichkeit für das Auftreten von Nebenwirkungen und deren Schweregrad. Es gibt zudem einige Erkrankungen, bei denen anticholinerg wirksame Arzneimittel nicht oder nur mit Vorsicht angewendet werden dürfen. Beispiele für anticholinerge Wirkungen sind in Tabelle 3.4-1 zusammengefasst.

Tabelle 3.4-1: Beispiele für anticholinerge Nebenwirkungen

Organsystem	Anticholinerge Nebenwirkung	Anticholinerg wirkende Arzneistoffe nicht oder mit Vorsicht anzuwenden bei
Auge	Sehstörungen, Kammerwinkel-Verengung	Glaukom (📖 2.13.2)
Harnwege	Störungen beim Wasserlassen bis Harnverhalt	Verengung der Harnwege wegen Prostatahyperplasie (📖 2.17.3)
Haut/ Schleimhaut	Warme Haut wegen fehlender Schweißbildung	
Herz	Herzrasen bis Herzrhythmus-Störungen	Bekannter tachykarder Herzrhythmusstörung (📖 2.5.10)
Verdauungstrakt	Trockener Mund mit Ess-, Schluck- und Sprechstörungen, Obstipation	Chronischer Verstopfung (📖 2.1.11), Verengungen im Magen-Darm-Bereich
Nervensystem	Schwindel, Verwirrtheit, Gedächtnisstörung, Denkstörungen, Halluzinationen	Älteren Personen, Demenz (📖 2.2.5)

Aufgepasst!

Einige anticholinerge Nebenwirkungen wie trockener Mund oder Obstipation sind Symptome, die Betroffene üblicherweise zunächst im Rahmen der Selbstmedikation behandeln möchten. Liegt jedoch der Verdacht nahe, dass die im Beratungsgespräch geschilderten Symptome auf eine Nebenwirkung zurückzuführen sind, sollte die Therapie geprüft und gegebenenfalls umgestellt werden. Allerdings ist es im Beratungsgespräch oft schwierig, Arzneimittel als vermutete Ursache für Nebenwirkungen spontan abzuklären. Deshalb haben alle Personen mit mindestens fünf systemisch wirkenden Arzneimitteln oder Inhalativa alle zwölf Monate Anspruch auf die pharmazeutische Dienstleistung „Erweiterte Medikationsberatung bei Polymedikation". Wird diese Dienstleistung in der Apotheke angeboten, sollten Betroffene auf diesen Anspruch hingewiesen werden (abda.de).

https://www.abda.de/pharmazeutische-dienstleistungen/

3.4.2 QT-Zeit-Verlängerung

Eine QT-Zeit-Verlängerung ist eine Veränderung im Herzrhythmus, die im Elektrokardiogramm (EKG) sichtbar gemacht werden kann (Abbildung 3.4-1). Sie gilt als Maß für die Vorbereitung des Herzmuskels auf einen neuen Herzschlag. Ist die QT-Zeit verlängert, steigt das Risiko für Herzrhythmusstörungen. Die QT-Zeit-Verlängerung tritt meist jedoch symptomlos auf, nachfolgende Herzrhythmusstörungen können sich jedoch als Herzrasen, Herzklopfen, Schwindel oder Ohnmacht äußern. Im schlimmsten Fall tritt eine „Torsade-de-pointe"-Arrhythmie auf, die in ein Kammerflimmern übergehen und zu einem plötzlichen Herztod führen kann. Treten die Symptome einer Herzrhythmusstörung auf, sollte sofort ärztliche Hilfe in Anspruch genommen werden.

Verschiedene Arzneistoffe können die QT-Zeit verlängern. Ihr Einsatz sollte mit regelmäßigen EKG-Kontrollen begleitet werden. Die Kombination mehrerer Arzneistoffe mit dieser Eigenschaft steigert das Risiko für eine QT-Zeit-Verlängerung. Bei einigen Arzneistoffen wie dem Antidepressivum Citalopram (📖 **2.2.6**) ist die Kombination mit anderen QT-Zeit-verlängernden Arzneistoffen aus diesem Grund kontraindiziert. Bei entsprechenden Warnmeldungen aus der Apothekensoftware sollte den Betroffenen eine EKG-Kontrolle angeraten werden. Ein erhöhtes Risiko besteht auch insbesondere dann, wenn weitere Risikofaktoren für eine Herzrhythmusstörung vorliegen, wie weitere Herzerkrankungen, angeborene Herzfehler oder Elektrolytstörungen. Letztere können auch akut bei Erbrechen, Durchfall oder Schwitzen entstehen.

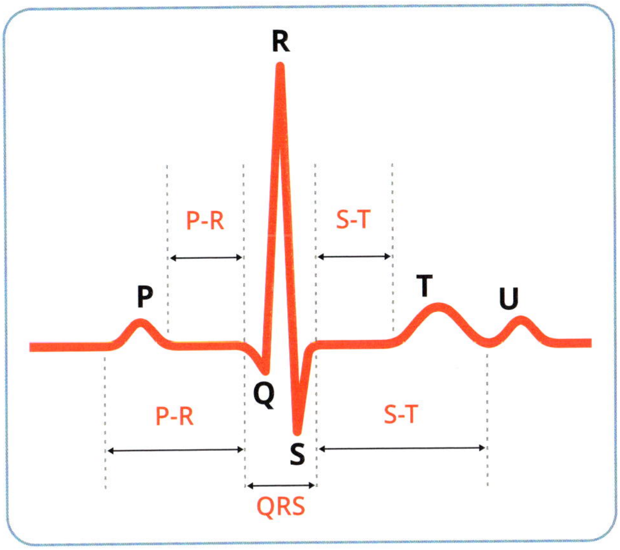

Abbildung 3.4-1: Elektrokardiogramm

3.4.3 Serotonin-Syndrom

Dass Symptome eines Serotonin-Syndroms auftreten können, ist eine häufig angezeigte Meldung des Interaktions-Checks der Apothekensoftware. Das Serotonin-Syndrom ist eine Kombination verschiedener Symptome, die durch eine Überstimulation des Körpers mit dem Neurotransmitter Serotonin entstehen. Sie können auftreten, wenn der Abbau des Serotonins gehemmt wird oder Arzneistoffe die Rückaufnahme von Serotonin in die Nervenzellen hemmen. Aus diesem Grund können insbesondere MAO-A- (📖 2.2.6) und MAO-B-Hemmer (📖 2.2.8) und selektive Serotonin-Rückaufnahmehemmer (📖 2.2.6) zum Serotonin-Syndrom führen. Allerdings besitzen auch Antidepressiva wie Imipramin und Johanniskraut, Schmerzmittel wie Fentanyl, Methadon und Tramadol sowie Antitussiva wie Dextromethorphan das Potenzial, Symptome eines Serotonin-Syndroms auszulösen (Tabelle 3.4-2). Das Risiko steigt mit der Anzahl der Arzneistoffe, die das Syndrom auslösen können, weshalb Kombinationen vermieden oder kritisch hinterfragt werden sollten.

Tabelle 3.4-2: Symptome eines Serotonin-Syndroms

Schweregrad	Muskeln	Nervensystem	Weitere Organe
Mild	Zittern	Nervosität Schlaflosigkeit	Übelkeit Durchfall
Mittelstark	Unwillkürliches Zucken	Erregung Unruhe	Schwitzen
Stark	Muskelsteife Muskelschäden	Verwirrtheit Delir	Erhöhte Körpertemperatur

3.4.4 Triple Whammy

Die Nieren sind lebenswichtige Organe und ein Versagen der Nierenfunkton führt unbehandelt zum Tod. Daher besitzen die Nieren verschiedene Mechanismen, um die Durchblutung und den Druck in der Niere für die Filtration sicherzustellen. Dazu gehört das Erweitern der zuleitenden Blutgefäße durch Prostaglandine (📖 **2.12.1**) sowie das Verengen der ableitenden Blutgefäße durch Angiotensin-II (📖 **2.5.3**). Beide Systeme werden jedoch durch die Therapie von Schmerzen (📖 **2.12.2**) und Bluthochdruck (📖 **2.5.4**) beeinflusst und es sind Wechselwirkungen möglich.

Eine besondere Wechselwirkung in der Niere ist der „triple whammy" (englisch, übersetzt etwa „dreifacher Schlag"; Abbildung 3.4-2), der auftritt, wenn drei Arzneistoffgruppen kombiniert werden:

- ACE-Hemmer oder AT_1-Antagonisten (📖 **2.5.4**)
- Diuretika (📖 **2.5.4**)
- Nichtsteroidale Antirheumatika (📖 **2.12.3.1**), inklusive selektiver COX-2-Hemmer

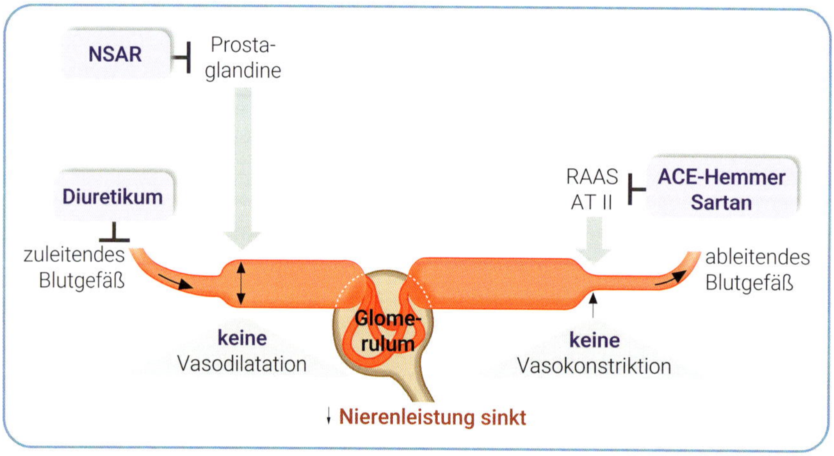

Abbildung 3.4-2: Einflüsse der Arzneistoffe bei einem Triple Whammy

ACE-Hemmer und die „Sartane" genannten AT_1-Antagonisten führen durch Aufhebung der Angiotensin-II-Wirkung an den ableitenden Blutgefäßen zu einer Weitstellung dieser Gefäße. In der Folge verlässt mehr Blut die Nieren und der Filtrationsdruck in den Nieren sinkt. Durch die Wirkung der NSAR werden weniger Prostaglandine gebildet. Dadurch wird eine Erweiterung der zuleitenden Blutgefäße verhindert, es strömt weniger Blut in die Nieren und der Filtrationsdruck sinkt weiter. Wird zusätzlich durch den Einsatz von Diuretika die Wasserausscheidung gefördert und dadurch das Blutvolumen gesenkt, kann der Filtrationsdruck so weit abfallen, dass ein akutes Nierenversagen (📖 **2.5.13**) folgt. Aus diesem Grund sollten

NSAR nicht von Personen eingenommen werden, denen auch Diuretika und ACE-Hemmer beziehungsweise Sartane verordnet wurden. In der Schmerztherapie (**2.12.2**) kommen Paracetamol, Metamizol und Opioide als Alternativen infrage.

Sofern eine NSAR-Therapie bei diesen Personen trotzdem notwendig ist, muss die Nierenfunktion regelmäßig kontrolliert und auf eine ausreichende Trinkmenge geachtet werden. Zusätzlich sollten die Betroffenen über die Symptome einer nachlassenden Nierenfunktion wie rasche Ermüdbarkeit, Konzentrationsstörungen, Übelkeit und eine verminderte Harnbildung (griechisch „Oligurie") aufgeklärt werden und bei Auftreten sofort ärztliche Hilfe suchen.

Aufgepasst!

NSAR stehen auch für die Selbstmedikation zur Verfügung. Hier ist es immer notwendig zu hinterfragen, ob noch andere Arzneimittel angewendet werden. Die Antwort, dass „nur ein Arzneimittel gegen Bluthochdruck" eingenommen werde, schließt einen Triple Whammy nicht aus. Um die Therapie zu erleichtern, kommen bei Bluthochdruck regelmäßig Kombinationsarzneimittel mit ACE-Hemmer oder Sartan und einem Diuretikum zum Einsatz. Eine Therapie mit zwei Arzneimitteln kann also auch diese Wechselwirkung mit drei beteiligten Arzneistoffen verursachen. Der Interaktions-Check der Apothekensoftware kann Wechselwirkungen aktuell auch nur paarweise anzeigen. Das pharmazeutische Personal muss daher aufmerksam für diese Dreier-Kombination bleiben.

4 Häufige Arzneistoffe und wichtige Beratungshinweise

Tabelle 4-1 gibt eine Übersicht über häufige Arzneistoffe und wichtige Inhalte für das Beratungsgespräch. Sie stellt eine vereinfachende Zusammenfassung dar. Für eine individuelle Beratung müssen die jeweils gültigen Packungsbeilagen und Fachinformationen berücksichtigt werden. In Tabelle 4-2 sind die Arzneistoffe alphabetisch aufgelistet und den Arzneistoffgruppen zugeordnet.

Tabelle 4-1: Arzneistoffe und wichtige Beratungshinweise

✕ (Besteck)	Abstände zu Mahlzeiten
⇆	Relevante Wechselwirkungen
⚠	Relevante Nebenwirkungen
💬	Sonstige Beratungshinweise

„vor einer Mahlzeit" oder „nüchtern"	mind. 30 min, besser 60 min vor dem Essen (oder mind. 2 h, besser 3 h danach)
„zu einer Mahlzeit"	während oder unmittelbar nach dem Essen
„nach einer Mahlzeit"	nicht einheitlich definiert, aber oft als „nach Abschluss der Mahlzeit" gemeint
„unabhängig von Mahlzeiten"	Einnahmezeitpunkt ist frei wählbar, die Nahrung hat keinen Einfluss auf die Aufnahme

ACE-Hemmer – Enalapril – Lisinopril – Ramipril	⚠	Reizhusten Angioneurotische Ödeme Kaliumanstieg
	⇆	Arzneistoffe, die den Kaliumspiegel erhöhen (ggf. erwünscht) NSAR: Blutdruckanstieg, Nierenfunktionsstörung (+ Diuretika: 📖 **3.4.4** Triple Whammy)
📖 **2.5.4** Hypertonie	💬	Keine Anwendung in der Schwangerschaft Blutdruckmessung als pharmazeutische Dienstleistung anbieten
Acetylcholin-Esterase-Inhibitoren (AChEI) – Donepezil – Galantamin – Rivastigmin	✕ (Besteck)	Während einer Mahlzeit
	⚠	Übelkeit, Erbrechen Diarrhö Schwindel Kopfschmerzen Bradykardie Ohnmachtsanfälle
	⇆	Wirkabschwächung durch Substanzen mit anticholinergen Eigenschaften

	Donepezil: einmal täglich abends kurz vor dem Schlafen Galantamin: morgens (in Retardform), sonst zweimal täglich Rivastigmin kann zweimal täglich peroral oder einmal täglich als TTS angewendet werden.
2.2.5 Demenz	
Aldosteron-Antagonisten – Eplerenon – Spironolacton	Hyperkaliämie Spironolacton: meist reversible Gynäkomastie (ein Brustdrüsenwachstum bei Männern) und gesteigerte Berührungsempfindlichkeit der Brustwarzen, Spannungsgefühl in der Brust (Männer und Frauen)
	Hyperkaliämie bei Kombination mit Kaliumsalzen oder Kalium-steigernden Arzneimitteln
	Auf regelmäßige Blutkontrollen hinweisen Blutdruckmessung als pharmazeutische Dienstleistung anbieten
2.5.9 Herzinsuffizienz	
Antacida – Carbonate – Hydroxide – Hydrotalcit – Magaldrat	Ein bis zwei Stunden nach der Mahlzeit, vor dem Schlafengehen oder bei Bedarf
	Verdauungsprobleme, abhängig von den enthaltenen Salzen Diarrhö (eher Magnesium) oder Verstopfung (eher Aluminium)
	Pharmakokinetische Wechselwirkungen wegen fehlender Magensäure und gutem Bindungsvermögen: zwei Stunden Abstand zu anderen Arzneimitteln einhalten Mehrwertige Kationen enthalten: Abstände einhalten (3.1 Interaktionen mit mehrwertigen Kationen)
	Anwendung in der Schwangerschaft möglich, aber Aluminium-haltige Antacida vermeiden Kautabletten gut kauen bzw. Suspensionen vor Einnahme homogenisieren
2.1.3 Refluxerkrankung	
Antiarrhythmika (Kaliumkanal-Blocker) – Amiodaron – Dronedaron	Während oder nach einer Mahlzeit
	Amiodaron: Hyper- oder Hypothyreose Amiodaron: Ablagerungen in die Hornhaut des Auges Lungenschäden Leberschäden
	Amiodaron kann den Abbau anderer Arzneistoffe wie Simvastatin oder Immunsuppressiva verlangsamen und dadurch ihre (Neben-)Wirkungen verstärken Verlangsamter Abbau von Dronedaron und dadurch verstärkte (Neben-)Wirkungen in Kombination mit z. B. Makrolid-Antibiotika, Azol-Antimykotika und HIV-Protease-Inhibitoren sowie Grapefruit-Konsum

	Beschleunigter Abbau von Dronedaron und dadurch verringerte Wirkung in Kombination mit z. B. Antiepileptika, Johanniskraut, Rifampicin Kombinationen mit QT-Zeit verlängernden Substanzen steigern das Risiko für Herzrhythmusstörungen (3.4.2).
2.5.10 Herzrhythmusstörungen	Regelmäßige Kontrollen der Lunge, Leber (Amiodaron: auch der Schilddrüse, Haut und Augen) Amiodaron: Schutz vor Sonnenlicht (Haut wird empfindlicher für Sonnenbrände) Amiodaron wird nach dem Absetzen noch für mehrere Monate ausgeschieden, Dronedaron für ca. zwei Wochen.
Antiarrhythmika (Natriumkanal-Blocker) – Flecainid – Propafenon	Flecainid: Vor einer Mahlzeit Propafenon: Nach einer Mahlzeit
	Benommenheit, Schwindel Sehstörungen, wie Doppeltsehen, verschwommenes Sehen Atemnot
	Verlangsamter Abbau von Flecainid und Propafenon und dadurch verstärkte (Neben-)Wirkungen in Kombination mit z. B. HIV-Protease-Inhibitoren, Terbinafin sowie SSRI Verlangsamter Abbau von Propafenon und dadurch verstärkte (Neben-)Wirkungen in Kombination mit z. B. Makrolid-Antibiotika, Azol-Antimykotika und HIV-Protease-Inhibitoren sowie Grapefruit-Konsum Beschleunigter Abbau von Propafenon und dadurch verringerte Wirkung in Kombination mit z. B. Antiepileptika, Johanniskraut, Rifampicin Kombinationen mit QT-Zeit verlängernden Substanzen steigern das Risiko für Herzrhythmusstörungen (3.4.2).
2.5.10 Herzrhythmusstörungen	Flecainid und Propafenon werden bei Personen mit selten auftretenden Symptomen nach ärztlicher Absprache ambulant selbst eingenommen („Pille in der Tasche"). In diesen Fällen muss die Dosierung geklärt sein.
Antidiarrhoika – Loperamid – Racecadotril	Racecadotril: nüchtern (30 min vor den Hauptmahlzeiten)
	Loperamid: verlangsamte Darmtätigkeit Keine Anwendung bei Durchfällen wegen Antibiotika-Einnahme oder kurz danach bzw. bei Verdacht auf bakterielle Fehlbesiedlung
	Loperamid: Kann in Kombination mit Arzneistoffen wie Verapamil oder Chinin die Blut-Hirn-Schranke überwinden und im Gehirn Opioid-ähnliche Effekte auslösen Racecadotril: Höheres Risiko für Schwellungen der Schleimhäute in Kombination mit ACE-Hemmern

2.1.10 Diarrhö	Therapiebeginn: Doppelte Dosis einnehmen Loperamid: Weitere Dosen nach jedem ungeformten Stuhl bis zur Tageshöchstdosis An ausreichende Flüssigkeitszufuhr denken
Antipsychotika, atypische – Aripiprazol – Clozapin – Olanzapin – Quetiapin – Risperidon	Anticholinerge Nebenwirkungen (3.4.1) Schwindel Müdigkeit Gewichtszunahme
	Kombinationen mit QT-Zeit verlängernden Substanzen steigern das Risiko für Herzrhythmusstörungen und sind teilweise kontraindiziert (3.4.2).
2.2.11 Schizophrenie	Clozapin: regelmäßige Blutbild-Kontrollen notwendig (Agranulozytose-Gefahr)
Antipsychotika, typische – Haloperidol – Melperon – Pipamperon – Promethazin	Motorik-Störungen (Kontraindikation bei Morbus Parkinson) Anticholinerge Nebenwirkungen (3.4.1) Milchfluss Unruhe Schlaflosigkeit
2.2.11 Schizophrenie	Kombinationen mit QT-Zeit verlängernden Substanzen steigern das Risiko für Herzrhythmusstörungen und sind teilweise kontraindiziert (3.4.2). Keine Einnahme mit Milch, Kaffee oder Tee (Bildung schwerlöslicher Komplexe möglich)
AT_1-Rezeptor-Antagonisten – Candesartan – Losartan – Valsartan	Arzneistoffe, die den Kaliumspiegel erhöhen (ggf. erwünscht) NSAR: Blutdruckanstieg, Nierenfunktionsstörung (+ Diuretika: 3.4.4 Triple Whammy)
2.5.4 Hypertonie	Keine Anwendung in der Schwangerschaft Blutdruckmessung als pharmazeutische Dienstleistung anbieten

Azol-Antimykotika - Bifonazol - Clotrimazol - Fluconazol - Itraconazol	Itraconazol: nach einer Mahlzeit
	Itraconazol: bei hohem pH-Wert im Magen (z. B. nach Antacida- oder PPI-Einnahme) verschlechterte Aufnahme möglich Kombinationen mit QT-Zeit verlängernden Substanzen steigern das Risiko für Herzrhythmusstörungen und sind teilweise kontraindiziert (**3.4.2**). Systemisch wirkende Azol-Antimykotika hemmen CYP-Enzyme und damit den Abbau anderer Arzneistoffe wie Statine oder Antikoagulanzien.
2.10.5.1 Azol-Antimykotika	Itraconazol: bei hohem pH-Wert im Magen Einnahme mit säurehaltigem Getränk wie Cola Lokal wirkende Azol-Antimykotika werden in der Regel bis zwei Wochen nach Abklingen der Symptome angewendet.
Benzodiazepine - Bromazepam - Diazepam - Lorazepam - Midazolam - Oxazepam	Sedierung, Benommenheit, verlängerte Reaktionszeit Tagesmüdigkeit Amnesie (fehlende Erinnerungen) Stürze, vor allem bei älteren Personen, durch die muskelrelaxierende und sedierende Wirkung
	Erhöhtes Risiko für Sedierung und Atemdepression in Kombination mit Opioiden Verstärkte Sedierung in Kombination mit anderen sedierenden Arzneimitteln wie Neuroleptika, Antiepileptika, Antihistaminika, Antidepressiva und bei Alkoholgenuss
2.2.3 Angststörungen	Benzodiazepine können bereits bei Anwendung über wenige Wochen abhängig machen. Bei Beenden der Therapie können Entzugssymptome auftreten.
Betablocker, β_1-selektiv - Bisoprolol - Metoprolol - Nebivolol	Müdigkeit Bradykardie Kältegefühl in den Gliedmaßen Herzklopfen Schwindel
	Insulin: Symptome einer Hypoglykämie sind vermindert, insb. die Pulsbeschleunigung Verlangsamter Abbau und dadurch verstärkte (Neben-)Wirkungen in Kombination mit z. B. Antihistaminika, Antidepressiva, Antipsychotika NSAR: verminderte blutdrucksenkende Wirkung
2.5.4 Hypertonie	Atemnot, insbesondere bei Asthma, kann verstärkt werden Blutdruckmessung als pharmazeutische Dienstleistung anbieten

Bisphosphonate – Alendronsäure – Ibandronsäure – Risedronsäure	Mindestens 30 Minuten vor der Einnahme von anderen Arzneimitteln, Nahrungsmitteln oder Getränken (außer Wasser) Am besten mit Leitungswasser einnehmen, nicht Mineralwasser
	Übelkeit Schmerzen und Reizungen in Speiseröhre und Magen
	Mehrwertige Kationen: Abstände einhalten (**3.1** Interaktionen mit mehrwertigen Kationen)
2.4.5 Osteoporose	Therapiebeginn: Zahnärztliche Untersuchung empfehlen Nach der Einnahme mindestens 30 min aufrecht sitzen oder stehen, nicht hinlegen Teilweise besondere Dosierabstände beachten, z. B. einmal wöchentlich, dann Wochentage festlegen
Calciumkanal-Blocker (Dihydropyridine) – Amlodipin – Felodipin – Lercanidipin – Nifedipin – Nitrendipin	Lercanidipin: vor einer Mahlzeit Nifedipin: nach einer Mahlzeit
	Ödeme Kopfschmerzen Schwindel Hautrötung (Flush) und Wärmegefühl Herzklopfen und Tachykardie
	Verlangsamter Abbau und dadurch verstärkte (Neben-)Wirkungen in Kombination mit z. B. Makrolid-Antibiotika, Azol-Antimykotika und HIV-Protease-Inhibitoren sowie Grapefruit-Konsum Beschleunigter Abbau und dadurch verringerte Wirkung in Kombination mit z. B. Antiepileptika, Johanniskraut, Rifampicin
2.5.4 Hypertonie	Dihydropyridine zersetzen sich unter Lichteinfluss. Die Einnahme sollte direkt nach der Entnahme aus der Verpackung erfolgen und Tabletten sollten nicht geteilt werden. Blutdruckmessung als pharmazeutische Dienstleistung anbieten
Catechyl-*O*-methyltransferase-Hemmer (COMT-Hemmer) – Entacapon – Opicapon	Halluzinationen, Impulskontrollstörungen Schläfrigkeit, Benommenheit Bewegungsstörungen KHK-Symptome (Entacapon) Übelkeit Hypotonie
2.2.8 Morbus Parkinson	Entacapon: Einnahme bei jeder Dosis Levodopa Opicapon: Einnahme einmal täglich, beim Zubettgehen, mit einer Stunde Abstand zu Levodopa Entacapon: Rot-braune Verfärbung des Urins möglich (harmlos)

Direkte orale Antikoagulanzien (DOAK) – Apixaban – Dabigatran – Edoxaban – Rivaroxaban	Rivaroxaban: während einer Mahlzeit
	Blutungen, insbesondere – Nasenbluten – Blutergüsse – Magen-Darm-Blutungen
2.3.6 Antikoagulanzien	Andere Arzneimittel mit Wirkung auf die Thrombozytenaggregation oder Blutgerinnung können die Blutungszeit verlängern. DOAK werden durch CYP-Enzyme verstoffwechselt oder durch Transportproteine im Körper verteilt. Hemmstoffe dieser Enzyme und Proteine können die DOAK-Wirkung verstärken.
Dopamin-Agonisten – Pramipexol – Ropinirol – Rotigotin	Während einer Mahlzeit (bessere Verträglichkeit)
	Halluzinationen, Impulskontrollstörungen, Verwirrtheit Schläfrigkeit, Benommenheit Bewegungsstörungen Schwindel Übelkeit Ödeme Hypotonie
	Zentralnervös wirksame Dopamin-Antagonisten wie Neuroleptika und Metoclopramid können die Wirkung abschwächen.
2.2.8 Morbus Parkinson	Wenn eine Schläfrigkeit oder Benommenheit verspürt wird, sollte kein Auto gefahren oder andere Maschinen bedient werden. Die Dopamin-artige Wirkung kann Halluzinationen und Impulsstörungen auslösen. Letztere äußern sich etwa als Ess- Kauf-, Spiel oder Sexsucht. Dopamin-Agonisten werden nicht nur bei Morbus Parkinson, sondern auch beim Restless-Legs-Syndrom eingesetzt.
Fluorchinolone – Ciprofloxacin – Levofloxacin – Ofloxacin – Moxifloxacin	Magen-Darm-Störungen, vor allem Durchfälle bei Schädigung der Darmflora Pilzinfektionen, vor allem bei Schädigung der Mund- oder Scheidenflora Allergische Reaktionen wie Nesselsucht und Juckreiz Sonnenbrand-ähnliche Verbrennungen
	QT-Zeit-Verlängerung (3.4.2), evtl. Kontraindikation Mehrwertige Kationen: Abstände einhalten (3.1 Interaktionen mit mehrwertigen Kationen)

2.8.7.5 Fluorchinolone	Beratung	Sportliche Aktivität während der Anwendung unterbrechen (Risiko von Sehnenentzündungen) Sonnenbäder und Besuche in Solarien vermeiden, auf Sonnenschutz achten Bei Missempfindungen, Sehstörungen, Herzklopfen oder plötzlichen Bauch-, Brust- oder Rückenschmerzen sofort ärztliche Hilfe suchen
GLP-1-Rezeptoragonisten - Dulaglutid - Liraglutid - Semaglutid - Tirzepatid	Warnung	Übelkeit Diarrhö verminderter Appetit und Verdauungsstörungen
	Wechselwirkungen	Verzögerte Magenentleerung: verspäteter Wirkeintritt anderer Arzneimittel
2.4.2.2 Diabetes mellitus Typ 2	Beratung	Injektion ins Unterhautfettgewebe des Bauchs, der Oberschenkel oder der Oberarme Injektionsstelle bei jeder Injektion wechseln Bei wöchentlicher Gabe: Wochentag der Injektion notieren
H_1-Antihistaminika (1. Generation) - Diphenhydramin - Dimenhydrinat - Doxylamin	Warnung	Anticholinerge Nebenwirkungen (3.4.1) QT-Zeit-Verlängerung (3.4.2) Kontraindikationen: Engwinkelglaukom, Restharnbildung bei vergrößerter Prostata, Krampfanfällen, Herzrhythmusstörungen
	Wechselwirkungen	Andere beruhigende und schlaffördernde Arzneimittel sowie Alkohol können die Wirkung unerwünscht verstärken.
2.1.5 Übelkeit und Erbrechen	Beratung	Einnahmezeitpunkte: - bei Übelkeit: bei Bedarf - bei Reiseübelkeit: 30 – 60 min vor Reisebeginn - bei Schlafstörungen: 30 – 60 min vor dem Schlafen Dimenhydrinat: Salz aus Diphenhydramin und 8-Chlortheophyllin (mildes Stimulans, soll Müdigkeit reduzieren) Schläfrigkeit und verringerte Konzentrationsfähigkeit können das Bedienen von Maschinen und Autos beeinträchtigen. Als Schlafmittel: kein Nachdosieren in der Nacht. Eine Schlafdauer von mind. 8 Stunden nach Einnahme sollte möglich sein, um Tagesmüdigkeit zu vermeiden.
H_1-Antihistaminika (2. Generation) - Bilastin - (Levo-)Cetirizin - Fexofenadin - (Des-)Loratadin	Ernährung	Bilastin: 60 min vor einer Mahlzeit oder Fruchtsäften
	Warnung	Seltener sedierende Wirkungen als H_1-Antihistaminika der ersten Generation, aber möglich
	Wechselwirkungen	Andere beruhigende und schlaffördernde Arzneimittel sowie Alkohol können die Wirkung unerwünscht verstärken.

2.7.7 Allergie und Anaphylaxie	Schläfrigkeit und verringerte Konzentrationsfähigkeit können das Bedienen von Maschinen und Autos beeinträchtigen. Studien weisen darauf hin, dass Cetirizin häufiger eine Schläfrigkeit hervorruft als Levocetirizin und andere H_1-Antihistaminika der zweiten Generation. Studien weisen darauf hin, dass Loratadin bei allergischer Rhinitis schwächer wirksam ist als Desloratadin und andere H_1-Antihistaminika der zweiten Generation. In der Therapie der Nesselsucht (Urtikaria) werden manchmal deutlich höhere Dosen eingesetzt, als laut Zulassung empfohlen werden (bis zur vierfachen Maximaldosis).
H_2-Blocker – Cimetidin – Famotidin – Ranitidin	Unabhängig von der Mahlzeit Nach dem Abendessen oder vor dem Schlafengehen
2.1.3 Refluxerkrankung	Pharmakokinetische Wechselwirkungen wegen fehlender Magensäure (z. B. Azol-Antimykotika)
Heparine – Certoparin – Dalteparin – Enoxaparin – Nadroparin – Tinzaparin	Blutungen, insbesondere Blutergüsse Reaktionen an der Einstichstelle
	Andere Arzneimittel mit Wirkung auf die Thrombozytenaggregation oder Blutgerinnung können die Blutungszeit verlängern.
2.3.6 Antikoagulanzien	Heparine werden ins Unterhautfettgewebe (subkutan) gespritzt, nicht in einen Muskel. Die Injektionsstelle sollte für jede Injektion gewechselt werden.
Laxantien – Anthrachinone – Bisacodyl – Lactulose – Macrogole – Natriumpicosulfat	Macrogol, Lactulose: über den Tag verteilt Bisacodyl: 30 min vor einer Mahlzeit, abends Natriumpicosulfat: abends
	Lactulose: Blähungen Bisacodyl, Natriumpicosulfat: Bauchkrämpfe
	Macrogol: Mindestens eine Stunde Abstand zu anderen Arzneimitteln, um Aufnahme nicht zu beeinflussen Macrogol: Angedickte Flüssigkeiten bei Schluckbeschwerden können wieder verflüssigt werden. Bisacodyl: 30 min Abstand vor Milch oder Antacida
2.1.11 Obstipation	Wirkeintritt (peroral): ca. 10 Stunden → abends einnehmen Wirkeintritt (rektal): ca. 15–30 Minuten Laxantien haben keinen Einfluss auf die Kalorien-Aufnahme und sollten nicht zum Abnehmen eingesetzt werden.

Levodopa in Kombination mit Benserazid oder Carbidopa	30 min vor einer Mahlzeit und/oder 90 min danach
	Halluzinationen, Impulskontrollstörungen, Verwirrtheit Schläfrigkeit, Benommenheit Bewegungsstörungen Schwindel Übelkeit Hypotonie
	Zentralnervös wirksame Dopamin-Antagonisten wie Neuroleptika und Metoclopramid können die Wirkung abschwächen. Die gleichzeitige Einnahme von Eisensulfat kann die Aufnahme von Levodopa verringern.
2.2.8 Morbus Parkinson	Bei anfänglicher Übelkeit kann die Einnahme mit proteinarmer Nahrung oder Flüssigkeit erfolgen oder Domperidon gegeben werden. Levodopa wird wie Proteine in den Körper aufgenommen. Daher muss Levodopa mind. 30 – 60 Minuten vor proteinhaltigen Nahrungsmitteln eingenommen werden. Darreichungsformen und Hersteller sollten nach Möglichkeit nicht gewechselt werden.
Makrolide – Azithromycin – Clarithromycin – Erythromycin – Roxithromycin	Roxithromycin: vor einer Mahlzeit
	Magen-Darm-Störungen, vor allem Durchfälle bei Schädigung der Darmflora Pilzinfektionen, vor allem bei Schädigung der Mund- oder Scheidenflora Allergische Reaktionen wie Nesselsucht und Juckreiz
	Makrolide können den Abbau anderer Arzneistoffe wie Simvastatin oder Immunsuppressiva verlangsamen und dadurch ihre (Neben-)Wirkungen verstärken. Kombinationen mit QT-Zeit verlängernden Substanzen steigern das Risiko für Herzrhythmusstörungen (3.4.2).
2.8.7.3 Makrolide und Clindamycin	Azithromycin wirkt einige Tage über seine Anwendung hinaus. Makrolide können bitter schmecken, daher sollte insbesondere nach der Einnahme von Säften etwas nachgetrunken werden. Clarithromycin-Säfte sollten nach Zubereitung nicht im Kühlschrank aufbewahrt werden. Dies kann ansonsten einen bitteren Geschmack verursachen (Lagerungshinweise nach Fachinformation beachten!).

Metformin	Während einer Mahlzeit
	Übelkeit, Diarrhö (vor allem zu Beginn) Vitamin B_{12}-Mangel
2.4.2.2 Diabetes mellitus Typ 2	Einnahme mit einer Mahlzeit und langsames Aufdosieren (Erhöhung nach ca. 2 Wochen) verbessert Verträglichkeit. Starker Alkoholkonsum steigert das Risiko für schwere Nebenwirkungen.
Methotrexat (MTX)	Vor einer Mahlzeit
	Übelkeit/Erbrechen, Durchfall (v. a. kurz nach MTX-Gabe) Reizungen der Mund- und Rachenschleimhaut (v. a. kurz nach MTX-Gabe) Husten und Lungenschäden Leberschäden Blutbildveränderungen Infektionen (Immunsuppression)
	Penicilline, nichtsteroidale Antirheumatika und Protonenpumpenhemmer können die Ausscheidung von MTX verzögern. Ggf. müssen Abstände eingehalten werden.
2.12.7 Rheumatoide Arthritis	Dosierung erklären: nur einmal wöchentlich bei entzündlichen Erkrankungen wie rheumatoider Arthritis Anwendung am Abend, um Nebenwirkungen zu verschlafen Sonnenschutz beachten: Haut wird für Sonnenlicht empfindlicher Verhütung beachten: MTX verursacht Fehlbildungen
Monoaminoxidase-B-Inhibitoren (MAO-B-Hemmer) – Rasagilin – Safinamid	Halluzinationen, Impulskontrollstörungen, Verwirrtheit Schläfrigkeit, Benommenheit Bewegungsstörungen Schwindel Übelkeit Hypotonie Augenerkrankungen
2.2.8 Morbus Parkinson	Kombinationen mit Antidepressiva, die eine Serotonin-Wirkung haben, können zum Serotonin-Syndrom (3.4.3) führen. Kombinationen mit „Erkältungsmitteln“, die Pseudoephedrin oder Dextromethorphan enthalten, können zu vermehrten Nebenwirkungen führen.

Nichtsteroidale Antirheumatika (NSAR) – Acetylsalicylsäure – Celecoxib – Diclofenac – Etoricoxib – Ibuprofen – Naproxen	Für bessere Magenverträglichkeit: während einer Mahlzeit
	Magenreizungen bis Magengeschwüre und Blutungen Blutdruckanstieg (v. a. bei längerer Einnahme) Verschlechterte Nierendurchblutung (v. a. bei längerer Einnahme) Acetylsalicylsäure: verlängertes Bluten bei Verletzungen (Thrombozytenaggregation gehemmt)
	Ibuprofen, Metamizol und Naproxen: Hemmung der ASS-Wirkung, daher Einnahme von ASS zur Thrombozyten-Aggregationshemmung mindestens 30 min vor Ibuprofen, Metamizol oder Naproxen Antikoagulanzien: erhöhtes Blutungsrisiko ACE-Hemmer/Sartane und Diuretika (**3.4.4** Triple Whammy)
2.12.3.1 Nichtsteroidale Antirheumatika	Für einen schnellen Wirkeintritt sollte die Einnahme nüchtern erfolgen, bei Magenreizung mit einer Mahlzeit. Bei längerer Einnahme Blutdruck kontrollieren und auf Magen-Darm-Unverträglichkeit achten (z. B. durch Blut schwarz gefärbten Stuhl)
Opioide – Buprenorphin – Fentanyl – Hydromorphon – Morphin – Oxycodon – Tapentadol – Tilidin – Tramadol	Übelkeit/Erbrechen (meist nur zu Therapiebeginn) Obstipation Atemdepression Sedierung (meist nur zu Therapiebeginn) Toleranz/Abhängigkeit
	Andere Arzneimittel mit sedierender Wirkung können Sedierung verstärken. Andere Arzneimittel mit atemdepressiver Wirkung und Alkohol können Atemdepression verstärken.
2.12.4 Opioide	Um einem Suchtverhalten vorzubeugen, sollten die Opioide nur in den ärztlich festgelegten Dosierungen und Zeitabständen angewendet sowie nicht eigenständig aufdosiert werden. Die Therapie sollte dauerhaft mit Laxantien gegen Obstipation begleitet werden. Schläfrigkeit und verringerte Konzentrationsfähigkeit können das Bedienen von Maschinen und Autos beeinträchtigen. Opioide werden in Darreichungsformen mit unterschiedlicher Freisetzung eingesetzt. Bei akuten Schmerzen werden z. B. schnellfreisetzende Hartkapseln oder Tabletten eingenommen, retardierte Formen hingegen für die langfristige Schmerzfreiheit. Daher muss besonders auf die korrekten Abstände der Anwendungen geachtet werden.

$P2Y_{12}$-Antagonisten (Thienopyridine) – Clopidogrel – Prasugrel – Ticagrelor	⚠	Blutungen, insbesondere – Nasenbluten – Blutergüsse – Magen-Darm-Blutungen
	⇆	Andere Arzneimittel mit Wirkung auf die Thrombozytenaggregation wie Acetylsalicylsäure oder SSRI können die Wirkung verstärken. Clopidogrel und Prasugrel sind Prodrugs, die über verschiedene CYP-Enzyme aktiviert werden müssen. CYP-Inhibitoren oder -Induktoren können die Wirkung beeinflussen.
📖 **2.3.4** Thrombozytenaggregationshemmer	💬	Die $P2Y_{12}$-Antagonisten werden häufig zeitlich begrenzt nach einer Stent-Implantation in Kombination mit Acetylsalicylsäure eingenommen. Personen unter Therapie mit $P2Y_{12}$-Antagonisten müssen vor Operationen von der Einnahme berichten und ggf. absetzen.
Parasympatholytika, inhalativ – Aclidinium – Glycopyrronium – Ipratropium – Tiotropium – Umeclidinium	⚠	Mundtrockenheit Vor allem in höheren Dosierungen: weitere Anticholinerge Nebenwirkungen (📖 **3.4.1**)
📖 **2.15.3** Chronisch obstruktive Lungenkrankheit	💬	Die Anwendung der Inhalatoren sollte geschult werden (Schulung als pharmazeutische Dienstleistung anbieten). Nur Ipratropium gilt als kurzwirksames Parasympatholytikum, alle anderen wirken langanhaltend.
PDE-5-Hemmer – Avanafil – Sildenafil – Tadalafil – Vardenafil	⚠	Kopfschmerzen Schwindel Hautrötung (Flush) Verstopfte Nase
	⇆	Verlangsamter Abbau und dadurch verstärkte (Neben-)Wirkungen in Kombination mit z. B. Makrolid-Antibiotika, Azol-Antimykotika und HIV-Protease-Inhibitoren sowie Grapefruit-Konsum Gleichzeitige Anwendung von Nitraten kann zu starker Blutdrucksenkung führen. Beschleunigter Abbau und dadurch verringerte Wirkung in Kombination mit z. B. Antiepileptika, Johanniskraut, Rifampicin

2.5.12 Erektile Dysfunktion	Beratung	Die PDE-5-Hemmer sollten ca. 15–60 min vor dem Geschlechtsverkehr eingenommen werden und haben eine unterschiedliche Wirkdauer: Avanafil (ca. 6 h), Sildenafil (ca. 4 h), Tadalafil (24–36 h), Vardenafil (ca. 4 h). Die Einnahme zu Mahlzeiten kann den Wirkeintritt verzögern.
Penicilline – Amoxicillin (plus Clavulansäure) – Phenoxymethylpenicillin (Penicillin V) – Pivmecillinam	Einnahme	Amoxicillin: Unabhängig von den Mahlzeiten Amoxicillin plus Clavulansäure: Während einer Mahlzeit Phenoxymethylpenicillin: Vor einer Mahlzeit Pivmecillinam: Während einer Mahlzeit
	Warnung	Magen-Darm-Störungen, vor allem Durchfälle bei Schädigung der Darmflora Pilzinfektionen, vor allem bei Schädigung der Mund- oder Scheidenflora Allergische Reaktionen wie Nesselsucht und Juckreiz (Symptome meist bereits kurz nach der ersten Gabe) Hautausschläge, ähnlich einer Allergie (Symptome meist erst nach einigen Tagen)
2.8.7.1 Penicilline	Beratung	Eine gleichmäßige Einnahme über den Tag verteilt, z. B. alle 8 Stunden, sollte eingehalten werden. Bei Kindern muss auf die richtige Dosierung geachtet werden. Diese richtet sich meist nach dem Körpergewicht.
Polyen-Antimykotika – Amphotericin B – Nystatin	Einnahme	Nach einer Mahlzeit
2.10.5.2 Polyen-Antimykotika	Beratung	Bei Anwendung im Mund: möglichst langsam lutschen oder lange im Mund verteilen, ggf. vorher Zahnprothesen entfernen
Prokinetika – Alizaprid – Domperidon – Metoclopramid	Einnahme	Vor einer Mahlzeit oder bei Bedarf
	Warnung	Alizaprid und Metoclopramid können die Blut-Hirn-Schranke überwinden und dort Parkinson-ähnliche Bewegungsstörungen („extrapyramidal-motorische Störungen") hervorrufen.
	Wechselwirkung	Alizaprid und Metoclopramid können die Blut-Hirn-Schranke überwinden und dort die Wirkung von Parkinson-Arzneimitteln aufheben.
2.1.5 Übelkeit und Erbrechen	Beratung	Die prokinetische Wirkung bedeutet einen schnelleren Transport durch den Verdauungstrakt. Arzneimittel z. B. gegen Migräne können nach der Einnahme von Prokinetika schneller wirken.

Prostaglandin-Analoga – Bimatoprost – Latanoprost – Tafluprost – Travoprost	⚠	Kopfschmerzen Rötung und Jucken der Bindehaut Trockenes Auge Verstärktes Wimpern-Wachstum Verstärkte Pigmentierung der Regenbogenhaut Verstärkte Pigmentierung der Augenlider Verstärktes Wachstum dunkler Härchen um die Augen
📖 2.13.2 Glaukom	💬	Falls nur ein Auge behandelt wird und es zu farblichen Veränderungen kommt, können die Augen unterschiedlich aussehen. Benetzen der Haut außerhalb des Auges vermeiden, um verstärkte Pigmentierung der Haut und Wachstum dunkler Härchen zu vermeiden. Solange Augentropfen ein verschwommenes Sehen verursachen, sollte kein Auto gefahren oder andere Maschinen bedient werden.
Protonenpumpen-Inhibitoren (PPI) – (Es-)Omeprazol – Lansoprazol – Pantoprazol – Rabeprazol	🍴	Vor einer Mahlzeit
	⚠	Verdauungsstörungen Verminderter Schutz vor bakteriellen Infektionen Bei Langzeitanwendung: Calcium-, Magnesium- und Vitamin B_{12}-Mangel
	⇆	Pharmakokinetische Wechselwirkungen wegen fehlender Magensäure (z. B. Azol-Antimykotika)
📖 2.1.3 Refluxerkrankung	💬	Omeprazol kann in der Schwangerschaft angewendet werden Nach mehrwöchiger Einnahme kann ein ausschleichendes Absetzen erforderlich sein, um eine überschießende Säurebildung („Rebound") zu vermeiden.
Retinoide – Acitretin – Adapalen – Alitretinoin – Isotretinoin – Tretinoin – Trifaroten	🍴	Während einer Mahlzeit
	⚠	Nur peroral: Blutbildveränderungen Nur peroral: trockenes Auge, Blepharitis Nur peroral: trockene Nasenschleimhaut, Nasenbluten Trockene Haut
	⇆	Nur peroral: Die gleichzeitige Anwendung von Tetrazyklin-Antibiotika kann zu einem Anstieg des Drucks im Schädel führen und sollte vermieden werden. Nur peroral: Die gleichzeitige Anwendung von lokal wirksamen Keratolytika und Schälmitteln kann die Haut reizen und sollte vermieden werden. Nur peroral: Andere Vitamin A-haltige Produkte sollten nicht angewendet werden.

Schwangere Frauen und Frauen im gebärfähigen Alter ohne Empfängnisverhütung dürfen Retinoide wegen der teratogenen Wirkung nicht anwenden.
Nur peroral: Während der Therapie sollten monatliche Schwangerschaftstests erfolgen.

2.16.2 Acne vulgaris

Schleifen-Diuretika

- Furosemid
- Piretanid
- Torasemid

Furosemid: nüchtern bzw. 30 min vor einer Mahlzeit
Piretanid: nach dem Frühstück oder nach dem Mittagessen

Konzentrationssteigerung von Blutglucose und Harnsäure, Blutfetten und Blutcholesterol → Verschlechterung eines Diabetes mellitus und Gichtanfälle möglich
Elektrolytstörungen wie Hyponatriämie, Hypokaliämie, Hypomagnesiämie, Hypochlorämie und Hypocalciämie → neurologische (Müdigkeit, Verwirrtheit), muskuläre (Muskelschwäche oder -krämpfe), gastrointestinale (Übelkeit, Verstopfung) und kardiale (Herzrhythmusstörungen) Symptome möglich
Störungen des Flüssigkeitshaushalts mit Hypovolämie und Dehydratation → Schwindel, Mundtrockenheit, Schwäche möglich

NSAR: Blutdruckanstieg, Nierenfunktionsstörung (+ ACE-Hemmer/Sartane: **3.4.4** Triple Whammy)

Auf regelmäßige Blutwertkontrollen und ausreichende Trinkmenge hinweisen.
Blutdruckmessung als pharmazeutische Dienstleistung anbieten

2.5.4 Hypertonie

Selektive Serotonin-Rückaufnahme-Inhibitoren (SSRI)

- (Es-)Citalopram
- Fluoxetin
- Paroxetin
- Sertralin

Übelkeit und Durchfälle (vor allem zu Beginn der Therapie)
Schlafstörungen
Sexuelle Störungen
Schwitzen
Erschöpfung und Schläfrigkeit

Kombinationen mit MAO-Hemmern können zum Serotonin-Syndrom führen und sind kontraindiziert (**3.4.3**).
Kombinationen mit QT-Zeit verlängernden Substanzen steigern das Risiko für Herzrhythmusstörungen und sind teilweise kontraindiziert (**3.4.2**).
SSRI haben einen hemmenden Einfluss auf die Thrombozytenaggregation.

Wenn eine anregende Wirkung bemerkt wird, sollte die Einnahme morgens erfolgen, um das Einschlafen nicht zu beeinträchtigen.

2.2.6 Depression

Wirkstoffgruppe		Hinweise
Selektive Serotonin-/Noradrenalin-Rückaufnahme-Inhibitoren (SSNRI) – Venlafaxin – Duloxetin – Milnacipran	Nebenwirkungen	Übelkeit Mundtrockenheit Kopfschmerzen Schwitzen Schläfrigkeit Schwindel
2.2.6 Depression	Wechselwirkungen	Kombinationen mit MAO-Hemmern können zum Serotonin-Syndrom führen und sind teilweise kontraindiziert (3.4.3). Kombinationen mit QT-Zeit verlängernden Substanzen steigern das Risiko für Herzrhythmusstörungen (3.4.2). SSNRI haben einen hemmenden Einfluss auf die Thrombozytenaggregation.
SGLT2-Inhibitoren – Dapagliflozin – Empagliflozin – Ertugliflozin	Nebenwirkungen	Gesteigerte Urinbildung Blutdrucksenkung bis Hypotonie einschließlich Schwindel Vermehrt Infektionen der Harnwege und im Genitalbereich
	Wechselwirkungen	Diuretika: verstärkte diuretische Wirkung Lithium: verstärkte Lithium-Ausscheidung
2.4.2.2 Diabetes mellitus Typ 2	Beratung	Auf regelmäßige Blutwertkontrollen und ausreichende Trinkmenge hinweisen.
Spasmolytika, urologische – Darifenacin – Fesoterodin – Oxybutynin – Propiverin – Solifenacin – Tolterodin – Trospium	Einnahme	Propiverin: vor einer Mahlzeit Trospium: vor einer Mahlzeit
	Nebenwirkungen	Anticholinerge Nebenwirkungen (3.4.1) Trospium: Wegen der chemischen Struktur tritt Trospium nicht ins Gehirn über. Daher sind keine anticholinergen Nebenwirkungen im zentralen Nervensystem zu erwarten.
	Wechselwirkungen	Verlangsamter Abbau und dadurch verstärkte (Neben-)Wirkungen in Kombination mit z. B. Makrolid-Antibiotika, Azol-Antimykotika und HIV-Protease-Inhibitoren sowie Grapefruit-Konsum
2.2.10 Spastik	Beratung	Wegen der eingeschränkten Speichelbildung können Zahn- und Zahnfleischerkrankungen begünstigt werden. Es sollten regelmäßige zahnärztliche Kontrollen erfolgen. Bei Auftreten von Ödemen im Bereich der Zunge, des Rachens oder bei Atemprobleme soll sofort ärztliche Hilfe gesucht werden.

Statine – Atorvastatin – Pravastatin – Rosuvastatin – Simvastatin 2.4.4 Hyperlipidämie	Muskelbeschwerden (Myopathien): Die Beschwerden äußern sich ähnlich wie ein „Muskelkater", betreffen eher größere Muskeln wie die Oberschenkelmuskulatur, treten eher beidseitig auf und eher zu Beginn der Therapie.
	Verlangsamter Abbau und dadurch verstärkte (Neben-)Wirkungen in Kombination mit z. B. Makrolid-Antibiotika, Azol-Antimykotika und HIV-Protease-Inhibitoren sowie Grapefruit-Konsum
	Alle Statine außer Atorvastatin und Rosuvastatin müssen abends eingenommen werden. Muskelbeschwerden werden zwar als häufig in Gebrauchsinformationen von Statinen berichtet, ihre Häufigkeit ist aber nicht abschließend geklärt. Entsprechend vorsichtig muss zu möglichen Nebenwirkungen beraten werden, um keinen Nocebo-Effekt auszulösen.
Sympathomimetika, β_2-selektiv – Fenoterol – Formoterol – Indacaterol – Olodaterol – Salbutamol – Salmeterol – Vilanterol 2.15.2 Asthma bronchiale	Vor allem in hohen Dosierungen: – Schwitzen – Kopfschmerzen – Unruhe – Zittern – Herzrasen/-klopfen
	Schnell wirksam: Fenoterol, Formoterol, Salbutamol Lang wirksam: Formoterol, Indacaterol, Olodaterol, Salmeterol, Vilanterol Die Anwendung der Inhalatoren sollte geschult werden (Schulung als pharmazeutische Dienstleistung anbieten). Einige Substanzen werden im Sport als Doping angesehen, aber es gibt zulässige Ausnahmen.
Tetracycline – Doxycyclin – Minocyclin – Tetracyclin 2.8.7.4 Tetracycline	Während einer Mahlzeit (ohne Milchprodukte und Mineralstoffe)
	Magen-Darm-Störungen, vor allem Durchfälle bei Schädigung der Darmflora Pilzinfektionen, vor allem bei Schädigung der Mund- oder Scheidenflora Allergische Reaktionen wie Nesselsucht und Juckreiz Reizungen der Speiseröhre Sonnenbrand-ähnliche Verbrennungen
	Mehrwertige Kationen: Abstände einhalten (3.1 Interaktionen mit mehrwertigen Kationen)
	Aufrecht sitzend oder stehend mit Leitungswasser einnehmen Sonnenbäder und Besuche in Solarien vermeiden, auf Sonnenschutz achten

Thiazid-Diuretika

- Hydrochlorothiazid (HCT)
- Chlortalidon
- Indapamid
- Xipamid

Einnahme während oder nach dem Frühstück

Konzentrationssteigerung von Blutglucose und Harnsäure, Blutfette und Blutcholesterol → Verschlechterung eines Diabetes mellitus und Gichtanfälle möglich
Elektrolytstörungen wie Hyponatriämie, Hypokaliämie, Hypomagnesiämie, Hypochlorämie und Hypercalciämie → neurologische (Müdigkeit, Verwirrtheit), muskuläre (Muskelschwäche oder -krämpfe), gastrointestinale (Übelkeit, Verstopfung) und kardiale (Herzrhythmusstörungen) Symptome möglich
Störungen des Flüssigkeitshaushalts mit Hypovolämie und Dehydratation → Schwindel, Mundtrockenheit, Schwäche möglich

Bei Einnahme von Calcium/Vitamin D: erhöhte Calciumspiegel
NSAR: Blutdruckanstieg, Nierenfunktionsstörung (+ ACE-Hemmer/Sartane: **3.4.4** Triple Whammy)

Auf regelmäßige Blutwertkontrollen und ausreichende Trinkmenge hinweisen.
HCT: auf ausreichenden Sonnenschutz achten und regelmäßige hautärztliche Kontrollen auf Hautkrebs
Blutdruckmessung als pharmazeutische Dienstleistung anbieten

2.5.4 Hypertonie

Triptane

- Almotriptan
- Naratriptan
- Rizatriptan
- Sumatriptan
- Zolmitriptan

Blutdruckanstieg
Engegefühl in der Brust und im Hals
Kältegefühl/Missempfindungen

Kombinationen mit MAO-Hemmern können zum Serotonin-Syndrom führen und sind teilweise kontraindiziert (**3.4.3** Serotonin-Syndrom).

Keine Anwendung bei unkontrolliertem Bluthochdruck, bei Durchblutungsstörungen sowie nach Herzinfarkt und Schlaganfall
Eine zweite Dosis kann bei unzureichender oder zu kurzer Wirksamkeit in ausreichendem Abstand zur ersten Dosis (mind. 2 h) eingenommen werden.

2.12.6 Migräne

Trizyklische Antidepressiva (TZA)

- Amitriptylin
- Doxepin
- Opipramol

Anticholinerge Nebenwirkungen (**3.4.1**)
Schläfrigkeit
Herzklopfen, Tachykardie
Orthostatische Hypotonie (Blutdruckabfall beim Aufstehen)
Gewichtszunahme

	Kombinationen mit MAO-Hemmern können zum Serotonin-Syndrom führen und sind teilweise kontraindiziert (3.4.3). Kombinationen mit QT-Zeit verlängernden Substanzen steigern das Risiko für Herzrhythmusstörungen (3.4.2). Delir, Engwinkelglaukom, Harnverhalt oder Prostata-Hyperplasie sind mögliche Kontraindikationen wegen anticholinerger Nebenwirkungen
2.2.6 Depression	Amitriptylin schmeckt bitter.
Vitamin K-Antagonisten (VKA) - Phenprocoumon - Warfarin	Blutungen, insbesondere - Nasenbluten - Blutergüsse - Magen-Darm-Blutungen
	Andere Arzneimittel mit Wirkung auf die Thrombozytenaggregation oder Blutgerinnung können die Blutungszeit verlängern.
2.3.6 Antikoagulanzien	Nicht in der Schwangerschaft anwenden Regelmäßige INR-Kontrollen zur Bestimmung der individuellen Dosis, insbesondere in Situationen, die Auswirkungen auf die Blutgerinnung haben können (z. B. Infektionen) Gleichmäßige Vitamin K-Zufuhr sicherstellen
Z-Substanzen - Zolpidem - (Es-)Zopiclon	Toleranzentwicklung und Abhängigkeit Halluzinationen, Doppeltsehen Sedierung, Benommenheit, verlängerte Reaktionszeit Schwindel Stürze
	Opioide: verstärkte Sedierung, Atemdepression bis Koma und Tod möglich → niedrigste mögliche Dosis anwenden Andere zentral dämpfende Arzneimittel wie Antipsychotika, Antidepressiva, Hypnotika, Alkohol
2.2.12 Schlafstörungen	Einnahme vor dem Schlafengehen, nicht nachdosieren Zwischen der Einnahme und dem Bedienen von Maschinen oder dem Autofahren sollten mind. 8 (Zolpidem) bzw. 12 (Zopiclon) Stunden vergangen sein. Ältere Personen sollten nur die halbe Dosis einnehmen.

Tabelle 4-2: Arzneistoffe mit Zuordnung zu den Arzneistoffgruppen der Tabelle 4-1

Arzneistoff	Arzneistoffgruppe
Acetylsalicylsäure	Nichtsteroidale Antirheumatika
Acitretin	Retinoide
Aclidinium	Parasympatholytika, inhalativ
Adapalen	Retinoide
Alendronsäure	Bisphosphonate
Alitretinoin	Retinoide
Alizaprid	Prokinetika
Almotriptan	Triptane
Amiodaron	Antiarrhythmika (Kaliumkanal-Blocker)
Amitriptylin	Trizyklische Antidepressiva (TZA)
Amlodipin	Calciumkanal-Blocker (Dihydropyridine)
Amoxicillin (plus Clavulansäure)	Penicilline
Amphotericin B	Polyen-Antimykotika
Anthrachinone	Laxantien
Apixaban	Direkte orale Antikoagulanzien (DOAK)
Aripiprazol	Antipsychotika, atypische
Atorvastatin	Statine
Avanafil	PDE-5-Hemmer
Azithromycin	Makrolide
Benserazid	Levodopa in Kombination mit Benserazid oder Carbidopa
Bifonazol	Azol-Antimykotika
Bilastin	H_1-Antihistaminika (2. Generation)
Bimatoprost	Prostaglandin-Analoga
Bisacodyl	Laxantien
Bisoprolol	Betablocker, β_1-selektiv
Bromazepam	Benzodiazepine
Buprenorphin	Opioide
Candesartan	AT_1-Rezeptor-Antagonisten

Arzneistoff	Arzneistoffgruppe
Carbidopa	Levodopa in Kombination mit Benserazid oder Carbidopa
Celecoxib	Nichtsteroidale Antirheumatika
Certoparin	Heparine
Cetirizin	H_1-Antihistaminika (2. Generation)
Chlortalidon	Thiazid-Diuretika
Cimetidin	H_2-Blocker
Ciprofloxacin	Fluorchinolone
Citalopram	Selektive Serotonin-Rückaufnahme-Inhibitoren (SSRI)
Clarithromycin	Makrolide
Clopidogrel	$P2Y_{12}$-Antagonisten (Thienopyridine)
Clotrimazol	Azol-Antimykotika
Clozapin	Antipsychotika, atypische
Dabigatran	Direkte orale Antikoagulanzien (DOAK)
Dalteparin	Heparine
Dapagliflozin	SGLT2-Inhibitoren
Darifenacin	Spasmolytika, urologische
Desloratadin	H_1-Antihistaminika (2. Generation)
Diazepam	Benzodiazepine
Diclofenac	Nichtsteroidale Antirheumatika
Dimenhydrinat	H_1-Antihistaminika (1. Generation)
Diphenhydramin	H_1-Antihistaminika (1. Generation)
Domperidon	Prokinetika
Donepezil	Acetylcholin-Esterase-Inhibitoren (AChEI)
Doxepin	Trizyklische Antidepressiva (TZA)
Doxycyclin	Tetracycline
Doxylamin	H_1-Antihistaminika (1. Generation)
Dronedaron	Antiarrhythmika (Kaliumkanal-Blocker)
Dulaglutid	GLP-1-Rezeptoragonisten
Duloxetin	Selektive Serotonin-/Noradrenalin-Rückaufnahme-Inhibitoren (SSNRI)
Edoxaban	Direkte orale Antikoagulanzien (DOAK)

Arzneistoff	Arzneistoffgruppe
Empagliflozin	SGLT2-Inhibitoren
Enalapril	ACE-Hemmer
Enoxaparin	Heparine
Entacapon	Catechyl-*O*-methyltransferase-Hemmer
Eplerenon	Aldosteron-Antagonisten
Ertugliflozin	SGLT2-Inhibitoren
Erythromycin	Makrolide
Escitalopram	Selektive Serotonin-Rückaufnahme-Inhibitoren (SSRI)
Esomeprazol	Protonenpumpen-Inhibitoren (PPI)
Eszopiclon	Z-Substanzen
Etoricoxib	Nichtsteroidale Antirheumatika
Famotidin	H_2-Blocker
Felodipin	Calciumkanal-Blocker (Dihydropyridine)
Fenoterol	Sympathomimetika, β_2-selektiv
Fentanyl	Opioide
Fesoterodin	Spasmolytika, urologische
Fexofenadin	H_1-Antihistaminika (2. Generation)
Flecainid	Antiarrhythmika (Natriumkanal-Blocker)
Fluconazol	Azol-Antimykotika
Fluoxetin	Selektive Serotonin-Rückaufnahme-Inhibitoren (SSRI)
Formoterol	Sympathomimetika, β_2-selektiv
Furosemid	Schleifen-Diuretika
Galantamin	Acetylcholin-Esterase-Inhibitoren (AChEI)
Glycopyrronium	Parasympatholytika, inhalativ
Haloperidol	Antipsychotika, typische
Hydrochlorothiazid (HCT)	Thiazid-Diuretika
Hydromorphon	Opioide
Hydrotalcit	Antacida
Ibandronsäure	Bisphosphonate
Ibuprofen	Nichtsteroidale Antirheumatika

Arzneistoff	Arzneistoffgruppe
Indacaterol	Sympathomimetika, β_2-selektiv
Indapamid	Thiazid-Diuretika
Ipratropium	Parasympatholytika, inhalativ
Isotretinoin	Retinoide
Itraconazol	Azol-Antimykotika
Lactulose	Laxantien
Lansoprazol	Protonenpumpen-Inhibitoren (PPI)
Latanoprost	Prostaglandin-Analoga
Lercanidipin	Calciumkanal-Blocker (Dihydropyridine)
Levocetirizin	H_1-Antihistaminika (2. Generation)
Levodopa	Levodopa in Kombination mit Benserazid oder Carbidopa
Levofloxacin	Fluorchinolone
Liraglutid	GLP-1-Rezeptoragonisten
Lisinopril	ACE-Hemmer
Loperamid	Antidiarrhoika
Lorazepam	Benzodiazepine
Loratadin	H_1-Antihistaminika (2. Generation)
Losartan	AT_1-Rezeptor-Antagonisten
Macrogole	Laxantien
Magaldrat	Antacida
Melperon	Antipsychotika, typische
Metformin	Metformin
Methotrexat (MTX)	Methotrexat (MTX)
Metoclopramid	Prokinetika
Metoprolol	Betablocker, β_1-selektiv
Midazolam	Benzodiazepine
Milnacipran	Selektive Serotonin-/Noradrenalin-Rückaufnahme-Inhibitoren (SSNRI)
Minocyclin	Tetracycline
Morphin	Opioide
Moxifloxacin	Fluorchinolone

Arzneistoff	Arzneistoffgruppe
Nadroparin	Heparine
Naproxen	Nichtsteroidale Antirheumatika
Naratriptan	Triptane
Natriumpicosulfat	Laxantien
Nebivolol	Betablocker, β_1-selektiv
Nifedipin	Calciumkanal-Blocker (Dihydropyridine)
Nitrendipin	Calciumkanal-Blocker (Dihydropyridine)
Nystatin	Polyen-Antimykotika
Ofloxacin	Fluorchinolone
Olanzapin	Antipsychotika, atypische
Olodaterol	Sympathomimetika, β_2-selektiv
Omeprazol	Protonenpumpen-Inhibitoren (PPI)
Opicapon	Catechyl-*O*-methyltransferase-Hemmer
Opipramol	Trizyklische Antidepressiva (TZA)
Oxazepam	Benzodiazepine
Oxybutynin	Spasmolytika, urologische
Oxycodon	Opioide
Pantoprazol	Protonenpumpen-Inhibitoren (PPI)
Paroxetin	Selektive Serotonin-Rückaufnahme-Inhibitoren (SSRI)
Phenoxymethylpenicillin (Penicillin V)	Penicilline
Phenprocoumon	Vitamin K-Antagonisten (VKA)
Pipamperon	Antipsychotika, typische
Piretanid	Schleifen-Diuretika
Pivmecillinam	Penicilline
Pramipexol	Dopamin-Agonisten
Prasugrel	$P2Y_{12}$-Antagonisten (Thienopyridine)
Pravastatin	Statine
Promethazin	Antipsychotika, typische
Propafenon	Antiarrhythmika (Natriumkanal-Blocker)

Arzneistoff	Arzneistoffgruppe
Propiverin	Spasmolytika, urologische
Quetiapin	Antipsychotika, atypische
Rabeprazol	Protonenpumpen-Inhibitoren (PPI)
Racecadotril	Antidiarrhoika
Ramipril	ACE-Hemmer
Ranitidin	H_2-Blocker
Rasagilin	Monoaminoxidase-B-Inhibitoren
Risedronsäure	Bisphosphonate
Risperidon	Antipsychotika, atypische
Rivaroxaban	Direkte orale Antikoagulanzien (DOAK)
Rivastigmin	Acetylcholin-Esterase-Inhibitoren (AChEI)
Rizatriptan	Triptane
Ropinirol	Dopamin-Agonisten
Rosuvastatin	Statine
Rotigotin	Dopamin-Agonisten
Roxithromycin	Makrolide
Safinamid	Monoaminoxidase-B-Inhibitoren
Salbutamol	Sympathomimetika, β_2-selektiv
Salmeterol	Sympathomimetika, β_2-selektiv
Semaglutid	GLP-1-Rezeptoragonisten
Sertralin	Selektive Serotonin-Rückaufnahme-Inhibitoren (SSRI)
Sildenafil	PDE-5-Hemmer
Simvastatin	Statine
Solifenacin	Spasmolytika, urologische
Spironolacton	Aldosteron-Antagonisten
Sumatriptan	Triptane
Tadalafil	PDE-5-Hemmer
Tafluprost	Prostaglandin-Analoga
Tapentadol	Opioide
Tetracyclin	Tetracycline

Arzneistoff	Arzneistoffgruppe
Ticagrelor	$P2Y_{12}$-Antagonisten (Thienopyridine)
Tilidin	Opioide
Tinzaparin	Heparine
Tiotropium	Parasympatholytika, inhalativ
Tirzepatid	GLP-1-Rezeptoragonisten
Tolterodin	Spasmolytika, urologische
Torasemid	Schleifen-Diuretika
Tramadol	Opioide
Travoprost	Prostaglandin-Analoga
Tretinoin	Retinoide
Trifaroten	Retinoide
Trospium	Spasmolytika, urologische
Umeclidinium	Parasympatholytika, inhalativ
Valsartan	AT_1-Rezeptor-Antagonisten
Vardenafil	PDE-5-Hemmer
Venlafaxin	Selektive Serotonin-/Noradrenalin-Rückaufnahme-Inhibitoren (SSNRI)
Vilanterol	Sympathomimetika, β_2-selektiv
Warfarin	Vitamin K-Antagonisten (VKA)
Xipamid	Thiazid-Diuretika
Zolmitriptan	Triptane
Zolpidem	Z-Substanzen
Zopiclon	Z-Substanzen

5 Übungen und weiterführende Links

5.1 Materialien der Bundesapothekerkammer

Die Beratung zu Arzneimitteln benötigt eine gute Ausbildung, ausreichend Wissen über die Arzneistoffe und ihre Darreichungsformen sowie ein gewisses Maß an Erfahrung. Insbesondere der Start in die Beratung nach der Ausbildung kann deshalb herausfordernd sein. Um die eigene Ausbildungsapotheke besser kennenzulernen, einen Überblick über die vorhandenen Arzneimittel zu erhalten und um sich mit der Apothekensoftware vertraut zu machen, empfehlen wir die Richtlinien der Bundesapothekerkammer für

- die Ausbildung von pharmazeutisch-technischen Assistentinnen und Assistenten im praktischen halben Jahr

https://www.abda.de/apotheke-in-deutschland/berufsbilder/pta/

beziehungsweise

- die Ausbildung von Pharmazeutinnen und Pharmazeuten im Praktikum.

https://www.abda.de/fuer-apotheker/berufsausuebung/ausbildung/

Die Richtlinien der Bundesapothekerkammer umfassen auch Arbeitsbögen, die neben anderen Arbeitsbereichen in der öffentlichen Apotheke den Einstieg in die Beratung zu Arzneimitteln erleichtern können. Die folgenden Übungen sollen dazu genutzt werden, den Umgang in bestimmten Beratungssituationen zu verbessern. Hierfür werden die Grundkenntnisse, die mit den Arbeitsbögen erworben werden können, vorausgesetzt. Hierzu gehören im Besonderen

- die Kenntnis der Struktur eines Beratungsgesprächs nach den Leitlinien der Bundesapothekerkammer für die
  - Abgabe von Arzneimitteln aufgrund einer ärztlichen Verordnung
  - Abgabe von Arzneimitteln im Rahmen der Selbstmedikation
- die Grundlagen im Umgang mit der Apothekensoftware wie
  - die Anzeige von Arzneimitteln in Rabattverträgen sowie austauschfähigen Arzneimitteln,
  - die Anzeige von Eigenschaften der Darreichungsform wie Teilbarkeit,
  - die Anzeige von Dosierung und anderen Anwendungshinweisen,
  - der Abruf von Fachinformationen und Packungsbeilagen,
  - die Benutzung des Interaktionschecks und des CAVE-Moduls (sofern vorhanden).

Leitlinien der Bundesapothekerkammer:
https://www.abda.de/fuer-apotheker/qualitaetssicherung/leitlinien/leitlinien-und-arbeitshilfen/

5.2 Übungen und Beispiellösungen

Beispiellösungen für die folgenden Übungen sind online abrufbar unter:

https://download.govi.de/476-806-439

Übung 1

Eine Mutter wünscht „Vomex®-Saft" für ihren sechsjährigen Sohn, der unter Erbrechen leidet.

1) Wie beraten Sie die Mutter?
2) Wie würden Sie beraten, wenn das Kind zwei Jahre alt wäre?
3) Wie würden Sie vorgehen, wenn die Mutter für den zweijährigen Sohn (12 kg) eine ärztliche Verordnung über Vomex® A Sirup mit der Dosierung „3x täglich 7,5 ml" vorlegt?

Übung 2

Ein Parkinson-Patient legt Ihnen eine Verordnung seines Neurologen vor:

aut idem | Madopar® LT
TSE 100 Stück »Dj«

aut idem | Levodopa/Benserazid 100 mg/25 mg
TAB 100 Stück »Dj«

1) Wie beliefern Sie das Rezept?
2) Wie beraten Sie?
3) Wie gehen Sie vor, wenn dem Patienten vom ärztlichen Notdienst gegen akute Übelkeit „MCP 10 mg TAB 20 Stück »1-1-1«" verordnet worden ist?
4) Der Patient nimmt auch Quetiapin 50 mg-Tabletten ein. Wie gehen Sie mit der angezeigten Interaktion um?

Übung 3

Eine 20-jährige Frau war wegen ihrer Akne beim Hautarzt und legt Ihnen folgende Verordnung vor:

> aut idem | Aknenormin® 20 mg
> WKA 30 Stück »1-0-0«

1) Was müssen Sie bei der Abgabe beachten und wie beraten Sie die Frau?
2) Was ändert sich, wenn ein gleichaltriger Mann die Verordnung vorlegt?

Übung 4

Ein Mann legt Ihnen folgende Verordnung vor:

> aut idem | Prednisolon 20 mg
> TAB 20 Stück »nach Plan«

1) Wie beraten Sie den Mann?
2) Was wäre, wenn er gleichzeitig eine Verordnung über „Ibuprofen 600 mg FTA 100 Stück »Dj«" einlösen möchte?

Übung 5

Ein Mann möchte seine Verordnung bei Ihnen einlösen:

> aut idem | Budesonid 200 µg
> DOS 1 Stück »1-0-1«

Wie beraten Sie den Mann?

Übung 6

Ein Stammkunde erzählt Ihnen von seinen Brustschmerzen, wenn er die Treppe in seine Wohnung hochsteigt. Er habe dies auch seinem Arzt berichtet, der ihm daraufhin folgende Verordnung ausgestellt hat:

> aut idem | Nitrolingual® akut
> SPR 11,8 g »bei Bedarf«

1) Wie erfolgt die korrekte Anwendung des Sprays?
2) Was wäre, wenn er das Arzneimittel gegen Blutdruck-Spitzen erhalten hätte?
3) Was empfehlen Sie, wenn er laut seiner Kundenkartei kürzlich das Arzneimittel „Sildenafil 50 mg TAB 12 Stück" erhalten hat?

Übung 7

Eine Frau bittet Sie um ein Schmerzmittel gegen Zahnschmerzen.

1) Wie beraten Sie die Frau, wenn keine anderen Arzneimittel angewendet werden?
2) Wie beraten Sie, wenn die Frau ein Kombinationsarzneimittel mit Candesartan und Hydrochlorothiazid gegen Bluthochdruck einnimmt?
3) Was empfehlen Sie, wenn die Frau schwanger ist?

Übung 8

Eine junge Frau möchte folgende Verordnung bei Ihnen einlösen:

aut idem — Cefuroxim 500 mg
FTA 14 Stück »1-0-1«

1) Wie beraten Sie die Frau?
2) Wie gehen Sie vor, wenn die Frau auf Ihre Nachfrage hin angibt, auch „Omeprazol 20 mg HKM" einmal täglich einzunehmen?

Übung 9

Eine Mutter löst eine Verordnung für ihre 7-jährige Tochter ein:

aut idem — Fastjekt® junior Autoinjektor
PEN 2 Stück »bei Bedarf«

1) Wie beraten Sie die Mutter?
2) Die Mutter erzählt Ihnen von einem Notfallset mit Fenistil®-Tropfen und Cortison-Lösung und fragt, wann diese Arzneimittel angewendet werden sollen.

Übung 10

Eine Frau legt Ihnen folgende Verordnung vor:

aut idem — Venlafaxin 150 mg
RET 100 Stück »1-0-0-0«

aut idem — Mirtazapin 15 mg
FTA 100 Stück »0-0-0-0,5«

1) Wie beraten Sie?
2) Wie gehen Sie mit der angezeigten Interaktionsmeldung um?

Übung 11

Ein Kunde wünscht ASS 500 mg gegen Kopfschmerzen.

1) Wie beraten Sie ihn, wenn keine anderen Arzneimittel oder Erkrankungen zu beachten sind?
2) Was wäre, wenn er Phenprocoumon einnimmt?

Übung 12

Ein erwachsener Mann wünscht ein Mittel gegen Durchfall. Wie beraten Sie den Mann?

Übung 13

Eine Frau löst ein Rezept über ein neues Verhütungsmittel bei Ihnen ein. Verordnet wurde:

aut idem	Belara® 21+7 FTA 6x28 Stück »Dj«

Der Rabattvertrag der Krankenkasse sieht einen Austausch gegen „Chariva® 0,03 mg/2 mg FTA 6x21 Stück“ vor.

Wie gehen Sie vor?

Übung 14

Eine Mutter legt Ihnen eine Verordnung für Ihren Sohn (circa 25 kg) vor. Wegen einer Mittelohrentzündung wurde ein Antibiotikum verordnet:

aut idem	Amoxicillin 500 mg/5 ml TSE 100 ml »3x täglich 5 ML«

1) Wie beraten Sie die Mutter?
2) Wie gehen Sie vor, wenn die Mutter Sorge wegen einer allergischen Reaktion auf das Antibiotikum hat?

Übung 15

Ein Kunde löst bei Ihnen eine Verordnung mit einem Schmerzmittel gegen seine Rückenschmerzen ein:

aut idem	Ibuprofen 600 mg FTA 100 Stück »bei Bedarf«

1) Wie beraten Sie ihn?
2) Was wäre, wenn er gegen Bluthochdruck „Ramipril 5 mg TAB“ einnimmt?

Übung 16

Eine Frau legt Ihnen folgende Verordnung vor:

aut idem — Tiotropiumbromid 18 µg
HPI 90 Stück »1-0-0«

aut idem — Indacaterol/Glycopyrronium 85 µg/43 µg
HPI 90 Stück »1-0-0«

Was fällt Ihnen auf?

Übung 17

Eine Stammkundin möchte ein Rezept für ihren Mann einlösen:

aut idem — Paxlovid® 150 mg + 100 mg
FTA 30 Stück »3-0-3«

1) Worauf weisen Sie die Kundin hin?
2) Was wäre, wenn in der Kundenkartei des Mannes „Simvastatin 40 mg FTA 100 Stück", „Apixaban 5 mg FTA 200 Stück", und „Ramipril 5 mg TAB 100 Stück" stünden?

Übung 18

Ein Kunde möchte von Ihnen ein Nasenspray haben.

1) Wie beraten Sie ihn?
2) Was wäre, wenn er das Nasenspray für seinen 4-jährigen Sohn haben möchte?
3) Was wäre, wenn er das Nasenspray für seine schwangere Frau haben möchte?

Übung 19

Ihnen wird folgende Verordnung vorgelegt:

~~aut idem~~ (X) — Ergenyl® Chrono 300 mg
RET 200 Stück »Dj«

Das Präparat ist nicht lieferbar.

1) Wie gehen Sie vor?
2) Was würde sich ändern, wenn kein aut idem-Kreuz gesetzt wäre?

Übung 20

Eine Frau möchte ihre Verordnung bei Ihnen einlösen:

aut idem | Oxycodon 20 mg 1x täglich
RET 100 Stück »1-0-1«

Was fällt Ihnen auf und wie gehen Sie vor?

Übung 21

Ein Mann legt Ihnen folgendes Rezept vor:

aut idem | Ibuprofen 600 mg
FTA 100 Stück »Dj«

aut idem | Apixaban 5 mg
FTA 200 Stück »Dj«

1) Wie beraten Sie?
2) Wie gehen Sie mit der angezeigten Interaktionsmeldung um?

Übung 22

Eine junge Frau möchte folgende Verordnung bei Ihnen einlösen:

aut idem | Evaluna® 30 Langzyklus
UTA 84 Stück

Der Rabattvertrag der Krankenkasse sieht einen Austausch gegen „Evaluna® 30 DRA 3x21 Stück" vor.

Wie gehen Sie vor?

Übung 23

Eine Frau berichtet, dass bei ihr ein niedriger Eisen-Spiegel festgestellt wurde. Sie legt Ihnen folgendes Rezept vor:

aut idem | Ferro Sanol® duodenal
KMP 100 Stück »1x täglich«

1) Wie beraten Sie die Kundin?
2) Was ändert sich, wenn die Kundin auch L-Thyroxin-Tabletten einnimmt?

Übung 24

Ein Stammkunde löst sein Rezept bei Ihnen ein:

> aut idem | HCT 25 mg
> TAB 100 Stück »0-0-1«

Die Dosis sei von zuletzt 12,5 mg auf jetzt 25 mg erhöht worden.

1) Wie beraten Sie den Kunden?
2) Wie beraten Sie ihn, wenn er erzählt, dass ein Nachbar das Arzneimittel wegen der Hautkrebs-Gefahr absetzen sollte?

Übung 25

Ein Mann verlangt ASS-Tabletten von Ihnen.

1) Wie beraten Sie?
2) Was wäre, wenn bereits Ibuprofen oder Metamizol eingenommen werden?
3) Welche Schmerzmittel sind im Bedarfsfall geeignet, wenn ASS 100 mg regelmäßig zur Thrombozytenaggregationshemmung eingenommen werden soll?

Übung 26

Eine junge Frau klagt über Heuschnupfen und möchte eine Empfehlung von Ihnen. Sie ist ansonsten gesund und wendet keine anderen Arzneimittel an.

1) Wie beraten sie die Kundin?
2) Was empfehlen Sie, wenn die Kundin Sorgen hat, müde zu werden?
3) Was raten Sie der Kundin, wenn sie Loratadin als nicht ausreichend stark empfindet?

Übung 27

Eine Frau löst eine Verordnung für ihre Mutter ein:

> aut idem | Axura® 5/10/15/20 mg Startpackung
> FTA 28 Stück »Dj«

Wie beraten Sie die Frau?

Übung 28

Eine Frau legt Ihnen folgende Verordnung vor:

aut idem | Pantoprazol 40 mg
TMR 100 Stück »bei Bedarf«

Sie nimmt keine weiteren Arzneimittel ein. Das Präparat wurde ihr zum ersten Mal gegen Sodbrennen verordnet. Der Arzt hat ihr gesagt, sie solle das Präparat bei Bedarf einnehmen.

1) Wie erfolgt eine Dosierung „bei Bedarf" mit Pantoprazol üblicherweise?
2) Wie sollte Pantoprazol eingenommen werden, falls die Frau auch L-Thyroxin einnimmt?
3) Wie ändert sich das Beratungsgespräch, wenn Pantoprazol als Dauermedikation erneut verordnet wurde?

Übung 29

Eine Frau fragt Sie nach einem Präparat gegen trockene Augen.

Wie beraten Sie?

Übung 30

Ein erwachsener Mann sucht Ihre Hilfe: Er ist gerade von einer Zecke gestochen worden.

1) Was raten Sie ihm?
2) Wie beraten Sie, wenn er eine Verordnung über „Doxycyclin 200 mg TAB 20 Stück »einmal täglich«" einlösen möchte?

Übung 31

Eine Stammkundin legt ihnen folgende Verordnung vor:

aut idem | ASS 100 mg
TAB 100 Stück »Dj«

aut idem | Clopidogrel 75 mg
FTA 100 Stück »Dj«

Sie berichtet, nach einem Herzinfarkt mit Stentimplantation vor Kurzem aus dem Krankenhaus entlassen worden zu sein. Sie mache sich Sorgen wegen der neuen „blutverdünnenden" Arzneimittel. Schließlich nehme sie schon Rivaroxaban 20 mg einmal täglich wegen ihres Vorhofflimmerns ein.

Wie beraten Sie die Kundin?

Übung 32

Eine Kundin berichtet von ihren Wechseljahresbeschwerden, die sie zum Frauenarzt geführt haben. Er hat ihr daraufhin folgende Verordnung ausgestellt:

aut idem Gynokadin®
GEL 80 g »einmal täglich«

Wie beraten Sie die Kundin?

Übung 33

Eine 38-jährige Frau bittet Sie um Einlösung des folgenden Rezeptes:

aut idem MTX 15 mg
TAB 10 Stück »Dj«

aut idem Folsäure 5 mg
TAB 20 Stück »Dj«

Auf Nachfrage legt Sie Ihnen folgenden Medikationsplan vor, der ihr mitgegeben wurde:

Wirkstoff	Stärke	Form	Dosierung	Einheit	Hinweise	Grund
Methotrexat	15 mg	Tabl	0-0-1-0	Stück	einmal wöchentlich	Rheuma
Folsäure	5 mg	Tabl	0-0-1-0	Stück	am Tag nach MTX	Rheuma

Wie beraten Sie die Frau?

Übung 34

Eine 72-jährige Stammkundin berichtet Ihnen, dass bei ihr eine Osteoporose diagnostiziert wurde. Sie löst deswegen folgende Verordnung bei Ihnen ein:

aut idem Alendronsäure 70 mg
TAB 12 Stück »1-0-0«

1) Wie beraten Sie die Kundin?
2) Was empfehlen Sie, wenn die Hausärztin auch ein Calcium-Präparat empfohlen hat?

Übung 35

Eine Kundin leidet nach einer Antibiotika-Einnahme unter einem Scheidenpilz. Sie bittet, um ihre Empfehlung.

1) Was empfehlen Sie der Kundin?
2) Was wäre, wenn die Kundin schwanger wäre?

Übung 36

Eine Frau legt Ihnen folgende Verordnung vor:

aut idem	Enalapril 5 mg TAB 100 Stück »1-0-0«
aut idem	Amlodipin 5 mg TAB 100 Stück »1-0-0«

1) Wie beraten Sie, wenn dies eine Erstverordnung ist?
2) Was empfehlen Sie bei einer Wiederholungsverordnung, wenn die Frau über Reizhusten oder Ödeme klagt?

Übung 37

Eine Frau wünscht ein Präparat gegen ihre Schlafstörungen. Sie berichtet davon, im Moment viel zu tun zu haben. Nachts liegt sie wach und kann nicht abschalten.

1) Wie beraten Sie?
2) Wie ändert sich Ihre Empfehlung, wenn die Kundin Valproat-Tabletten gegen Epilepsie einnimmt?

Übung 38

Ein 60-jähriger Mann möchte von Ihnen Bisacodyl 5 mg 100 Dragees haben. Das Arzneimittel wurde zuletzt regelmäßig von ihm verlangt. Wie gehen Sie vor?

Übung 39

Ein Mann bittet Sie um etwas gegen seinen „Pilz am Fuß“.

Wie beraten Sie ihn?

Übung 40

Eine Frau wünscht ein Mittel gegen ihre Migräne.

1) Wie beraten Sie, wenn keine anderen Arzneimittel oder Erkrankungen berücksichtigt werden müssen?
2) Wie ändert sich Ihre Beratung, wenn die Frau von einem Bluthochdruck berichtet?

Übung 41

Eine Frau legt Ihnen ein Rezept über ein Schmerzmittel für ihren Mann vor:

> aut idem | Oxycodon 10 mg
> HKP 100 Stück »1-0-1«

Wie gehen Sie vor?

Übung 42

Ein junger Mann legt Ihnen folgende Verordnung vor:

> aut idem | Ciprofloxacin 500 mg
> FTA 14 Stück »1-0-1«

Auf Ihre Rückfrage hin antwortet er, nicht an Allergien oder anderen Krankheiten zu leiden. Arzneimittel nimmt er zurzeit nicht ein.

Wie beraten Sie den Mann?

Übung 43

Eine junge Frau möchte eine Empfehlung zur Behandlung ihrer Blasenentzündung. Auf Nachfrage gibt sie an, an keinen Krankheiten zu leiden und keine Arzneimittel anzuwenden.

1) Wie beraten Sie die Kundin?
2) Was wäre, wenn die Kundin eine Verordnung über „Fosfomycin 3 g GRA 1 Stück »1x«" vorlegt?

Übung 44

Ein Mann berichtet Ihnen, dass bei ihm erhöhte Cholesterol-Werte festgestellt wurden. Er hat daraufhin von seiner Hausärztin folgende Verordnung erhalten:

> aut idem | Simvastatin 40 mg
> FTA 100 Stück »Dj«

1) Wie beraten Sie den Mann?
2) Was wäre, wenn stattdessen Rosuvastatin 40 mg verordnet worden wären?
3) Wie gehen Sie vor, wenn der Mann ihnen Muskelschmerzen seit der Simvastatin-Einnahme beschreibt?

Übung 45

Eine Frau löst für ihre 73-jährige Mutter folgendes Rezept ein:

> aut idem | Macrogol
> 100 Beutel »Dj«

1) Wie beraten Sie die Frau, falls es sich um eine Erstverordnung handelt?
2) Was wäre, wenn die Mutter alle sechs Wochen diese Verordnung einlöst?

Übung 46

Ein Mann legt Ihnen folgendes Rezept vor:

> aut idem | Metformin 500 mg
> TAB 180 Stück »1-1-1«
>
> aut idem | Dapagliflozin 10 mg
> FTA 98 Stück »1-0-0«

Er berichtet Ihnen, dass bei ihm ein Diabetes mellitus Typ 2 neu diagnostiziert wurde und er habe diese Arzneimittel verschrieben bekommen.

1) Welche Anwendungshinweise sind zu beachten?
2) Welche Nebenwirkungen sind bei Metformin und Dapagliflozin zu berücksichtigen?
3) Welche zusätzlichen Tipps können Sie ihm geben?

Übung 47

Ein Vater löst eine Verordnung für seinen 4-jährigen Sohn ein:

aut idem	Salbutamol 5 mg/ml LOV 10 ml »3x täglich«

Wie beraten Sie den Vater?

Übung 48

Eine junge Frau legt Ihnen folgende Verordnung vor:

aut idem	L-Thyroxin 25 µg TAB 100 Stück »Dj«

1) Wie gehen Sie vor, wenn es sich um eine Erstverordnung handelt?
2) Wie beraten Sie, wenn es sich um eine Folgeverordnung handelt, sie aber laut ihrer Kundenkartei kürzlich „Pantoprazol 20 mg TMR 100 Stück“ erhalten hat?

Übung 49

Ein Kunde klagt über Erkältung und möchte eine Empfehlung von Ihnen. Er hat keine Allergien oder andere Erkrankungen und nimmt zurzeit auch keine Arzneimittel ein.

1) Wie beraten Sie ihn bei Husten?
2) Wie beraten Sie ihn bei Schnupfen?
3) Wie beraten Sie ihn bei Halsschmerzen?

Übung 50

Ein Mann bittet um Hilfe bei Sodbrennen.

1) Welche Fragen sollten gestellt werden und wann sind Grenzen der Selbstmedikation erreicht?
2) Welche Arzneistoffgruppen kommen in Frage?

Übung 51

Eine Stammkundin kommt aus dem Krankenhaus und legt Ihnen folgende Verordnung vor:

aut idem Ramipril 2,5 mg
TAB 100 Stück »Dj«

aut idem Bisoprolol 1,25 mg
TAB 100 Stück »Dj«

aut idem Spironolacton 25 mg
FTA 100 Stück »Dj«

1) Wie reagieren Sie auf die angezeigte Interaktionsmeldung?
2) Was empfehlen Sie, wenn die Kundin einige Wochen später zusätzlich etwas gegen dicke Beine verlangt?

Übung 52

Eine Kundin möchte etwas gegen Halsschmerzen und Fieber. Auf Ihre Nachfrage hin, sagt sie, dass sie regelmäßig Metamizol gegen Schmerzen einnehme.

Wie beraten Sie die Kundin?

Übung 53

Ein Stammkunde legt Ihnen folgendes Rezept vor:

aut idem Sandimmun® Optoral 25 mg
WKA 100 Stück »Dj«

Das Arzneimittel ist nicht lieferbar. Ihre Apothekensoftware zeigt Ihnen die lieferbaren Importe „Sandimmun® Neoral 25 mg WKA 100 Stück" an.

1) Dürfen Sie die Verordnung mit den Importen beliefern?
2) Was wäre, wenn der verordnende Arzt ein aut idem-Kreuz gesetzt hat?

Übung 54

Eine Frau fragt nach Ihrer Empfehlung zur Behandlung von Lippenherpes. Sie leidet im Moment unter starkem Stress und spürt bereits den charakteristischen Juckreiz an ihrer Lippe.

Wie beraten Sie die Frau?

6 Abbildungsnachweis

Dr. Ilse Zündorf, Frankfurt am Main	Abb. 2.2-1*, 2.2-2*
Dr. Steffen Schmidt, Haltern am See	Abb. 2.1-2 a-d, 2.5-4, 2.5-5, 2.6-1, 2.8-1, 2.12-1
© www.grafikramer-view.com	Abb. 1.2-1, 2.1-1, 2.5-1, 2.5-2, 2.6-2, 2.13-1, 2.13-2, 2.14-1, 2.15-1, 2.16-1, 3.4-2
OpenStax AnatPhys fig.25.10 – Blood Flow in the Nephron – English labels "at AnatomyTOOL.org by OpenStax, license: Creative Commons Attribution. Source: book 'Anatomy and Physiology', https://openstax.org/details/books/anatomy-and-physiology"	Abb. 2.5-3*
Npatchett, CC BY-SA 4.0 <https://creativecommons.org/licenses/by-sa/4.0>, via Wikimedia Commons	Abb. 2.5-6*
Sciencia58 an the makers of the single images Domdomegg, [1], Fæ, Petr94, Manu5, CC BY-SA 4.0 <https://creativecommons.org/licenses/by-sa/4.0>, via Wikimedia Commons	Abb. 2.7-1*
Galuh Sekar – stock.adobe.com	Abb. 3.4-1*

* modifiziert nach der angegebenen Quelle

7 Abkürzungen und Glossar

AAD	Antibiotika-assoziierte Diarrhö
ACC	Acetylcystein
ACE	Angiotensin-Converting Enzyme
ADHS, ADS	Aufmerksamkeitsdefizitstörung mit und ohne Hyperaktivität
ADP	Adenosindiphosphat
AIDS	Acquired Immunodefiency Syndrome
ART	Antiretrovirale Therapie
ASS	Acetylsalicylsäure
benigne	gutartig
BMI	Body Mass Index
BPH	benigne Prostatahyperplasie
BPS	benignes Prostata-Syndrom
Bridging	Lücken in der Therapie mit Antikoagulanzien durch Injektionen von Heparin überbrücken
CD	Cluster of Differentiation
CED	Chronisch entzündliche Darmerkrankungen
CGRP	Calcitonin Gene-Related Peptide
COMT-Hemmer	COMT: Catechol-O-Methyltransferase
COPD	Chronic Obstructive Pulmonary Disease
COX	Cyclooxygenase
CSII	kontinuierliche subkutane Insulin-Infusion
CYP	Cytochrom P450
DEET	Diethyltoluamid
Detrusor	Blasenmuskel
DMARD	Disease-modifying Anti-rheumatic Drug
DOAK	Direkte Orale Antikoagulanzien; früher auch NOAK, Neue ...
DPP-4	Dipeptidylpeptidase-4
Emesis	Erbrechen
endokrin	Drüsen-Sekretion direkt ins Blut, z. B. von Nebenniere, Schilddrüse, Eierstöcke, Hoden
exokrin	Drüsen-Sekretion an äußere oder innere Oberflächen, z. B. Haut oder Darminhalt
FAST	Face-Arm-Speech-Time
FSH	Follikel-stimulierende Hormon
FTU	Finger-Tip-Unit
GABA	γ-(gamma)-Aminobuttersäure
G-CSF	Granulozyten-Kolonie-stimulierender Faktor
GERD	Gastroesophageal Reflux Disease
GIP	Glucoseabhängiges insulinotropes Peptid
GLP-1	Glucagon-like Peptide 1
HbA1c	Hämoglobin A1c

hCG	humanes Choriongonadotropin
HDL	High Densitiy Lipoprotein
HIV	humane Immundefizienz-Virus
HPV	Humane Papillom-Viren
Hypnotika	Schlafmittel
Ig	Immunglobulin
in silico	Modellierung am Computer
in vitro	in Zellkulturen
in vivo	an Lebewesen
Inkontinenz	ungewollter Harnabgang
INR	International Normalized Ratio, Wert zur Bestimmung der Blutgerinnung
IPL	intensiv gepulstes Licht
ISDN	Isosorbiddinitrat
ISMN	Isosorbidmononitrat
JAK	Januskinase
KHK	koronare Herzerkrankung
LADME	Liberation (Freisetzung), Absorption (Aufnahme), Distribution (Verteilung), Metabolism (Stoffwechsel), Excretion (Ausscheidung)
Latenzzeit	zeitlicher Abstand zwischen erster Anwendung eines Arzneimittels und dem Wirkeintritt
LDL	Low Density Lipoprotein
LH	Luteinisierendes Hormon
maligne	bösartig
MAO-Hemmer	MAO: Monoaminoxidase
Miktion	Entleerung der Harnblase
MS	Multiple Sklerose
MTX	Methotrexat
Nausea	Übelkeit
NK-Zellen	Natürlichen Killerzellen
NOAK	siehe DOAK
NPH	Neutral Protamin Hagedorn. NHP-Insulin ist ein Verzögerungsinsulin (lang wirksam)
NSAR	nichtsteroidale Antirheumatika
oral	den Mund betreffend; wird häufig gleichbedeutend verwendet wie peroral, gemeint ist dann der Applikationsweg über den Mund. Zur deutlichen Abgrenzung von „den Mund betreffend" wird für „Applikation über den Mund" in diesem Buch der Begriff peroral verwendet.
p. o.	per os, über den Mund
PAH	pulmonale arterielle Hypertonie
parenteral	unter Umgehung des Magen-Darm-Trakts
pAVK	periphere arterielle Verschlusskrankheit

PCSK9	Proprotein Convertase Subtilisin/Kexin type 9
pDL	pharmazeutische Dienstleistung
peroral	Aufnahme durch den Mund, „oral" wird oft gleichbedeutend benutzt
physiologisch	im Rahmen eines normalen Vorgangs im Körper
Pollakisurie	häufiges Wasserlassen mit kleinen Harnmengen (krankhaft)
PPI	Protonenpumpen-Inhibitor (Protonenpumpenhemmer)
PrEP	Präexpositionsprophylaxe
PSA	Prostata-spezifische Antigen
PUVA	Psoralen plus UVA
PVP	Polyvinylpyrrolidon
RAAS	Renin-Angiotensin-Aldosteron-System
RANKL	Receptor Activator of NF-κB Ligand
Rezidiv	Rückfall
RSV	respiratorisches Synzytial-Virus
SCIT	subkutane Immuntherapie
SERM	selektiver Estrogen-Rezeptor-Modulator
SGLT	Sodium-glucose Linked Transporter
SLIT	sublinguale Immuntherapie
SSNRI	Selektive Serotonin-/Noradrenalin-Rückaufnahme-Inhibitoren
SSRI	selektiver Serotonin-Rückaufnahme-Inhibitor
TIA	transitorische ischämische Attacke
TNF	Tumornekrosefaktor
Tremor	Zittern
TSH	Thyreoidea-stimulierendes Hormon
TTS	transdermales therapeutisches System
TVT	tiefe Venenthrombose
TZA	trizyklische Antidepressiva
UAW	unerwünschte Arzneimittelwirkung, Nebenwirkung
VKA	Vitamin K-Antagonist
VZV	Varizella zoster-Virus
WHO	World Health Organization, Weltgesundheitsorganisation
zirkadian	„um den Tag herum". Prozesse, die sich ungefähr alle 24 Stunden wiederholen.

8 Stichwortverzeichnis

B

C

Q

R

S